DER GUTE DARM

Was er wirklich braucht, um uns gesund zu erhalten

Dr. Justin Sonnenburg
Dr. Erica Sonnenburg

Aus dem amerikanischen Englisch von Claudia Callies

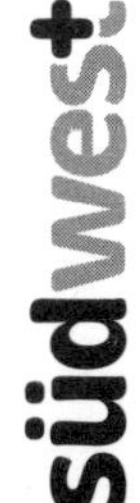

Die amerikanische Originalausgabe erschien 2015 unter dem Titel
The Good Gut bei Penguin Press.

Hinweis für unsere Leser
Die Informationen in diesem Buch sind von Autoren und Verlag sorgfältig erwogen und geprüft, dennoch kann eine Garantie nicht übernommen werden. Eine Haftung der Autoren bzw. des Verlags und seiner Beauftragten für Personen-, Sach- und Vermögensschäden ist ausgeschlossen.

Der Verlag weist ausdrücklich darauf hin, dass im Text enthaltene externe Links vom Verlag nur bis zum Zeitpunkt der Buchveröffentlichung eingesehen werden konnten. Auf spätere Veränderungen hat der Verlag keinerlei Einfluss. Eine Haftung des Verlags ist daher ausgeschlossen.

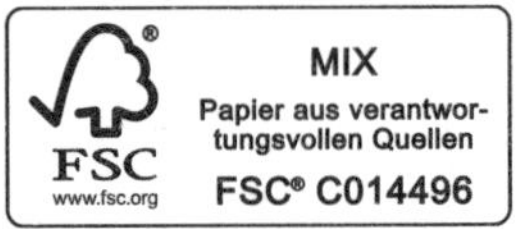

Verlagsgruppe Random House FSC® N001967

1. Auflage 2016

Projektleitung:
Sarah Gast
Korrektorat:
Susanne Schneider, München
Satz:
LAYER-CAKE, Jürgen Kiermeier, München
Umschlaggestaltung:
*zeichenpool, München, unter Verwendung
einer Abbildung von © shutterstock/Magnia
Druck und Bindung:
GGP Media GmbH, Pößneck
Printed in Germany

ISBN: 978-3-517-09434-2

Für unsere Töchter Claire und Camille, die uns zum Schreiben dieses Buches angeregt haben,

und

für unsere Billionen von mikrobakteriellen Mitbewohnern – auf dass eure Geheimnisse uns auch in Zukunft viele neue Erkenntnisse bescheren mögen.

INHALT

VORWORT VON DR. ANDREW WEIL

Beim Medizinstudium Mitte der 1960er-Jahre lernte ich, dass sich im menschlichen Darm haufenweise Bakterien tummeln, die für die Aufnahme von Nährstoffen und generell für eine gesunde Verdauung sorgen. Die Einnahme von Antibiotika über einen längeren Zeitraum, so hieß es, könne aufgrund des vermehrten Wachstums von unerwünschten Organismen zu Magen-Darm-Störungen führen. In jener Zeit waren Leute, die durch Essen von Joghurt oder von Nahrungszusätzen mit Acidophilus-Bakterien ihrer Darmgesundheit etwas Gutes tun wollten, als Gesundheitsfanatiker verschrien und nur wenige medizinische Instanzen glaubten daran, dass die Darmflora auch außerhalb des Magen-Darm-Trakts Wirkungen entfaltet. Man wusste noch nichts von einem menschlichen Mikrobiom, das alle Mikroorganismen im und am Körper umfasst und das mehr DNA enthält als der gesamte Rest des menschlichen Körpers.

Heute ist die Forschung über das menschliche Mikrobiom ein brandaktuelles Gebiet der medizinischen Wissenschaft. Sie verspricht, unser Wissen über die menschliche Physiologie zu revolutionieren und neue Wege zur Gesundheitsoptimierung und zur Behandlung von Krankheiten zu finden. Die im Darm angesiedelten Bakterien- und Pilzarten wirken sich auf unsere Interaktionen mit der Umgebung aus und schützen uns vor der Entwicklung von Allergien und Autoimmunerkrankungen oder machen uns im Gegenteil anfällig dafür. Sie können Fettleibigkeit, Diabetes oder Entzündungen im Körper verursachen. Sie können bei manchen Menschen mit künstlichen Süßstoffen reagieren und Insulinresistenz und Gewichtszunahme auslösen. Und sie können sich sogar auf die geistige Leistungsfähigkeit und das seelische Wohlbefinden auswirken.

Auf die neue Betrachtungsweise des Mikrobioms hat mich zum ersten Mal einer der Autoren dieses Buchs, Justin Sonnenburg, aufmerksam gemacht. Er und seine Frau Erica sind profilierte Wissenschaftler in diesem Forschungsgebiet. Sie leiten ein eigenes Labor des Fachbereichs Mikrobiologie und Immunologie an der Stanford University School of Medicine. Ich hatte Justin im Jahr 2013 eingeladen, bei der 10. Annual Nutrition and Health Conference des University of Arizona Center for Integrative Medicine einen Plenarvortrag zu halten. An dieser Konferenz in Seattle nahmen Hunderte Ärzte, Ernährungswissenschaftler und andere Gesundheitsexperten teil. Justins Rede war für mich der Höhepunkt der Veranstaltung. Sie vermittelte seine Begeisterung für die neuen Entdeckungen über das menschliche Mikrobiom und gab mögliche Antworten auf verwirrende Fragen zu den bei uns sich immer weiter ausbreitenden Krankheitsbildern.

Asthma, Allergien und Autoimmunerkrankungen grassieren in Nordamerika und vielen anderen Ländern der entwickelten Welt. Warum leiden heute so viel mehr Menschen an einer Erdnussallergie als in meiner Jugend in den 1950er-Jahren? Und womit lässt sich die inzwischen massive Verbreitung von Zöliakie (Glutenunverträglichkeit) erklären? Vor allem die letzte Frage hat mich sehr beschäftigt. Auch wenn Glutenintoleranz eine sehr patientenspezifische Diagnose ist, für die objektive Tests fehlen, gibt es eindeutig immer mehr Menschen, deren Symptome verschwinden, wenn sie nur noch glutenfreie Nahrungsmittel verzehren, und erneut auftreten, sobald wieder Gluten auf dem Speisezettel steht. Ich bin überhaupt nicht der Meinung, dass Getreide generell und Weizen im Besonderen „schlechte" Nahrungsmittel sind, und das Argument, Weizen sei in den letzten Jahrzehnten genetisch so sehr verändert worden, dass er körperliche Beschwerden auslösen kann, überzeugt mich nicht. Glutenunverträglichkeit kommt anscheinend ganz besonders häufig in Nordamerika und anderen westlichen Ländern vor. In Japan ebenso wie in China, wo in den meisten Restaurants isoliertes Gluten auf den Tisch kommt, ist eine solche Unverträglichkeit weitgehend unbekannt. Was also ist in der westlichen Welt heute anders als früher und könnte das Auftreten von Zöliakie erklären?

Justin Sonnenburg hat mir erklärt, dass sehr wahrscheinlich Veränderungen im Mikrobiom des westlichen Menschen daran schuld sind. Vier Faktoren haben sich in den letzten Jahrzehnten generell auf den Zustand der Darmflora ausgewirkt: 1) der wachsende Verzehr von industriell produzierter Fertignahrung, 2) die weitverbreitete Einnahme von Antibiotika, 3) die alarmierende Zunahme von Kaiserschnitten (ein Drittel aller Entbindungen in Nordamerika erfolgt per Kaiserschnitt) und 4) die Tatsache, dass immer weniger Mütter ihre Babys stillen. In diesem Buch werden Sie erfahren, wie jeder dieser Faktoren zu drastischen Veränderungen im menschlichen Mikrobiom geführt hat und wie diese Veränderungen wiederum eine Zunahme chronischer Krankheiten, darunter Autismus, Depressionen und andere psychische/seelische Störungen, zur Folge haben.

Die Sonnenburgs machen aber auch Vorschläge zur Typisierung des Mikrobioms als neues Diagnoseverfahren, und sie untersuchen die wichtige Frage, ob (und wie) wir unser Mikrobiom modifizieren können, um Krankheitsrisiken zu minimieren und unsere Gesundheit aufrechtzuerhalten. Wie das erfolgen kann, ist individuell sehr verschieden und hängt unter anderem auch vom Lebensalter ab. Ist es sinnvoll, Nahrungsmittelzusätze einzunehmen? Welche sind am wirksamsten? Wie sieht es mit fermentierten Lebensmitteln aus, wie sie bei den Ostasiaten regelmäßig auf dem Speiseplan stehen? (Ich bin der Meinung, ja, wir müssen viel mehr davon essen). In diesem Buch finden Sie Antworten auf all diese Fragen.

Die Lektüre dieses Buchs empfehle ich allen Angehörigen der Gesundheitsberufe ebenso wie interessierten Laien, die sich eingehender mit Gesundheitsthemen beschäftigen. Ich bin mir sicher, dass die neuen Erkenntnisse über die lebenswichtigen Mikroorganismen in uns für Sie ebenso beeindruckend sein werden wie für die Autoren und für mich.

Tucson, Arizona, Oktober 2014

EINFÜHRUNG

Wir wissen alle, dass ein Großteil unserer Gesundheit von unseren Genen vorgegeben wird. Wir wissen aber ebenfalls, dass wir positiv auf unsere Gesundheit einwirken können, indem wir das Richtige essen, uns bewegen und richtig mit Stress umgehen. Wie genau ein solch „gesundes" Leben aussehen soll, ist aber umstritten. Viele gut gemeinte Gesundheitsprogramme konzentrieren sich beispielsweise ausschließlich auf Gewichtsverlust oder Herzfitness. Wie wäre es aber, wenn es einen weiteren Schlüssel zu einer optimalen Gesundheit gäbe, ein zweites, formbares Erbgut, das sich auf Gewicht, Laune und langfristiges Wohlergehen auswirkt? Was, wenn wir dieses Erbgut durch unsere Lebensführung sehr spezifisch (und oft überraschend) beeinflussen könnten? Nun, dieses zweite Genom existiert tatsächlich. Es steht in Zusammenhang mit den im Darm angesiedelten Bakterien und ist auf mehrfache Weise für unser Wohlbefinden mitverantwortlich. Langsam wird immer klarer, welch großen Einfluss die Mikrobiota, die Gesamtheit der Mikroorganismen im Darm, auf Gesundheit und Krankheit hat. Dies verändert unser Verständnis, was es bedeutet, Mensch zu sein. Während Wissenschaftler dabei sind, die Ursachen typischer westlicher Zivilisationskrankheiten wie Krebs, Diabetes, Allergien, Asthma, Autismus und Darmerkrankungen zu enträtseln, stellt sich immer mehr heraus, dass die Mikrobiota (im allgemeinen Sprachgebrauch auch Darmflora genannt) eine wichtige Rolle bei der Ausbildung dieser Leiden ebenso wie für viele andere Aspekte unserer Gesundheit spielt. Unsere bakteriellen Mitbewohner beeinflussen auf die eine oder andere Art unsere gesamte Biologie, direkt oder indirekt.

Unsere Darmbewohner haben eine jahrtausendelange Evolution durchlaufen. Heute sind sie nun vor ganz neue Herausforderungen gestellt. In der modernen Welt essen wir anders als früher (hochverarbeitete, kalorienreiche, industriell gefertigte Lebensmittel) und leben auch sonst ganz anders (zum Beispiel nehmen wir Antibiotika – tendenziell zu viele – und benutzen antibakterielle Reinigungsmittel). Dieser Wandel stellt eine potenzielle Bedrohung für die intestinale Mikrobiota dar.

Das Verdauungssystem ist viel mehr als eine Ansammlung von Zellen, die unsere zuletzt verzehrten Speisen verarbeiten. Es umfasst außerdem eine dicht gedrängte Ballung von Bakterien und anderen Mikroben. Mikroben tummeln sich ja auf und in sämtlichen Oberflächen, Öffnungen und Hohlräumen des menschlichen Körpers, aber in der großen Mehrheit sind sie im Dickdarm anzutreffen. Unter anderem spalten diese Bakterien unverdauliche Ballaststoffe aus Obst und Gemüse auf und wandeln sie in Stoffe um, die der Darm absorbieren kann und die teilweise lebensnotwendig sind. Dieser Prozess ist sozusagen die letzte Chance, Nährstoffe aus pflanzlichen Fasern herauszuziehen, die von den Verdauungsenzymen des Menschen nicht abgebaut werden können. Unsere guten Darmbakterien zu nähren, damit sie die Stoffe produzieren, die der Körper benötigt, gehört zu den wichtigsten Dingen, die wir für unsere Gesundheit tun können.

Die Bedeutung der Mikrobiota für unser Immunsystem kann gar nicht überschätzt werden. Das Immunsystem ist zentral für alle Aspekte der Gesundheit. Wenn es gut funktioniert, wehrt es wirksam Infektionen ab und bekämpft bösartige Krankheiten bereits in deren Anfangsstadium. Ein nicht optimales Immunsystem kann allerlei Leiden und Beschwerden nach sich ziehen. Gesunde Darmbakterien stärken das Immunsystem. Sind die Darmbakterien dagegen angeschlagen, besteht die Gefahr, dass sich Autoimmunerkrankungen und Krebs entwickeln. Von der Mikrobiota produzierte chemische Stoffe können auch den Grad einer Entzündung – die Reaktion unseres Immunsystems auf Verletzungen oder wahrgenommene Bedrohungen, manifestiert in Form von Schwellungen, Rötungen und Reizungen – im Darm oder in anderen

Bereichen des Körpers beeinflussen. Entzündungen führen manchmal zu einer Kettenreaktion mit allen möglichen gesundheitlichen Beschwerden.

Einige der von der Mikrobiota erzeugten Stoffe kommunizieren über die Darm-Hirn-Achse sogar direkt mit unserem zentralen Nervensystem. Wir lernen derzeit noch viel darüber, welche Effekte die Darmflora auf das menschliche Gehirn hat. Die Darm-Hirn-Achse wirkt sich stark auf unser Wohlergehen aus – und das beschränkt sich nicht nur darauf, uns wissen zu lassen, wann wir etwas essen sollten. Darmbakterien können Stimmungen und Verhaltensweisen und sogar das Fortschreiten einiger neurologischer Störungen beeinflussen.

Mikroben beginnen ihre Arbeit bei der Geburt eines Menschen. Im Mutterleib existieren wir ja noch in einer sterilen Umgebung, aber sobald wir das Licht der Welt erblicken, beginnt die bakterielle Besiedlung unseres Verdauungstraktes. Die Bakterien kommen von unseren Müttern, Verwandten und anderen Personen. Sie sind überall in unserer Umwelt. Der Biologe Stan Falkow drückte dies einmal so aus: „Die Welt ist mit Mist überzogen.“ Man könnte auch sagen: mit Bakterien. Und das ist überhaupt nichts Schlechtes. Wenn Sie das nächste Mal beobachten, dass ein Kleinkind etwas in den Mund nimmt, müssen Sie nicht sofort herbeieilen, um es dort wieder herauszuholen (es sei denn, es handelt sich um ein Kleinteil, bei dem Erstickungsgefahr besteht). Freuen Sie sich lieber darüber, wie der bakterielle Überzug mit wertvollen Mikroben zur Bildung einer neuen Mikrobiota beiträgt. Die Art und Zusammensetzung unserer Darmbewohner wird im Laufe der Zeit von vielen Faktoren beeinflusst, darunter, ob wir natürlich oder per Kaiserschnitt geboren wurden, ob wir gestillt wurden, wie oft wir Antibiotika einnehmen, ob wir einen Hund haben und wie wir uns ernähren.

Es gibt immer mehr Anhaltspunkte, dass diese Bakterien von größter Bedeutung für unsere Gesundheit und unser Wohlergehen sind. Dementsprechend sollten wir bei unseren Entscheidungen, welchen Lebensstil wir pflegen und welche Arznei- und Lebensmittel wir zu uns nehmen, immer berücksichtigen, was dies für die Kleinstlebewesen in unserem Darm bedeutet. Das im 21. Jahrhundert entwickelte Verfahren der DNA-Sequenzierung ermöglicht eine detaillierte Analyse der mehr als 2 Millionen mikrobiellen Gene unserer Mikrobiota (in der Gesamtheit Mikrobiom genannt). Zu den dadurch neu gewonnenen Erkenntnissen gehören: a) die Mikrobiota eines Menschen ist so einzigartig wie sein Fingerabdruck und beeinflusst seine Anfälligkeit für eine Reihe von Krankheiten; b) die Mikrobiota kann bei manchen Menschen nicht richtig funktionieren und dadurch die Entwicklung von Krankheiten und Beschwerden befördern, von denen bisher angenommen wurde, dass sie ausschließlich dem Lebensstil zuzuschreiben sind (zum Beispiel Fettleibigkeit); c) die Fähigkeit der Mikrobiota zur Veränderung ermöglicht es uns, selbst Einfluss auf unsere Gesundheit zu nehmen.

Die Pflege und gute Behandlung der Mikrobenflora im Darm ist eine wesentliche Voraussetzung für das Wohlbefinden eines Menschen. Ausgehend von dieser Prämisse lassen sich Antworten auf viele Fragen finden, wie zum Beispiel: Wie können wir die Mikrobenansammlungen bei der Geburt so steuern, dass die Babys die bestmögliche Chance haben, eine gesunde Darmflora zu entwickeln? Wie können wir die Mikrobiota im Erwachsenenalter optimieren, um unser Immunsystem zu stärken und das Risiko von Autoimmunerkrankungen und Allergien zu verringern? Wie können wir die Mikrobiota mithilfe unserer Ernährung stärken? Wenn wir um Antibiotika nicht herumkommen, wie bauen wir unsere Mikrobiota hinterher wieder auf? Wie können wir verhindern, dass die Mikrobiota beim Älterwerden schwächer wird? Wie finden wir die individuell richtige Kombination von Mikroorganismen für unseren Darm?

Die Mikrobiota ist immer noch nicht voll erforscht, aber im letzten Jahrzehnt gab es eine regelrechte Wissensexplosion über die winzigen

Besiedler des menschlichen Darms und wie sie in Zusammenhang mit Gesundheit und Krankheit stehen. Vor zehn Jahren war es bereits evident, dass die Darmflora ein wichtiger, wenn auch damals noch wenig verstandener Bestandteil der menschlichen Biologie ist. Die große Zahl unbeantworteter Fragen bot künftigen Biomedizinern ein fruchtbares Feld für weitere Forschungen zu diesem für viele Aspekte der menschlichen Gesundheit zentralen Thema.

Im menschlichen Darm tummeln sich mehr als 100 Billionen Bakterien. Wenn Sie Ihre Bakterien aneinanderreihen würden, ergäbe sich eine Reihe bis zum Mond. Diese Bakterien sind im gesamten Verdauungssystem anzutreffen, je nach Bakterientyp im Magen (das sind allerdings wegen des stark säurehaltigen Magenmilieus relativ wenige), im Dünndarm und im Dickdarm. Der Dickdarm weist die meisten Bakterien auf: mehrere Billionen, Hunderte Arten, 500 Milliarden Zellen pro Teelöffel Darminhalt.

Offensichtlich herrscht also keine Knappheit an Darmbakterien, weshalb sich die Aussage, dass Darmbakterien zu den gefährdeten Arten gehören, zunächst vielleicht etwas merkwürdig anhört. Bei einem durchschnittlichen Amerikaner sind im Darm rund 1.200 verschiedene Bakterienarten angesiedelt. Man könnte meinen, das sei viel, aber diese Zahl relativiert sich schnell, wenn man weiß, dass ein Indianer im venezolanischen Amazonasgebiet mit etwa 1.600 Arten, also einem Drittel mehr, aufwarten kann. Auch andere Gruppen von Menschen, deren Lebensstil und Ernährungsweise noch dem unserer frühen Vorfahren ähnelt, haben eine größere Bakterienbandreite im Darm als die Amerikaner. Warum ist das so?

Würden Ihre Darmbakterien durch einen normalen Supermarkt spazieren und etwas Anständiges zu essen suchen, wäre das ähnlich schwierig, wie wenn Sie versuchen würden, in einem Baumarkt Lebensmittel zu finden (die Süßwarenregale an der Kasse zählen hierbei nicht, denn wie es Michael Pollan so perfekt ausdrückte, sind diese nicht mit Nahrung, sondern mit „nahrungsähnlichen Substanzen" gefüllt). Aufgrund unserer typisch amerikanischen Ernährungsweise leiden die Darmbakterien Hunger. Verschlimmert wird das Ganze noch dadurch, dass wir mehrmals pro Jahr Darmbakteriengift verschrieben bekommen, üblicherweise Antibiotika genannt. Und schließlich geben wir Unmengen von Geld für Haushaltsreiniger aus, sodass unsere Häuser fast so steril wie Operationssäle sind. Nicht zu vergessen die Handdesinfektionsmittel, wie sie am Eingang von Lebensmittelgeschäften, an Bibliothekstheken und sogar an Schulranzen hängend allgegenwärtig sind.

Wir wissen noch nicht, wohin uns dieser Weg führen wird. Haben wir in der Zukunft vielleicht nur noch halb so viele Darmbakterien wie unsere Vorfahren oder sogar weniger? Und wenn ja, was bedeutet das für uns? Wir merken bereits jetzt die Auswirkungen des westlichen Lebensstils auf unsere Gesundheit, indem Fettleibigkeit, Diabetes und Autoimmunerkrankungen immer mehr ansteigen. In Gesellschaften, in denen die Menschen noch eine vielfältigere Mikrobiota aufweisen, sind solche Krankheiten viel weniger verbreitet. Werden sie in Zukunft noch mehr um sich greifen, noch früher im Leben der Menschen auftreten und mit der Ausbreitung des darmflorafeindlichen Lebensstils auf der ganzen Welt grassieren? Könnte es möglich sein, dass Darmbakterienspezies, die wichtige Beiträge zu unserer Gesundheit leisten, aussterben oder mindestens so selten werden, dass dic menschliche Mikrobiota mit der der Frühmenschen kaum noch etwas gemeinsam hat? Bis zu einem gewissen Grad ist das bereits jetzt der Fall.

Wir sind zu einer Nation von Junkfood-Süchtigen geworden und unseren Kindern diesbezüglich ein schlechtes Vorbild. Sie sind die ahnungslosen Opfer unseres die Darmmikrobiota schädigenden Lebensstils, der sie langfristig krank macht und ihre Lebenserwartung verkürzt.

Viele Wissenschaftler schreiben Forschungsarbeiten über die Mikrobiota, aber diese Informationen gelangen selten an eine breitere Öffentlichkeit, sondern werden meistens nur von Fachleuten wahrgenommen.

Wissenschaftler sind geschult darin, skeptisch zu sein, und deshalb geben sie Empfehlungen nur dann ab, wenn diese zuvor von einer placebokontrollierten Doppelblindstudie erhärtet worden sind. Wir selbst haben in unserer Familie die in unserem Labor und den Laboren anderer Forscher gewonnenen Erkenntnisse über die Mikrobiota schon sehr früh in die Praxis umgesetzt und unseren Lebensstil und unsere Ernährungsweise entsprechend angepasst. Wenn wir ab und zu mit den Eltern der Freunde unserer kleinen Töchter ins Gespräch kamen, stellten wir fest, dass diese sich wirklich darum bemühten, beim Thema Essen informierte Entscheidungen zu treffen. Einen zentralen Gesundheitsaspekt, nämlich den Aufbau der Darmflora bei ihren Kindern, berücksichtigten sie dabei jedoch nicht. Wie auch, wo sie doch kaum etwas darüber wussten. Es wurde uns klar, dass wir über Wissen über den Verdauungstrakt und die darin lebenden Mikroorganismen verfügten, das wir bis dahin nur uns selbst zunutze gemacht hatten.

Deshalb entschlossen wir uns, ein Buch zu schreiben und darin möglichst viele Informationen zu vereinen, die Laien benötigen, um aus den neuesten Forschungsergebnissen zum Thema Mikrobiota konkret umsetzbare Folgerungen ziehen zu können. Auf der Basis der derzeit verfügbaren Daten geben wir in unserem Buch praktische Hinweise und Ratschläge zu Lebensstil und Ernährungsweise. Im Zentrum steht dabei ein Gebilde, das für unseren Organismus von entscheidender Bedeutung ist – die Mikrobiota des Darms.
Das Buch bringt Ihnen die interessantesten und wichtigsten Erkenntnisse aus unserem Forschungsgebiet nahe und zeigt Ihnen, wie diese sich auf das Leben jedes Einzelnen auswirken. Sie werden erfahren, welche Mikrobenarten unseren Darm bevölkern, wie wir sie nähren können und über welche großartigen Eigenschaften sie verfügen. Sie lernen, wie die Mikrobiota altert und wie wir sorgsam mit ihr umgehen können, um den Alterungsprozess zu verlangsamen.

Nach einer kurzen Einführung in das Thema Mikrobiota erklären wir, wie sich die Darmflora eines Menschen entwickelt – ausgehend vom sterilen Verdauungstrakt kurz vor der Geburt bis zur Kleinkind- und dann Kinderzeit. Sie erhalten Vorschläge für den Übergang zu mikrobiotafreundlicher fester Nahrung nach der Entwöhnung von der Muttermilch. Als frischgebackene Eltern oder Eltern, die das Kind noch erwarten, sollten Sie sich diese Vorschläge unbedingt zu eigen machen, wenn Sie Ihrem Kind eine gute Gesundheit mitgeben wollen. Die darauf folgenden Kapitel befassen sich eingehend mit den Verbindungen zwischen Mikrobiota, Immunsystem und Stoffwechsel. Wir beschäftigen uns damit, dass in den modernen Gesellschaften kaum auf eine gesunde Darmflora geachtet wird, und machen Vorschläge für Änderungen in Lebensstil und Ernährungsweise, die dazu beitragen können, dass die Menschen gesünder werden und weniger an chronischen Krankheiten leiden. Dabei gehen wir auch auf die neuesten Erkenntnisse zu den Verbindungen zwischen Mikrobiota und Gehirn und auf die Tatsache ein, dass Darmbakterien sogar Einfluss auf unsere Stimmung und unsere Persönlichkeit nehmen. In Kapitel 7 erfahren Sie das Neueste zur Behandlung problematischer Mikrobiota bei kranken Menschen (einschließlich der Neuprogrammierung abgestorbener Mikrobiota mittels Stuhltransplantation). Wir geben Ihnen außerdem einen Ausblick auf die vielversprechende Zukunft dieser neuen Ära der therapeutischen Entdeckungen. Kapitel 8 konzentriert sich auf die vor noch nicht allzu langer Zeit dokumentierte Abnahme der Mikrobiota bei älter werdenden Menschen und auf Möglichkeiten, diesen Prozess zu minimieren, um auch bei Senioren eine gesunde Verdauung und allgemeines Wohlbefinden zu fördern. Schließlich fügen wir dann alle praktischen Ratschläge in diesem Buch zu einem Plan zusammen, mit dem Sie Ihre Mikrobiota zurück auf den richtigen Weg bringen und in einem Zustand halten, der Ihnen langfristig zu einer optimalen Gesundheit verhilft. Das letzte Kapitel enthält Rezepte und Speisepläne, mit deren Hilfe auch Menschen, die wenig Zeit zum Kochen haben, wirksam etwas für ihre Gesundheit tun können.

Das Gebiet der Mikrobiotaforschung steckt noch in den Kinderschuhen, das müssen wir betonen, aber wir selbst können auf der Grundlage des Wissens über die Mikrobiota, das wir bereits heute haben, Entscheidungen für unser eigenes Leben treffen und guten Gewissens auch anderen Menschen allgemeine Empfehlungen geben. Beraten Sie sich aber auf jeden Fall mit Ihrem Arzt, bevor Sie diesen Empfehlungen folgen. Dies gilt ganz besonders, wenn Sie gesundheitliche Probleme haben.

Unser Ziel ist es, Sie über die wichtige Rolle der Kleinstlebewesen in Ihrem Darm aufzuklären. Wir hoffen, dass dieses Buch seinen Lesern und Leserinnen eine Plattform zur Deutung und zum Verständnis neuer Erkenntnisse geben kann und es ihnen ermöglicht, dieses Wissen in die Praxis umzusetzen und Lebensstil und Ernährungsweise entsprechend anzupassen. Anders als das menschliche Genom, das im Großen und Ganzen bereits vor der Geburt festgelegt ist, kann das Mikrobiom eines Menschen durch dessen eigene Entscheidungen verändert werden. Diese Flexibilität des Mikrobioms befähigt uns, etwas zu unternehmen, um unsere Gesundheit zu optimieren.

Als gemischte Organismen, die menschliche und mikrobielle Bestandteile aufweisen, müssen wir akzeptieren, dass die Biologie beider Teile eng verknüpft ist. Die Mikroben werden uns das ganze Leben über begleiten und wenn wir sie richtig nähren und pflegen, werden sie uns beschützen – die menschlichen Körper, die ihr Zuhause sind.

KAPITEL 1

WAS IST DIE MIKROBIOTA UND WARUM IST SIE WICHTIG FÜR MICH?

DIE WELT DER MIKROBEN

Wir stellen uns die Welt als von den Menschen beherrscht vor. Unsere Spezies hat komplexe Gesellschaften gegründet, durchgeplante Städte gebaut und großartige Gemälde, Musikstücke und Literatur erschaffen. Die Zeugnisse der menschlichen Aktivitäten auf diesem Planeten wie Autobahnen, Dämme und hell erleuchtete Skylines sind sogar vom Weltraum aus sichtbar! Es ist also unbestritten, dass das menschliche Dasein starke Auswirkungen auf die Erde hatte, aber in Relation zu der mehrere Milliarden Jahre umfassenden Erdgeschichte ist der Mensch noch ein ziemlicher Neuling auf diesem Planeten und rein zahlenmäßig eine vernachlässigbare Größe. Wir leben in einer mikrobiellen Welt. Die Erde ist heute wie zu ihren Anfängen dicht besiedelt mit mikroskopisch kleinen Organismen, den Mikroben. Zu den Mikroben gehören Bakterien und Archaeen. Auf Ihrer rechten wie Ihrer linken Hand befinden sich mehr Mikroben als Menschen auf der Erde. Wenn alle Bakterien, die sich auf der Erde tummeln, einen Klumpen formen würden, wäre dessen Biomasse höher als die aller Pflanzen und Tiere zusammengenommen (denken Sie daran, wenn wir später in diesem Buch auf den Krieg der Antibiotika gegen die Mikroben zu sprechen kommen). Laut einer Schätzung gibt es auf der Erde 5 Millionen Billionen Billionen Bakterien (fachsprachlich ausgedrückt 5 Nonillionen, das ist eine 5 gefolgt von 54 Nullen).

Bakterien sind überall, ob in kalten, dunklen Seen 800 Meter unter dem antarktischen Eis oder in hydrothermalen Tiefseespalten, die bis 94 Grad Celsius heiß werden, oder im Knoten in Ihrem Hals, den Sie spüren, wenn Sie an diese Massen von Bakterien denken. Sollten wir jemals außerirdisches Leben entdecken, ist die Chance groß, dass es sich dabei um Mikroben handelt (deshalb besteht eine der Aufgaben der Mars-Rover darin, nach Anzeichen für eine Umgebung zu suchen, die mikrobielles Leben unterstützt). Einzellige Mikroben gibt es schon seit 3,5 Milliarden Jahren, sie sind damit die älteste Lebensform auf unserem Planeten. Menschen sind erst seit rund 200 Jahren fossil belegt. Stellt man sich die Erdgeschichte als einen 24-Stunden Tag vor, wobei die Erde um 0 Uhr entstand, tauchten die ersten Mikroben um 4 Uhr morgens auf, Menschen dagegen erst einige Sekunden vor Mitternacht. Ohne Mikroben gäbe es keine Menschen, aber umgekehrt brauchen sie uns nicht.

Die heutigen Mikroben, so primitive Lebewesen sie auch sein mögen, sind das Produkt einer Milliarden Jahre dauernden Evolution. Auch sie mussten sich also allmählich entwickeln. Bedenkt man, dass die Mikroben wesentlich mehr Vorfahrengenerationen haben als wir (sie reproduzieren sich sozusagen im Stundentakt), kann man wohl behaupten, dass sie besser an die heutige Umgebung angepasst sind als die Menschen. Ein gutes Beispiel hierfür ist Tschernobyl: Innerhalb von 20 Jahren nach der nuklearen Katastrophe breiteten sich im explodierten Reaktorblock sogenannte radiotrophe Pilze aus, deren Stoffwechsel sich von Radioaktivität nährt. Sollte es irgendwann zu einer globalen Umweltkatastrophe auf diesem Planeten kommen, würden sich sehr wahrscheinlich zahlreiche Mikroben schnell an die neue Situation anpassen können und sich wieder vermehren. Der menschliche Körper kann sich nicht so einfach umstellen.

Jedes Neugeborene ist für Mikroben ein noch unbesiedelter Lebensraum, in dem sie sich gerne niederlassen. Da es sie in so großer Zahl gibt und sie über eine bemerkenswerte Fähigkeit verfügen, sich an neue Umgebungen anzupassen, können sie jeden Körper – menschliche und andere – auf dem Planeten besiedeln. Sie finden überall ein Zuhause – auf unserer Haut ebenso wie in den Ohren, im Mund und in allen weiteren Körperöffnungen. Die meisten Mikroben im menschlichen Körper leben im Verdauungssystem. Ursprünglich suchten Mikroben beim Menschen einfach Unterkunft und Nahrung, aber im Laufe unserer Koevolution wurden sie dann zu einem fundamentalen Teil unserer Biologie.

EIN SCHLAUCH, DER MIT BAKTERIEN GEFÜLLT IST

Der menschliche Körper ist im Grunde ein ausgeklügelter Verdauungsschlauch, der mit dem Mund beginnt und dem Anus endet. Wie Mary Roach in ihrem höchst unterhaltsamen Buch *Schluck. Auf Entdeckungsreise durch unseren Verdauungstrakt* erklärt, sind wir diesbezüglich nicht anders als der Regenwurm. Das Essen gelangt auf der einen Seite des Schlauchs hinein, wird beim Durchgang verdaut und in veränderter Form am anderen Ende wieder ausgeschieden. Bevor es Sie deprimiert, wie „primitiv" unser Verdauungssystem ist, denken Sie daran, dass der Schlauch mit zwei Öffnungen schon einen großen Fortschritt zu den Vorgängerschläuchen mit nur einer Öffnung darstellt. Süßwasserpolypen (mikroskopisch kleine Tiere, die in Teichen leben) haben lediglich einen Mund. Das heißt, dass aufgenommene Nahrung und Ausscheidungen sich eine Öffnung teilen. Da sind wir mit unserem „Schlauch" doch ganz gut bedient, oder?

Anders als beim Wurm ist unser Verdauungsschlauch mit einigen Zusätzen ausgestattet, die ihn nähren und schützen sollen. Arme und Hände sind dazu da, dem Schlauch Nahrung zuzuführen. Beine und Füße bringen ihn zu den Nahrungsquellen. Unsere Sinnesorgane und unser höchst komplexes Gehirn sind weitere Ausstattungsmerkmale, um unseren Schlauch zu füttern, ihn vor Schaden zu bewahren und seine Fortpflanzung zu ermöglichen. Neugeborene Schläuche bilden wieder Lebensräume, die mit weiteren Bakterien besiedelt werden.

Auch wenn die Darmmikroben eine enorme Bedeutung für die Verdauung haben, hat das Essen schon den größten Teil unseres Verdauungstrakts passiert, bevor es mit der Hauptmasse dieser Mikroben in Berührung kommt. Was wir verzehren, wird durch die Speiseröhre transportiert und gelangt in eine Flüssigkeit aus Säure und Enzymen, die die Aufgabe hat, das Essen zu verdauen und die Nährstoffe herauszuziehen. Dort wird es etwa drei Stunden in einer säurehaltigen und weitgehend mikrobenfreien Umgebung mechanisch durchgerührt. Dieser halb verdaute

Speisebrei wird anschließend allmählich in den Dünndarm abgegeben. Erst dann sieht das Verdauungssystem wirklich wie ein Schlauch aus. Dieser elastische Durchgang ist etwa 5 bis 7 Meter lang und hat einen Durchmesser von 2,5 Zentimetern. Er liegt aufeinandergeschichtet wie ein Haufen Spaghetti in der Mitte Ihres Körpers. Die Dünndarminnenwand ist besetzt mit fingerförmigen Ausstülpungen, den Darmzotten. Sie dienen der Absorption von Nährstoffen, die anschließend in den Blutkreislauf transportiert werden.

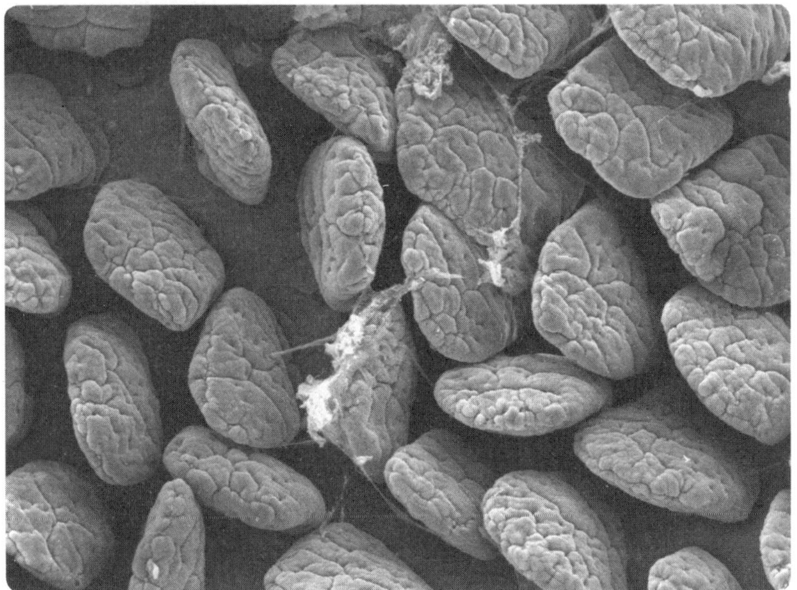

Eine mit einem Rasterelektronenmikroskop erstellte Mikrofotografie der Darmzotten im Dünndarm einer Maus. © Justin Sonnenburg, Jaime Dant, Jeffrey Gordon

Die durch den Dünndarm wandernden Nahrungsmittelüberreste werden in von der Bauchspeicheldrüse und der Leber abgesonderten Enzymen eingeweicht. Diese Enzyme unterstützen die Verdauung der von uns verzehrten Proteine, Fette und Kohlenhydrate. Im Dünndarm befinden sich relativ wenige Mikroben, nur etwa 50 Millionen Bakterien pro Teelöffel Darminhalt.

Der letzte Halt bei der etwa 50 Stunden dauernden Reise der Nahrungsbestandteile ist der Dickdarm, wo sie sich nur noch im Schneckentempo fortbewegen. Der etwa 9 Zentimeter weite Dickdarm ist mit seinen 1,5 Metern kürzer als der Dünndarm und innen mit einer Schleimhaut ausgekleidet. Hier nun treffen die Überreste dessen, was wir verzehrt haben, auf die gefräßige Gemeinschaft der Mikroben, die Mikrobiota genannt wird. (Der Dickdarm enthält etwa 10.000-mal mehr Bakterien pro Teelöffel als der Dünndarm.) Darmbakterien leben – und gedeihen – von Resten, vor allem von den pflanzlichen Polysacchariden, gemeinhin auch als Ballaststoffe bezeichnet. Was die Bakterien nicht aufspalten können, zum Beispiel Samen oder die Außenhaut von Maiskörnern, wird im Zeitraum von 24 bis 72 Stunden nach dem Verzehr wieder ausgeschieden. Diese Ausscheidungen enthalten auch viele Bakterien, abgestorbene und noch lebendige, die sozusagen mit dem Strom mitgerissen werden. Geschätzt die Hälfte der Stuhlmasse sind Bakterien, aber sie lassen genug ihrer Brüder und Schwestern zurück, die sicherstellen, dass der Darm weiterhin dicht mit Bakterien besiedelt bleibt. Je nach dem Standard der vorhandenen sanitären Einrichtungen reisen einige der überlebenden Mikroben vielleicht weiter zu einer Wasserquelle, von wo sie ein neues Zuhause im Schlauch eines anderen Menschen finden.

Wie kamen diese Bakterien denn überhaupt in unser Verdauungssystem? Wenn wir an unsere inneren Organe denken, stellen wir uns diese irgendwie als, nun ja, eben „innen" vor, als seien sie von der Außenwelt abgeschottet. In Wirklichkeit aber hat das Innere unseres Schlauchs nicht weniger Kontakt mit der äußeren Umgebung als zum Beispiel unsere Haut. Das ist bei allen Schläuchen so, sie sind ja an zwei Enden offen. Die Mikroben auf unseren Händen, Lebensmitteln oder auch Haustieren gelangen problemlos in unseren Verdauungsschlauch hinein. Einige verlassen ihn wieder, andere bleiben Jahre oder sogar ein ganzes Leben lang.

Das Dasein einer Darmmikrobe gestaltet sich gar nicht so einfach. Zuerst muss sie mal das Säurebad im Magen überstehen und dann irgendwo Unterschlupf in der dunklen, feuchten Höhle des Darms finden, in dem sich mehr als 1.000 verschiedene Arten tummeln. Der Kampf um die immer wieder neu in den Darm fließende Nahrung ist hart. Das Überleben einer Mikrobe hängt davon ab, ob sie sich genug einverleiben kann, bevor andere ihr alles wegfressen. Wenn mal kein Nachschub kommt, ernähren sich einige Mikroben zwischenzeitlich von der Darmschleimhaut (Mukosa).

Es war schon immer so, dass Darmbakterien ein ungemütliches Leben hatten, aber nie war es härter als heutzutage in der westlichen Welt, in der sich die Mikroben vor ganz neue Herausforderungen gestellt sehen.

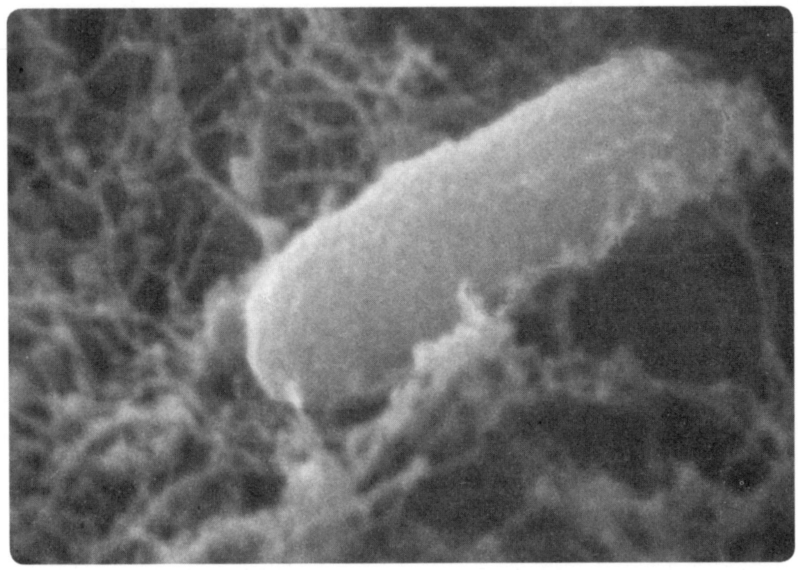

Eine mit einem Rasterelektronenmikroskop erstellte Mikrofotografie eines stabförmigen Mitglieds der menschlichen Mikrobiota, eingebettet in der Darmschleimhaut. © Justin Sonnenburg, Jaime Dant, Jeffrey Gordon

DIE MIKROBIOTA DES MENSCHEN

Stellen Sie sich vor, Sie hätten noch nie ein Flugzeug gesehen und erblickten nun das Wrack einer abgestürzten Maschine, umgeben von herumliegenden Trümmerteilen. Für Sie wäre es nun schwierig, die Einzelteile gedanklich zu dem Flugzeug vor dem Absturz zusammenzufügen. So ähnlich geht es auch Forschern, die zu verstehen versuchen, wie die menschliche Mikrobiota funktioniert. Entsprechende Forschungen wurden bisher vor allem an Menschen in den USA und in Europa durchgeführt, also an Menschen, die anfällig für westliche Zivilisationskrankheiten sind. Wenn Wissenschaftler die Mikrobiota von Menschen mit einer entzündlichen Darmerkrankung mit der von solchen mit einem gesunden Darm vergleichen, ist ihnen bewusst, dass die „gesunde" Gruppe trotzdem keine hundertprozentig gesunde Mikrobiota aufweist, einfach deshalb, weil sie den westlichen Lebensstil pflegt. Eine der Gefahren der modernen Gesellschaft besteht in dem erhöhten Risiko, dass die Menschen chronische Darmentzündungen entwickeln. Auch wenn ein einzelner Mensch (noch) nicht an einer solchen Krankheit leidet, kann seine Mikrobiota bereits in einem ungesunden Zustand sein und in relativ naher Zukunft krankheitsanfällig werden. Es wäre ähnlich, wie wenn Personen, die an einer Erkältung mit Fieber und Husten leiden, verglichen würden mit solchen, die schon Fieber haben, aber noch nicht husten. Daraus könnte die Schlussfolgerung gezogen werden, dass Fieber normal ist (sogar „gesunde" Personen haben Fieber) und dass nur Husten ein Problem darstellt. Wenn wir also die Mikrobiota von Europäern und Amerikanern ohne Krankheitssymptome als eine gesunde Mikrobiota definieren, dann haben wir eine eher verzerrte Wahrnehmung dessen, was „normal" ist.

Von der Geburt der Menschheit bis vor rund 12.000 Jahren (das ist ein Zeitraum von 200.000 Jahren) kamen die Menschen ausschließlich durch Jagen und Sammeln an ihr Essen. Die Nahrung dieser frühen Menschen bestand aus sauren, faserigen, wilden Pflanzen und magerem

Fleisch von Wildtieren oder Fisch. Mit dem Aufkommen des Ackerbaus änderte sich die Ernährungsweise. Die Menschen aßen nun domestizierte Obst- und Gemüsearten (die selektiv gezüchtet wurden, damit sie süßer schmeckten und dickeres, weniger faseriges Fruchtfleisch aufwiesen), Fleisch und Milchprodukte von mit Getreide gefütterten Tieren und selbst angebaute Getreide wie Reis und Weizen. In den letzten 400 Jahren brachte die industrielle Revolution in schnellem Tempo noch nie da gewesene Veränderungen bei den Ernährungsgewohnheiten. Seither essen die Menschen fabrikmäßig hergestellte Lebensmittel. Das Aufkommen der modernen Lebensmitteltechnologie in den letzten 50 Jahren führte dazu, dass die Regale nun gefüllt sind mit einer schier unerschöpflichen Auswahl an hochverarbeiteten, zu stark gesüßten und kalorienreichen Produkten, die keine Ballaststoffe mehr aufweisen und keimfrei gemacht wurden, damit sie länger haltbar sind. Eine Ernährung mit diesen neuen Produkten stellt eine starke Abweichung von dem dar, was wir die meiste Zeit in der Evolutionsgeschichte gegessen haben. Die Darmmikroben sind während der gesamten Menschheitsgeschichte die Ernährungsachterbahn mitgefahren und haben sich stets an neue Techniken bei der Lebensmittelherstellung und an neue Muster der Nahrungszufuhr angepasst. Der jetzt eingeschlagene Bahnverlauf könnte aber möglicherweise verheerende Folgen haben.

Eine der erstaunlichen Eigenschaften der Darmbakterien ist ihre enorme Anpassungsfähigkeit an veränderte Ernährungsgewohnheiten. Sie teilen sich sehr schnell und verdoppeln sich teilweise alle 30 bis 40 Minuten. Bakterien, die durch Nahrungsmittel gedeihen, welche ein Mensch regelmäßig verzehrt, können sich relativ rasch stark ausbreiten. Andere Arten, die zum Überleben vom Menschen wenig konsumierte Nahrung benötigen, werden an den Rand gedrängt und nähren sich von der Darmschleimhaut oder verschwinden im Extremfall ganz. In der Biologie wird diese Adaptionsfähigkeit Plastizität genannt, und die

Darmmikrobiota ist in einem hohen Maße damit gesegnet. Durch ihre Plastizität war die Mikrobiota in der Lage, sich an die je nach Saison wechselnde Nahrung der Jäger anzupassen, um aus allem, was jeweils in den Darm gelangte, den maximalen Nutzen zu ziehen. Auf der anderen Seite sorgte diese Plastizität aber auch dafür, dass einst reichlich vorhandene Bakterienarten, die für den Darm von Jägern und Sammlern ideal geeignet waren, durch die moderne Ernährungsweise restlos verschwunden sind. Dagegen gedeihen Mikroben, die Fast Food mögen. Diese westliche Mikrobiota haben die meisten von uns im Darm, auch diejenigen, die sich als gesund erachten. Und leider ähnelt das Gesamtbild wahrscheinlich eher dem eines abgestürzten als dem eines funktionsfähigen Flugzeugs.

Menschen mit einer voll funktionstüchtigen Mikrobiota finden wir am ehesten bei den Hadza, der einzigen Volksgruppe in Afrika, die noch auf traditionelle Art als Jäger und Sammler lebt. Ihre Heimat ist die Olduvai-Schlucht in Tansania, einem Teil der sogenannten Wiege der Menschheit, wo mehrere Millionen Jahre alte Fossilien der menschlichen Vorfahren entdeckt wurden. Die Nahrungsquellen und die Mikrobiota der Hadza kommen der unserer Ahnen, die vor dem Aufkommen des Feldbaus lebten, am nächsten.

Die Hadza verzehren Wildfleisch, Früchte und Samen des Affenbrotbaums, Beeren, Honig sowie Wurzelknollen, die den Pflanzen zur Speicherung von Reservestoffen dienen. Diese Knollen sind sehr faserig, und die Essenden spucken deshalb nach einer Weile des Kauens die härtesten Fasern wieder aus.

Die Forscher, die sich mit den Hadza beschäftigt haben, schätzen, dass sie täglich 100 bis 150 Gramm Ballaststoffe zu sich nehmen. Ein typischer Amerikaner hingegen isst nur 10 bis 15 Gramm Ballaststoffe pro Tag. In der Mikrobiota der Hadza findet sich eine weit größere Bandbreite von Mikroben als in der eines westlichen Menschen. Stellen Sie sich eine Mikrobiota mal wie ein großes Glas voller Geleebonbons mit unterschiedlichen Geschmacksrichtungen vor, die für die verschiedenen Bakterienspezies stehen. Bei den Jägern und Sammlern enthält das Glas Bonbons zahlreiche Farben und Geschmacksvarianten, während die Bonbonmischung der modern lebenden Menschen viel eintöniger ist.

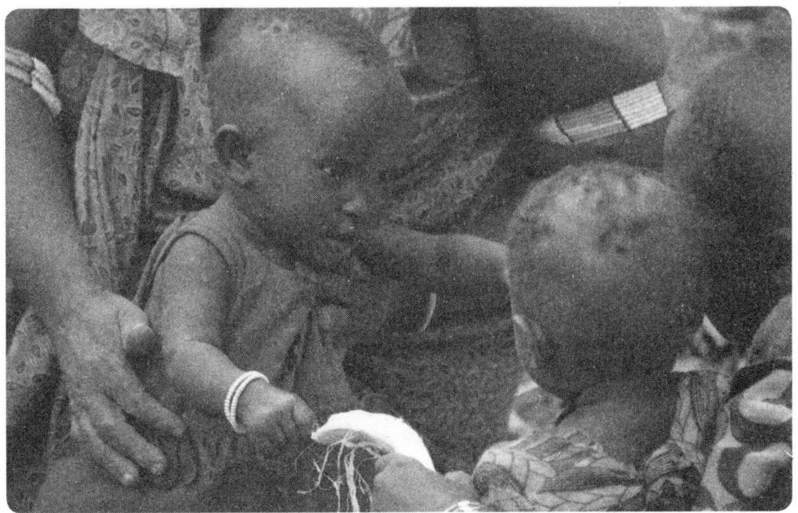

Ein kleines Hadza-Mädchen mit einem frisch gekochten und geschälten Stück der Knolle einer Vigna frutescens. © Pascal Gagneux

Auch die Mikrobiota von Personen, die eine traditionelle ländliche Lebensweise ähnlich derjenigen von Menschen vor etwa 10.000 Jahren pflegen, umfasst ein viel größeres Spektrum an Mikroben als die der modernen westlichen Menschen. Und dieser Unterschied zeigt sich nicht nur bei Erwachsenen. Die Mikrobiota von Kindern, die in einem ländlichen Dorf in Burkina Faso oder in den Slums von Bangladesch aufwachsen, unterscheidet sich beträchtlich von der europäischer und amerikanischer Kinder; bei Letzteren ist die Mikrobenvielfalt viel geringer. Die Beweise mehren sich, dass die westliche Mikrobiota weniger breit gefächerte Mikrobenarten aufweist als die von Menschen, die kaum industriell verarbeitete Lebensmittel (wenn überhaupt) essen, nicht jedes Jahr Antibiotika verschrieben bekommen und in ihren Taschen keine Handdesinfektionsmittel mit sich tragen.

Vielfalt ist wichtig. In einem Lebensraum wie dem Darm kann Vielfalt ein Puffer gegen den Kollaps des Systems sein. Wenn beispielsweise in einem Ökosystem mit einer Fülle verschiedener Insekten und Vögel eine Insektenart ausstirbt, haben die Vögel immer noch eine ziemlich große Auswahl an Insekten, von denen sie sich ernähren können. Sollten aber mehr und mehr Insektenarten verschwinden, leiden die Vögel Hunger und sterben allmählich ebenfalls aus. Mit dem Rückgang des Bakterienartenreichtums in den Mikrobiota der westlichen Welt steigt das Risiko, dass diese Ökosysteme zusammenbrechen – und damit auch die Gesundheit der Menschen, die sie in sich tragen.

EINE ERZWUNGENE PARTNERSCHAFT

Menschen sind das evolutionäre Produkt einer Abstammungslinie von Organismen, die immer ein gutes Verhältnis mit ihren Darmmikroben pflegten. Da es unvermeidlich war, dass der Darm von Mikroben besiedelt wurde, musste der Körper lernen, mit ihnen zurechtzukommen. Im Zuge der harten Realität der natürlichen Selektion sind Menschen und Bakterien eine Zwangsehe eingegangen. Wir haben keine andere Wahl, als mit den Mikroorganismen zusammenzuleben. Wenn nun beide Seiten diese Beziehung positiv gestalten, profitieren Menschen und Bakterien davon.

Einige wenige Gattungen und Arten, wie zum Beispiel *Salmonella, Vibrio cholerae* und *Clostridium difficile*, haben den Weg der antagonistischen Wechselbeziehung gewählt und sind pathogen (krank machend). Diese Ausnahmen von der Regel werden mit Antibiotika bekämpft, worunter leider auch die Massen von freundlichen Mikroben in der Mikrobiota leiden. Wenn wir aber unsere Darmbakterien allesamt als feindliche Eindringlinge oder zumindest als unwichtig erachten, was wir durch unseren lässigen Umgang mit Antibiotika ja zum Ausdruck bringen, schaden wir am Ende uns selbst.

Jede Mikrobenart in der Mikrobiota hat einen eigenen genetischen Code (Genom). Die Gesamtheit der mikrobiellen Gene wird Mikrobiom genannt und ist sozusagen das zweite Genom des Menschen. So wie das Genom eines Menschen einzigartig ist, ist es auch das Mikrobiom im Darm. Ihr Mikrobiom trägt also zu Ihrer Individualität bei. Sollten Sie einen eineiigen Zwilling mit einem identischen Genom haben, dürfen Sie sich freuen, dass sich zumindest Ihre Darmmikrobiota von dem des Zwillings unterscheidet. Das Mikrobiom ist so etwas wie ein bakterieller Fingerabdruck. Aufgrund Ihres Mikrobioms ist Ihr Darm vielleicht fähig, bestimmte Kohlenhydrate aufzuspalten, vor denen die Mikrobiota eines anderen Menschen kapituliert. Viele Japaner weisen bestimmte Algen zerlegende Darmbakterien auf, die in der Mikrobiota westlicher Menschen nicht zu finden sind. Das liegt natürlich daran, dass Algen ein wichtiger Teil der japanischen Ernährungsweise sind und die Mikrobiota der Japaner sich im Laufe der Zeit entsprechend angepasst hat. Wollen wir hoffen, dass sich die Mikrobiota der Menschen im Westen nicht dadurch auszeichnet, insbesondere Hotdogs verdauen zu können!

Wir brauchen unsere intestinale Mikrobiota. Da die Spezies Mensch keine andere Wahl hatte, als diese dichte Ansammlung von Bakterien bei sich aufzunehmen, taten wir, was alle in der Evolution erfolgreichen Organismen tun: eine für beide Seiten vorteilhafte Symbiose eingehen. Mit anderen Worten: Unterkunft gegen Arbeit. Wir definieren eine Symbiose als ein enges, dauerhaftes Zusammenleben von zwei oder mehr artverschiedenen Organismen. Dazu gehört auch der Parasitismus, bei dem eines der Organismen auf Kosten des anderen lebt. So wie Besucher, die den Kühlschrank leer essen, Unordnung machen und es nicht mitbekommen, dass sie jetzt langsam mal wieder gehen könnten. Auf der mikroskopischen Ebene gehören zum Beispiel die Hakenwürmer zu den unerwünschten Gästen. Eine weitere Art der Symbiose ist der Kommensalismus, der für das eine Lebewesen positiv, für das andere neutral ist (ein Beispiel wäre ein Hund, der Ihre Mülltonne nach Essensresten durchsucht). Bei der mutualistischen Symbiose profitieren beide Seiten, das heißt, der Hund, der die Essensreste sucht, verscheucht gleichzeitig Ratten, die Krankheiten verbreiten könnten. Diese letzte Art der Symbiose entspricht in etwa der zwischen uns und unserer Darmmikrobiota.

Am offensichtlichsten profitieren wir von der Mikrobiota, wenn diese während der Fermentierungsprozesse im Darm chemische Stoffe abgibt, die wir absorbieren. Durch diese chemischen Reaktionen können wir aus Nahrungsmitteln weitere Kalorien ziehen, die ansonsten verloren gingen. Für unsere Vorfahren mit ihrer kalorienarmen Umgebung war das lebensnotwendig. Die Gewinnung zusätzlicher Kalorien ist heutzutage zwar weniger wichtig, aber nichtsdestotrotz erledigen diese Reaktionsprodukte immer noch wichtige biologische Aufgaben für uns: sie beeinflussen das Immunsystem, helfen beim Abwehren von Krankheitserregern und regulieren den Stoffwechsel.
Darmmikroben werden von uns kontinuierlich mit Nahrung versorgt und müssen selbst eigentlich nicht viel mehr tun, als darauf zu warten. Das Motto ist also nicht „Eine Hand wäscht die andere“, sondern eher „Du verleibst dir Nahrung ein und ich helfe dir dabei, sie in die Moleküle aufzuspalten, die du brauchst“. Aber warum codiert das menschliche Genom nicht einfach die Fähigkeit, unser Essen komplett zu verdauen, damit wir auf diese Mikroben gar nicht angewiesen sind?

Ein Grund, warum unser Verdauungstrakt nicht mikrobenfrei ist, besteht darin, dass es sowieso praktisch unmöglich wäre, diese Mikroorganismen von der Besiedlung des Darms abzuhalten. In unserer mikrobiellen Welt befinden sich ja Unmengen von Mikroben und unser

Immunsystem müsste rund um die Uhr hart arbeiten, um sie immer wieder aus dem Körper herauszuschaffen.

Außerdem können wir unsere Mikroben schon deshalb nicht ausmerzen, weil ihre Gene eine Erweiterung unseres eigenen Genoms sind. Jedes Gen des menschlichen Genoms bietet einen Nutzen, aber benötigt auch Energie. Jedes Mal, wenn sich eine menschliche Zelle teilt, muss das genetische Material des gesamten Genoms in der Zelle (etwa 25.000 Gene) repliziert werden. Wir profitieren von mikrobiellen Genen, die eine Vielzahl von Funktionen ausüben, für die unser Genom gar nicht geeignet wäre. So machen es die mikrobiellen Genome zum Beispiel möglich, dass ansonsten unverdauliche Nahrung in Schlüsselmoleküle aufgespalten wird, die viele Aspekte unserer Biologie steuern, von der Entzündungsmenge in unserem Darm bis dazu, wie effizient wir zusätzliche Kalorien speichern. Diese koevolutionär entwickelte Arbeitsteilung ist so erfolgreich, dass sie schon seit Urzeiten von Organismen angewendet wird.

Das Bakterium *Tremblaya princeps* lebt in der Schmierlaus, einem Pflanzenschädling. Diese Mikrobe ist deshalb so speziell, weil sie eines der kleinsten Genome besitzt, das je in Bakterien gefunden wurde. Sie benötigt zum Überleben nur eine minimale Anzahl von Genen. Wissenschaftler interessieren sich sehr für kleine Genome, weil diese eine gute Basis für die künstliche Herstellung von Mikroben bieten. Solche Mikroorganismen können nützliche Aufgaben übernehmen, wie zum Beispiel den bakteriellen Abbau von Ölverschmutzungen im Meer oder die Umwandlung von Maisstängeln in Kraftstoff. Nachdem das Genom des *Tremblaya princeps* sequenziert worden war, stellte sich heraus, dass diesem Bakterium Schlüsselgene sogar für die grundlegendsten Zellfunktionen fehlten. Nun lebt aber im *Tremblaya princeps* ein weiteres Bakterium namens *Moranella endobia*, das diese fehlenden Gene enthält. Das *Tremblaya princeps* bedient sich einer extrem schlauen Strategie: Anstatt die zum Überleben benötigten Gene alle selbst zu umfassen, schließt es sich mit einem anderen Bakterium, dem *Moranella endobia*, in einer Symbiose zum gegenseitigen Nutzen zusammen. Die Natur bedient sich schon seit langer Zeit einer Taktik, mit der viele von uns noch heute so ihre Schwierigkeiten haben: Der Schlüssel zum Erfolg in einem Wettbewerbsumfeld besteht darin, zu delegieren und zusammenzuarbeiten!

Die Beziehung zwischen *Tremblaya princeps* und *Moranella endobia* lässt sich ohne Weiteres auf unsere Allianz mit der intestinalen Mikrobiota übertragen: Bakterien ein Zuhause geben, ihnen wichtige Funktionen übertragen und auf diese Weise mit einem gestrafften Genom auskommen. Der Haken an der Sache ist, dass die wichtigen Bakterien, die für Lebensfunktionen zuständig sind, gut gepflegt werden wollen. Wir hängen von den Genen in unserem Mikrobiom ab, um die Mängel unseres eigenen Genoms auszugleichen. Die zahlreichen Fasern in der von uns verzehrten pflanzlichen Nahrung können nur mithilfe des reichhaltigen Genmaterials unserer Darmmikroben aufgespalten werden. Die symbiotische Beziehung des Menschen mit diesen Bakterien hat uns von den chemischen Signalen abhängig gemacht, die sie von unserer Geburt bis zum Tod an die verschiedenen Systeme in unserem Körper aussenden. Diese Signale stellen sicher, dass sich unser Magen-Darm-Trakt nach der Geburt richtig entwickelt, dass unser Immunsystem offensiv (aber nicht übereifrig) Krankheiten bekämpft und dass unser Stoffwechsel die Homöostase aufrechterhält. Das menschliche Genom profitiert von den 3 bis 5 Millionen Genen der Mikrobiota, ohne sich selbst um diese Aufgaben kümmern zu müssen.

DER SCHLECHTE RUF DER BAKTERIEN

Wenn die Mikrobiota so wichtig für die Gesundheit des Menschen ist, warum gelangt sie erst jetzt vermehrt in den Fokus der Aufmerksamkeit? Bis noch vor nicht allzu langer Zeit konzentrierte sich die medizinische Mikrobiologie hauptsächlich auf die „schlechten“ Bakterien, die Pathogene. Diese pathogenen Bakterien sind die Erreger von Krankheiten wie Cholera, Tuberkulose und bakterieller Meningitis. In der Menschheitsgeschichte sind und waren sie verantwortlich für das Leiden und Sterben unzähliger Menschen. Es ist also kein Wunder, dass sich die medizinische Forschung vor allem damit beschäftigte, diese Bakterien zu verstehen und zu bekämpfen. Mitte des 19. Jahrhunderts konnte Louis Pasteur, der berühmte Mikrobiologe, mit einer Reihe von Experimenten belegen, dass Gärungsprozesse (durch die zum Beispiel Milch zu Joghurt und Traubensaft zu Wein werden) und verdorbene Lebensmittel von Mikroorganismen verursacht werden. Vorher waren Wissenschaftler davon ausgegangen, dass eine rein chemische, spontan auftretende Reaktion in der Milch sie sauer und ungenießbar machte. Pasteur wies mit seinen Experimenten nach, dass Verderben und Gärung nicht das Ergebnis irgendeines mysteriösen Stoffes sind, der sich urplötzlich in den Lebensmitteln bildet, sondern von etwas, das sich in der Umgebung befindet. Und dieses „etwas“ sind Mikroben.

Pasteurs Arbeit stärkte die Keimtheorie der Krankheit. Er war der festen Ansicht, dass so, wie Milch durch Mikroben verdorben wurde, auch Krankheiten das Ergebnis des Befalls durch Mikroorganismen sein könnten. Die Keimtheorie war zu Pasteurs Zeit etwas ganz Neues, denn die bis dahin vorherrschende Meinung lautete, Krankheiten beim Menschen würden durch sogenannte Miasmen verursacht — giftige Ausdünstungen von verfaulenden organischen Substanzen. Entscheidungen zur Abfall- und Abwasserentsorgung wurden auf der Grundlage der Annahme der krankheitserregenden Miasmen getroffen.

Mitte des 19. Jahrhunderts gab es in London entscheidende Verbesserungen bei der Gesundheits- und Körperpflege. Die neuartige Toilette mit Wasserspülung stieß bei den Bürgern auf große Begeisterung, sie waren froh, die unhygienischen Nachttöpfe loszuwerden. London verfügte zu der Zeit allerdings noch über kein ausgereiftes Abwassersystem, und ebenso wie die Nachttöpfe einfach in die in der ganzen Stadt verteilten Sickergruben ausgeleert wurden, floss auch der Inhalt der Spülklosetts in diese Gruben. Durch das begleitende Wasser liefen diese dann oft über und das Abwasser gelangte letztendlich in die Themse, aus der ein großer Teil des Londoner Trinkwassers entnommen wurde. Das Ergebnis war eine steigende Anzahl von Cholerafällen.

Die Krise verschärfte sich im ungewöhnlich heißen Sommer von 1858, als der „Große Gestank" die Stadt heimsuchte, ausgelöst durch die verschmutzte Themse und die sich aufgrund der hohen Temperaturen stark vermehrenden Bakterien. Dieser Gestank war dermaßen bestialisch, dass sich viele Menschen weigerten, ihr Haus zu verlassen. Da der Gestank mit einer Choleraepidemie einherging, lag der Schluss nahe, ein von der Themse durch die Luft übertragenes Miasma würde die Cholera verursachen. Damals war noch nicht bekannt, dass diese Infektionskrankheit durch das Bakterium *Vibrio cholerae* ausgelöst wird. Zu den Hauptsymptomen der Cholera gehört Durchfall und deshalb verbreitet sich diese Mikrobe schnell, insbesondere in Gebieten, in denen sich Abwasser und Trinkwasser vermischen. In London erkrankten damals Leute, die ihr Wasser flussabwärts entnahmen, viermal häufiger an der Cholera als diejenigen, die es sich weiter flussaufwärts holten. Der Geruch war lediglich ein Anzeichen für die mangelnde Siedlungshygiene, jedoch nicht die Ursache der Cholera. Aber da der Abwassergeruch von der schnellen Verbreitung der Krankheit begleitet wurde, lag es nahe, den widerlichen Gestank für die Krankheit verantwortlich zu machen. Irgendwann war der Gestank nicht mehr auszuhalten und man war gezwungen, die Abwasserentsorgung zu verbessern. Durch das Wegspülen des verschmutzten Wassers gingen auch die Anzahl der *Vibrio cholerae* und damit der Cholerafälle zurück. Das Geschehen in London war ein Sinnbild für den jahrhundertelangen Kampf der Zivilisation gegen unsichtbare Feinde, bakterielle Pathogene, die den Menschen Schmerz, Leid und Tod zufügten. Erst nach 1880 entdeckte der deutsche Wissenschaftler Robert Koch die Erreger von Milzbrand, Cholera und Tuberkulose. Die von ihm formulierten wegweisenden Verfahren, die Koch-Postulate, werden auch heute noch angewendet, um zu bestimmen, ob ein Pathogen eine Krankheit verursacht. Koch wurde Professor am Hygienischen Institut der Universität zu Berlin. Später erhielt er für seine Arbeit den Nobelpreis. Die Neugründung des Hygienischen Instituts ließ schon erahnen, wie sich im 20. Jahrhundert der Reinlichkeitswahn breitmachen würde. Die wissenschaftlichen Entdeckungen von Robert Koch widerlegten endgültig die Miasmen-Theorie und begründeten die medizinische Mikrobiologie. In den folgenden 150 Jahren konzentrierten sich die Mikrobiologen auf die krankheitserregenden Bakterien. Infektionskrankheiten sind die häufigste Todesursache in der Menschheitsgeschichte. Antibiotika wurden als Reaktion auf die Erkenntnis entwickelt, dass das Ausmerzen von Bakterien viele Infektionskrankheiten stoppen und Menschenleben retten kann. Es ist somit kein Wunder, dass Bakterien einen üblen Ruf bekamen und die Hygieneanforderungen in den modernen Gesellschaften immer mehr stiegen. Erst in den frühen 1900er-Jahren begannen die Wissenschaftler, die umfangreiche Bakterienkultur im menschlichen Darm besser zu verstehen. In Bezug auf eine der am meisten unterschätzten Entdeckungen des 20. Jahrhunderts schrieb Arthur Kendall im Magazin *Science*: „Diese Experimente legen nahe, dass der Mensch in seinem Intestinaltrakt eine Bakterienpopulation aufweist."

Auch wenn nun klar war, dass Bakterien in uns lebten, war niemand wirklich sicher, welche Aufgaben sie hatten und ob und wie sie sich auf unsere Gesundheit auswirkten. Pathogene Bakterien verursachen zahlreiche akute Krankheiten, während Darmbakterien einen vergleichsweise subtilen und langfristigen Einfluss auf unser Wohlergehen haben. Dementsprechend flossen die Forschungsgelder zunächst fast nur in die

Erforschung der bekannten „schlechten“ Bakterien. Erst seit relativ kurzer Zeit beschäftigen sich Wissenschaftler intensiver mit der Auswirkung der Darmbakterien auf praktisch jeden Aspekt unserer Biologie. Heute ließe sich die Aussage von Arthur Kendall in etwa wie folgt abändern: Der Mensch hat nicht nur eine Bakterienpopulation in seinem Verdauungstrakt, sondern er ist sogar ein Produkt dieser Population.

DIE ANERKENNUNG DER MIKROBIOTA

In den 1960er- und 1970er-Jahren begann eine Gruppe visionärer Mikrobiologen, darunter Abigail Salyers, mit der Erforschung der Bakterien im menschlichen Darm. Wir wissen nicht genau, warum sich diese Wissenschaftler damals den eher unscheinbaren Darmbewohnern zuwandten, anstatt sich weiter mit den schillernden Krankheitserregern zu beschäftigen, aber wir können uns heute glücklich schätzen, dass sie es taten. Salyers konzentrierte sich bereits damals auf den Darmbakterientyp *Bacteroides*, also lange bevor wissenschaftliche Studien ergaben, dass diese Bakterien auf vielerlei Weise mit der Gesundheit des Menschen in Zusammenhang stehen. Im Jahr 2005 besuchten wir Abigail Salyers in ihrem Labor der University of Illinois in Urbana-Champaign. Abigail Salyers präsentierte sich uns als eine Kombination aus furchtloser Mikrobiota-Pionierin und pragmatischer Experimentatorin. Sie führte uns durch ihr Labor und die angrenzenden Flure, die vollgepackt mit Gegenständen aus der Zeit ihrer ersten Mikrobiota-Experimente waren. Zum Schluss gelangten wir in den Besprechungsraum und setzten uns mit ihr an einen Tisch. Wir fragten sie, warum sie sich damals gerade die *Bacteroides* als Forschungsgegenstand vorgenommen hatte, und hofften auf überraschende Einblicke in ihre vorausschauende Wahl. Die Antwort lautete, dass man mit dieser Bakteriengattung schlicht und einfach am besten arbeiten konnte, weil sie auch in Anwesenheit von Sauerstoff überlebte (viele andere bekannte Darmbakterien sterben

außerhalb der sauerstofffreien Umgebung unseres Darms ab). Zu den wichtigsten Entdeckungen von Salyers gehörte, dass diese große Gruppe von Darmbakterien ganz besonderes versiert beim Aufspalten von Ballaststoffen ist. Salyers und ihre damaligen Forschungskollegen legten den Grundstein für unser Verständnis, wie viele Bakterienarten im Darm angesiedelt sind und die Pflanzenreste aufspalten, die der Mensch ansonsten nicht verwerten kann. Die Mikrobiotaforschung damals war aber nur eingeschränkt möglich – aufgrund der noch unterentwickelten Werkzeuge und der Schwierigkeiten, mit den Bakterien im Labor zu arbeiten. Dieses Feld der Wissenschaft wartete noch auf neue Technologien, um rascher voranzukommen.
In den späten 1980er-Jahren war es dann so weit, die Gründung des Humangenomprojekts brachte große Fortschritte für den neuen Forschungszweig. Dieses internationale Forschungsprojekt mit dem Ziel, das Genom des Menschen zu entschlüsseln, war eine Herkulesaufgabe. Es sollte 13 Jahre dauern und 1 Milliarde US-Dollar kosten, bis das Genom vollständig sequenziert worden war. Am Ende stand ein Terabyte Daten, an deren Entzifferung Wissenschaftler heute noch arbeiten. Die Bedeutung dieses riesigen Schritts in der Genomforschung ist unbestreitbar, aber viele sind auch etwas enttäuscht, dass sich aus der Identifizierung der Gene des Menschen bisher nicht mehr greifbare Ergebnisse für die Gesundheitspflege ergeben haben, vor allem, wenn man die riesigen Kosten für dieses Projekt bedenkt. Die menschlichen Erbgutdaten tragen mit Sicherheit zur Entwicklung wichtiger Therapien und zu unserem Verständnis von Krankheiten bei, das große Versprechen von „personalisierter Medizin", also für das Genom eines Menschen maßgeschneiderter Therapien, jedoch erfüllt sich nur sehr langsam.

Auch wenn also der konkrete Nutzen des Genomprojekts erst ganz allmählich greifbar wird, so brachte es doch zumindest ein unerwartetes Ergebnis, nämlich einen unglaublichen Innovationsschub in der

DNA-Sequenzierungstechnik. Würde man das Projekt heute mit den nun existierenden Techniken durchführen, würde es etwa eine Woche dauern und weniger als 5.000 Dollar kosten. In naher Zukunft wird jeder von uns in der Lage sein, für 1.000 Dollar sein komplettes persönliches Genom decodieren zu lassen. Und dies dank der erstaunlichen technologischen Innovationen, die durch das Projekt angestoßen wurden.

Das Humangenomprojekt war ein großer wissenschaftlicher und medizinischer Meilenstein. Die Sequenzierung des menschlichen Genoms führte aber auch zu der wachsenden Einsicht, dass Menschen viel mehr sind als das Produkt ihrer Gene. Um das genetische Material, das wir in uns tragen, vollständig zu verstehen, mussten auch die Genome unserer bakteriellen Mitbewohner sequenziert werden, im Darm ebenso wie auf der Haut, in der Mund- und der Nasenhöhle und im Harntrakt. Nach Abschluss des Humangenomprojekts startete das US-amerikanische National Institute of Health im Jahr 2008 das Humanmikrobiomprojekt (Human Microbiome Project). Das Ziel dieses Projekts war es, mithilfe der für das Humangenomprojekt entwickelten Technologie die Bakterien, die in Verbindung mit dem menschlichen Körper stehen, zu charakterisieren. Gemäß aktueller Schätzungen über die Größe des Genpools des menschlichen Mikrobioms wurde bisher lediglich ein Hundertstel dieser Gene entschlüsselt. Heute, sieben Jahre nach dem Start dieses Programms, verstehen die Wissenschaftler die mikrobiellen Mitbewohner des Menschen schon etwas besser. Damit besteht Aussicht auf eine neue, vollständigere Form der personalisierten Medizin.

Mit dem Fortschreiten der Technologie wird das persönliche Mikrobiom, das mehr als 100-mal größer als das persönliche Genom eines Menschen ist, seinem Besitzer eine unglaublich umfangreiche Menge an Informationen über seine mikrobielle Wohngemeinschaft geben. Wir können jetzt Fragen stellen wie: Wie ändert sich die Mikrobiota bei Personen, die eine bestimmte Krankheit haben? Wie verändern Lebensgewohnheiten – von der Haustierhaltung bis zum regelmäßigen Verzehr von Algenprodukten – die Mikrobiota? Wie schnell kann sich meine Mikrobiota anpassen, wenn ich meine Ernährungsweise umstelle?

Derzeit ist die Mikrobiotaforschung in einer Phase, in der sie, analog zum Humangenomprojekt, mit Laboren auf der ganzen Welt mittels moderner Sequenzierungstechnologie eine Bestandsaufnahme der Darmbewohner durchführt. Ergänzend zu ihren Sequenzierungsanstrengungen nutzen heute viele Labore weitere modernste Technologien, um unser Verständnis über die DNA-Sequenzen hinaus noch mehr voranzubringen und viele Facetten der Mikrobiota-Biologie untersuchen zu können. Dazu zählen die zahlreichen chemischen Verbindungen, die die Mikroben in unserem Körper bilden. Im nächsten Jahrzehnt werden wir unsere Beziehung mit den Mikrobiota noch viel besser verstehen und dementsprechend werden wir neue Erkenntnisse darüber gewinnen, wie wir Krankheiten vorbeugen und behandeln können.

Während wissenschaftliche Pioniere diese neue Grenze skizzieren, sind sie sich aber auch bewusst, dass die allzu optimistischen Prognosen, wie das Humangenomprojekt die Medizin umwälzen wird, sich nicht erfüllt haben. Auf übertriebene Erwartungen folgt oft ein Rückschlag und mit einem biologischen System, das so komplex ist wie die Mikrobiota, wird die Umsetzung neuer Forschungsergebnisse in die medizinische Praxis Zeit brauchen. Aber Zurückhaltung bei der Begeisterung über Erkenntnisse, wie sich die Mikrobiota auf die Gesundheit des Menschen auswirkt – ein Thema, das Wissenschaftler und Nicht-Wissenschaftler gleichermaßen fasziniert –, ist in etwa so, als ob man seinem Kind zum 16. Geburtstag einen Ferrari vors Haus stellte und den Händler darum bäte, die Autoschlüssel in ein paar Jahren zu schicken. Stellen Sie sich einen Medizinwissenschaftler vor, der einer Familie mit einem autistischen Kind sagt: „Ja, wir haben eine mögliche Verbindung zwischen dem Leiden Ihres Kindes und seiner Darmmikrobiota gefunden, aber wir verfolgen diese Spur sehr vorsichtig und melden uns dann in etwa zehn Jahren wieder bei Ihnen.“

DAS VERGESSENE ORGAN

Vor etwa zehn Jahren, als wir uns zum ersten Mal mit der intestinalen Mikrobiota beschäftigten, fühlte sich das an, als ob wir ein neues Organ im menschlichen Körper entdeckt hätten. Die Mikrobiota wird ja inzwischen auch tatsächlich von vielen Experten als das „vergessene Organ“ bezeichnet. Es war noch so wenig darüber bekannt, wie die Mikrobiota arbeitet, welche Bakterienspezies sie umfasst und welchen Beitrag sie zu unserer Gesundheit leistet. Und gleichzeitig zeichnete sich bereits ab, dass mit der Erforschung der Mikrobiota ein neues Kapitel der Krankheitsbekämpfung aufgeschlagen werden würde.

Wie bei allen neuen Gebieten der wissenschaftlichen Forschung muss zunächst ein „Briefmarkensammeln“ stattfinden. Zahlreiche Wissenschaftler haben die letzten Jahre mit der Katalogisierung der in unserem Darm angesiedelten Bakterien verbracht. In dieser beschreibenden Phase spielten das Humanmikrobiomprojekt und ähnliche Projekte in der ganzen Welt eine wichtige Rolle und legten ein solides Fundament für die Wissenschaftler, um ihnen ein tieferes Verständnis zu ermöglichen. Die einfachste Art einer Inventur der Darmmikrobiota erfolgt mittels einer Stuhlprobenentnahme. Da der menschliche Kot in seinem Trockengewicht zu 60 Prozent aus Bakterien besteht, kann eine einfache DNA-Extraktion aus weniger als einem Teelöffel Stuhl, gefolgt von einer DNA-Sequenzierung der nächsten Generation (englisch *next-generation sequencing*), genaue Aussagen liefern, welche Bakterienarten der jeweilige Darm aufweist. Werden Fäkalbakterienproben mit solchen direkt aus dem Dickdarm (diese können zum Beispiel während einer Darmspiegelung genommen werden) verglichen, so sind beide Proben sehr ähnlich. Wissenschaftler haben ja gemeinhin den Ruf, im menschlichen Kontakt eher zurückhaltend zu sein, und die Frage nach einer Stuhlprobe kam da vielen wohl eher schwer über die Lippen. Bei den ersten Mikrobiota-Experimenten waren die Wissenschaftler deshalb meist ihre eigenen Probanden. Das heißt, sie gingen abends mit einem leeren Plastikgefäß nach Hause und brachten morgens ein mit Untersuchungsmaterial gefülltes Gefäß ins Labor mit. Das ist aber zwischenzeitlich nicht mehr nötig. Beim American Gut Project gaben Tausende Teilnehmer freiwillig Stuhlproben ab und erhielten gegen Zahlung von 99 Dollar eine Auflistung ihrer Darmbakterien. Die Neugier siegte über das kulturelle Tabu.

Neben der Sequenzierung der nächsten Generation gibt es ein weiteres hervorragendes Verfahren zur Analyse der Mikrobiota, bei der Versuchstiere, sogenannte gnotobiotische Mäuse, zum Einsatz kommen. „Gnotobiotisch" bedeutet „bekanntes Leben", und da die Zusammensetzung der Darmmikrobiota von den Wissenschaftlern kontrolliert wird, ist das Leben in ihnen also bekannt. Der Darm gnotobiotischer Mäuse kann mit einer menschlichen Mikrobiota kolonisiert werden, man nennt sie dann „humanisierte Mäuse". Bei den Laborversuchen wurden dafür teilweise die Mikrobiota von Menschen verwendet, die an Morbus Crohn, Diabetes, entzündlichen Darmerkrankungen oder Fettleibigkeit litten. Einige der gnotobiotischen Mäuse werden unter sterilen Bedingungen gehalten, das heißt, ihr Darm weist überhaupt keine Bakterien auf. Durch die Untersuchung dieser keimfreien Mäuse lernten die Wissenschaftler, welche Funktionen Mikrobiota haben. Einige, zum Beispiel das Extrahieren von Kalorien oder die Stärkung des Immunsystems, waren erwartet worden, aber andere, wie dass sie sich sogar auf die Stimmungen und Verhaltensweisen eines Menschen auswirken, waren überraschend.
Die heutigen keimfreien Mäuse sind immer die Nachkommen von zwei keimfreien Elternmäusen, aber irgendwann musste es ja allererste keimfreie Mäuse geben. Dafür wurden an trächtigen Mausweibchen Schnittentbindungen durchgeführt, und der Uterus, der das Junge enthielt, wurde anschließend in eine milde Desinfektionslösung getaucht, um alle eventuell vorhandenen Bakterien abzutöten. Diese Mausbabys

durften keinen Kontakt zur Mutter mehr haben, um die Übertragung von deren Bakterien auszuschließen, und wurden deshalb von den „Leihmütter"-Forschern von Hand gefüttert, aus sterilen Fläschchen, die mit pasteurisierter Milch gefüllt waren.

Keimfreie Mäuse erhalten ihr ganzes Leben lang nur dampfsterilisierte Nahrung. Sie leben und schlafen in sterilen, komplett abgedichteten Kunststoffbehältern, in die kein Bakterium eindringen kann. Selbst die Luft, die notwendigerweise noch hereinkommen kann, wird vorher gefiltert. Anders als Menschen, die an einem schweren kombinierten Immundefekt leiden, ist das Immunsystem der keimfreien Mäuse nicht geschwächt. Trotzdem wirkt sich die fehlende Mikrobiota auf ihr Immunsystem aus (mehr dazu in Kapitel 3). Die Keimfreiheit der Mäuse wird immer wieder überprüft, meistens anhand von Stuhlproben. Wie Sie sich vorstellen können, ist das Halten von Mäusen unter solchen Bedingungen eine recht aufwendige Angelegenheit. Der kleinste Fehler, wie die versehentliche Gabe von nicht sterilisiertem Wasser oder ein Leck im Luftfilter, kann eine ganze Kolonie von Mäusen, monatelange Forschungsarbeit und Tausende Dollars an Forschungsgeldern zunichtemachen. Aber dieser Aufwand ist insofern gerechtfertigt, als dass Wissenschaftler nun Fragen zur Mikrobiota stellen können, die auf andere Weise nicht beantwortbar gewesen wären.

DIE MIKROBIOTA RÜCKT IN DEN MITTELPUNKT

Unser Mentor, Dr. Jeffrey Gordon, ist ein gelernter Gastroenterologe, aber vor allem ein passionierter Wissenschaftler und ein Visionär auf dem Gebiet der Mikrobiotaforschung. Jeffs Labor ist vollgestellt mit vielen Reihen von Plastikbehältern, Isolatoren, die auf Rollgestellen aus Stahl montiert sind. In jedem dieser „Apartments" leben gnotobiotische Mäuse. Einige Mäuse weisen überhaupt keine Mikrobiota auf (keimfrei), einige eine ganz normale Mausmikrobiata (normal) und einige eine menschliche Mikrobiota (humanisiert). Bei der täglichen Beobachtung der Tiere bemerkten die Wissenschaftler bald, dass Mäuse ohne Mikrobenkultur mehr fraßen als ihre „normalen" Kollegen, aber trotzdem weniger Gewicht auf die Waage brachten. Weiter wurde festgestellt, dass dicke Mäuse über andere Darmbakterienarten verfügten als schlanke. Diese Beobachtungen gaben erste Hinweise darauf, dass zwischen Darmbakterien und Gewichtszunahme irgendeine Verbindung bestehen musste – aber wie sah sie aus? Veränderte die Fettleibigkeit die Mikrobiota oder war umgekehrt die Mikrobiota verantwortlich für das Übergewicht?

Ein solches Henne-Ei-Problem gibt es in der wissenschaftlichen Forschung immer wieder, und es ist oft schwierig zu lösen. Vielfach lässt sich mit Sicherheit nur sagen, dass zwei Faktoren (wie Mikrobiota und Fettleibigkeit) in einer Wechselbeziehung stehen oder gleichzeitig auftreten, aber nicht unbedingt kausal bedingt sind. In unserem Fall halfen die gnotobiotischen Mäuse bei der Lösung des Rätsels. Jeffs Team transplantierte die Darmbakterienkulturen dicker Mäuse auf die dünnen Mäuse, die zuvor über keinerlei Mikrobiota verfügten. Und was passierte? Die Leichtgewichte nahmen ebenfalls zu, obwohl sie die gleiche Menge fraßen wie zuvor und sich auch nicht weniger bewegten. Die überraschende Erkenntnis der Forscher war also, dass eine schlanke, gesunde Maus allein durch eine neue Mikrobiota dicker werden kann. Mit diesen Experimenten änderte sich die Sicht der Wissenschaft auf die Darmmikroben von Grund auf. Die Untermieter im Darm sind keineswegs passiv. Sie haben vielmehr tief greifende Auswirkungen auf die Biologie ihres Wirts und sind eine wichtige Komponente bei einem der alarmierendsten Gesundheitsprobleme der westlichen Welt, der Adipositas (Fettleibigkeit). Neuere Forschungsergebnisse deuten darauf hin, dass die Verbindung zwischen Mikroben und Adipositas nur die Spitze des Eisbergs ist. Bei zahlreichen Patienten mit Morbus Crohn, dem metabolischen Syndrom, Darmkrebs und sogar Autismus wurde eine Dysbiose (Störung der Darmflora) festgestellt. Inzwischen ist es fast schwierig, eine Krankheit zu finden, die *nicht* mit einer Anomalie in der Mikrobiota einhergeht. In vielen Fällen wissen wir noch nicht, in welchem Maße die Mikrobiota Krankheitsbilder beeinflusst, aber es ist auf jeden Fall jetzt schon klar, dass wir uns eine neue Sichtweise auf uns angewöhnen müssen. Die in unserem Darm lebenden Bakterien sind auf eine Weise mit unserer Gesundheit verknüpft, die wir erst langsam zu verstehen beginnen. An den immer zahlreicher werdenden wissenschaftlichen Untersuchungen über die Mikrobiota des Menschen lässt sich ablesen, dass sie bei allen Aspekten unserer Biologie, von der Herz-Kreislauf-Gesundheit bis zum psychischen Wohlbefinden, ein Wörtchen mitzureden hat.

WIE WIR UNSERE MIKROBIOTA UNTERSTÜTZEN KÖNNEN

Es wird noch eine Weile dauern, bis die Funktion der Mikrobiota genau erforscht ist. Aber bereits jetzt gibt es solide wissenschaftliche Erkenntnisse, aufgrund derer jeder seine Ernährung und seinen Lebensstil anpassen kann, um die Gesundheit der Mikrobiota und damit die eigene Gesundheit zu unterstützen. In unserer Familie haben wir das Wissen über die Mikrobiota bereits umgesetzt und eine ganze Menge verändert. Was wir in unserem Labor und von anderen Mikrobiotaforschern auf der ganzen Welt gelernt haben, wirkt sich bei uns darauf aus, was wir essen, was wir unseren Kindern als Pausenmahlzeit mitgeben, wie wir unser Haus reinigen und wie wir unsere Freizeit gestalten. Es gibt bereits viele Informationen darüber, wie sich die Mikrobiota in unseren verschiedenen Lebensphasen, von der Geburt bis ins hohe Alter, ständig verändert. Indem wir verstehen, wie sich unsere erste Mikrobiota bei uns ansiedelt, wie und womit sie sich nährt, wie sie unser Immunsystem und die anderen Aspekte unserer Biologie beeinflusst und was Antibiotika ihr antun, können wir informierte Entscheidungen treffen, um die Gesundheit und Erneuerungskraft unserer so wichtigen Mitbewohner aufrechtzuerhalten.

KAPITEL 2

WIE SICH UNSERE LEBENSLANGEN MITBEWOHNER BEI UNS ANSIEDELN

DIE ERSTEN SIEDLER

Bis kurz vor unserer Geburt existieren wir in einer komplett keimfreien Umgebung, ohne mikrobielle Mitbewohner – das ist die einzige Zeit im Leben, in der wir ausschließlich aus menschlichen Zellen bestehen. Sobald wir den schützenden Uterus verlassen, beginnt unsere lebenslange Beziehung mit den Mikroorganismen. Bereits im Geburtskanal geht die Besiedlung los und unsere Identität wird komplexer. Aus einem Wesen mit 100 Prozent menschlichen Zellen wird ein Mensch-Mikroben-Superorganismus. So wie eine neue Insel, die sich aus dem Meer erhebt, noch völlig leer ist und erst allmählich mit Flora und Fauna besiedelt wird, lädt auch der Körper eines Neugeborenen alle möglichen Mikroorganismen ein, ihn zu kolonisieren. Und auf dieses neu verfügbare Land herrscht dann ein wahrer Ansturm.

Ein Neugeborenes ist auf vielerlei Weise noch unreif. Für die ersten drei Lebensmonate gibt es den Begriff „viertes Drittel der Schwangerschaft“ und manche Eltern versuchen in dieser Zeit, dem Baby die vertraute Umgebung des Uterus zu simulieren, indem sie es fest an sich wickeln und ihm so oft wie möglich CDs mit „weißem Rauschen“ vorspielen. Jeder, der schon mal Zeit in der Nähe eines Neugeborenen verbracht hat, kann bezeugen, dass diese kleinen Wesen irgendwie noch nicht ganz bereit für ein Leben außerhalb des Mutterleibs sind. Auch das Verdauungssystem eines Babys ist bei der Geburt noch nicht vollständig entwickelt. Die Darmschleimhaut ist sehr dünn und ungleichmäßig und bietet eine gute Angriffsfläche für möglicherweise schädliche Mikroben. Versuchsmäuse ohne Mikrobiota haben nur eine hauchdünne Schleimhaut, die schnell dicker wird, sobald sie mit Darmbakterien in Berührung kommt. Wenn die ersten Bakterien in ein menschliches Neugeborenes gelangen, entlädt sich eine komplexe Symphonie menschlicher Genexpression. Zu den daraus resultierenden Entwicklungen gehört die Bildung einer Schleimschicht von optimaler Viskosität und Dicke, die die Darmwand vollständig bedeckt und den Darm das ganze Leben des Menschen lang schützen wird. Stellen Sie sich diese Schleimhaut als zähflüssige innere Rüstung vor: Sie hält die Bakterien in sicherem Abstand von den Darmzellen und macht es dadurch auch schlechten Bakterien weitgehend unmöglich, die Darmwand zu durchdringen und im Blutkreislauf eine systemische Infektion zu verursachen. Der Aufbau dieser Schutzwand ist ein gewaltiges Unterfangen. Da der menschliche Darm bis zu 10 Meter lang werden kann, entspricht die Oberfläche, die der Schleim bedecken muss, in etwa der gesamten Bodenfläche eines 180 Quadratmeter großen Hauses (stellen Sie sich vor, Sie müssten ein solches Haus jede Woche staubsaugen). Die ersten bakteriellen Besiedler im Darm stellen die Weichen für die Effektivität dieser Schleimschicht und dafür, wie das Immunsystem des Kindes nicht nur auf „gute" Bakterien, sondern auch auf Krankheitserreger, Viren, Parasiten und sogar Allergene reagiert. Wenn die Schleimhaut nicht richtig ausgebildet wird, können Bakterien und Toxine durch die undichte Schutzflora dringen.

Anders als der Darm eines Erwachsenen enthält der Darm eines Neugeborenen noch Sauerstoff, der vom Aufwachsen in der Gebärmutter übrig geblieben ist. Die ersten bakteriellen Zuzügler haben die Aufgabe, diesen überflüssigen Sauerstoff zu entfernen, und müssen dafür in der Lage sein, selbst den Sauerstoff auszuhalten. Diese ersten Ankömmlinge bereiten also sozusagen die Umgebung vor und sobald das erledigt ist, kommen anaerobe Bakterienarten, die ohne Sauerstoff existieren können und die voraussichtlich ein Leben lang bleiben werden. Welche Bakterien sich nun als Erste bei uns ansiedeln, hängt von der Art und Weise ab, wie ein Kind das Licht der Welt erblickt.
Ein Kind, das durch den Geburtskanal gepresst wird, kommt zuerst mit den Bakterien der vaginalen Schutzflora und des Afters der Mutter in Berührung. Die Vagina enthält oft große Anteile an sauerstofftoleranten Laktobazillen *(Lactobacillus)*, und diese Mikrobengruppe ist dement-

sprechend in der Darmmikrobiota von vaginal geborenen Babys sehr häufig anzutreffen. Nach dem Durchgang durch den Mikroben enthaltenden Geburtskanal führt die normalerweise nach hinten blickende Lage des Kindes in Kombination mit dem Zusammendrücken des distalen Darms während der Geburt (denken Sie an eine Zahnpastatube) dazu, dass das Kind gleich mal eine Ladung Mikrobiota der Mutter ins Gesicht bekommt. Dies scheint auf den ersten Blick unhygienisch zu sein, aber es ist kein evolutionärer Zufall, dass unser Eintritt in die mikrobakterielle Welt mit einer gesunden Dosis von der Mutter erprobter Bakterien beginnt. Auch wenn die Mutter sich später mal gefälligst nicht bei der Wahl der Freunde oder des Partners einmischen soll, bei der Wahl der lebenslangen bakteriellen Gefährten hat sie sehr wohl noch etwas zu sagen. Die Bakterien aus dem Darm der Mutter waren ja nachweislich bereits erfolgreich darin, einen Menschen bis ins gebärfähige Alter hinein zu behüten, und dementsprechend ist es sinnvoll, dass diese „vorgetesteten" Darmmikroben als Erste die Chance zur Besiedlung des Neulands erhalten. Die Mikrobiota eines Babys weist eine starke Ähnlichkeit mit der Vaginalflora seiner Mutter auf. Das heißt, die Mutter schenkt ihrem Kind nicht nur ungefähr die Hälfte seiner Gene, sondern auch seine Mikrobiota.

Kaiserschnittbabys kommen auf eine ganz andere Art mit ihren ersten Bakterien in Berührung, nämlich über die Haut – nicht unbedingt so, wie es die Natur vorgesehen hat. Während die bakterielle Erstausstattung bei einer natürlichen Geburt ganz von der Mutter stammt, wandern bei einem Kaiserschnitt die Hautmikroben aller möglichen Personen zum Kind, von der Mutter, aber auch vom medizinischen Personal. Die allererste Bakterienkolonie wird also anders als bei normal entbundenen Säuglingen nicht komplett „vererbt". Darüber hinaus leisten auch mikrobielle Bewohner von diversen Oberflächen im OP-Raum einen Beitrag zur Bakterienpopulation des Kindes. Tendenziell enthält die Mikrobiota von Kaiserschnittbabys mehr *Proteobakterien* und dafür weniger *Bifidobakterien* als die von vaginal entbundenen Nachkömmlingen. Wie wir später in diesem Kapitel noch sehen werden, ist dies keine ideale Kombination. Da zum Beispiel in den USA und in Deutschland inzwischen etwa jedes dritte Kind per Kaiserschnitt auf die Welt geholt wird, ist es wichtiger denn je zu wissen, wie unser erstes Zusammentreffen mit Bakterien langfristig unsere Mikrobiota und damit auch unsere Gesundheit beeinflusst. Es gab in letzter Zeit eine Menge Studien, die sich mit Kaiserschnittbabys und ihrer Anfälligkeit für alles Mögliche beschäftigt haben, beispielsweise für Fettleibigkeit, Allergien, Asthma, Zöliakie und sogar Karies. All diesen Studien zufolge haben solche Babys ein erhöhtes Risiko, diese Leiden zu entwickeln. Zweifellos besteht in vielen Fällen eine medizinische Indikation für einen Kaiserschnitt. Nachdem jetzt aber bekannt ist, welch große Rolle die Entbindungsmethode bei der Zusammensetzung der Mikrobiota spielt, sollte überlegt werden, wie man das erste Zusammentreffen des Babys mit Bakterien auf die bestmögliche Art gestalten kann.

Rob Knight ist Professor an der University of California, San Diego, und ein Experte darin festzustellen, welche Bakterien wo leben. Er beteiligt sich am Earth Microbiome Project, das zum Ziel hat, sämtliche mikrobiellen Gemeinschaften der Erde zu beschreiben, von den tiefsten Meeren bis zu den trockensten Wüsten. Außerdem kommt er ziemlich gut damit voran, Bakterien aus allen möglichen Ecken des menschlichen Körpers zu bestimmen. Sein Wissen gibt er über das American Gut Project gerne an jeden weiter, der mehr über die eigene Mikrobiota erfahren will. Indem Wissenschaftler eine Art Inventur der beim Menschen vorhandenen Bakterien machen und herausfinden, welche Bakterien sich in welchen Körperbereichen ansiedeln, können Sie auf der Grundlage dieser Erkenntnisse besser erforschen, ob bestimmte Mikroben Krankheitserreger sind. Knights Ehefrau brachte die Tochter der beiden vor noch nicht allzu langer Zeit durch Kaiserschnitt auf die Welt.

Beide wissen um die Unterschiede in der Mikrobiota von vaginal und per Kaiserschnitt geborenen Kindern und nahmen die Sache deshalb selbst in die Hand. Das Baby wurde an mehreren Körperstellen mit einem Vaginalabstrich der Mutter inokuliert, damit es auf jeden Fall mit den Bakterien in Kontakt kam, auf die es sonst im Geburtskanal getroffen wäre. Diese Vorgehensweise scheint vielleicht etwas ungewöhnlich, ist aber hinsichtlich der Mikrobiota sicherlich eine gute Lösung (die beste wäre eine normale Entbindung). Die Methode ist noch nicht ausgereift, aber es ist gut vorstellbar, dass sie in naher Zukunft bei allen Kaiserschnittgeburten angeboten wird. Sollten Sie sich bereits jetzt dafür entscheiden wollen, halten Sie auf jeden Fall Rücksprache mit einem in der Materie bewanderten Arzt.

Auch unsere beiden Kinder erblickten übrigens per Kaiserschnitt das Licht der Welt. Damals wussten wir aber noch nichts darüber, wie sich die Art des Gebärens auf die frühkindliche Mikrobiota auswirkt, sonst hätten wir uns sicherlich ebenfalls für eine Mikrobenübertragung von der Mutter entschieden. Noch schlimmer – unserer ersten Tochter wurden Antibiotika verabreicht, nur Stunden nach der Entbindung. Das war sozusagen ein Doppelschlag für ihre sich entwickelnde Mikrobiota. Wir erwähnen dies, um zu zeigen, dass man trotz bester Absichten und großem Wissen in eine Situation kommen kann, in der einfach keine Entscheidung mehr möglich ist, die gut für die Mikrobiota ist. Die einzigen diesbezüglichen Informationen, von denen wir damals Kenntnis hatten, entstammten einer Studie, die sich mit der Gabe probiotischer Bakterien an Frühgeborene beschäftigte.

FRÜHGEBURT: DIE BESIEDLUNG DURCH MIKROBEN WIRD UNTERBROCHEN

Zu früh geborene Kinder haben oft mit medizinischen Problemen zu kämpfen. Je nachdem, wie früh sie zur Welt kommen, leiden sie eventuell an neurologischen Problemen, einer unreifen Lunge und einer erhöhten Anfälligkeit für Infektionen. Auch ihr Magen-Darm-Trakt ist für das Leben in der mikrobiellen Welt noch nicht richtig vorbereitet. Bei Frühgeborenen besteht wegen des nicht voll entwickelten Darms die Gefahr einer nekrotisierenden Enterokolitis (NEK), einer schweren Darmerkrankung, bei der das Immunsystem des Kindes mit einer starken Entzündungsantwort auf den Darm reagiert, sodass Teile des Darmwandgewebes absterben. Wenn eine solche Nekrose einmal ihren Anfang genommen hat, ist es oft schwierig, das Leben des Kindes noch zu retten. 20 bis 30 Prozent der Frühchen, die eine NEK entwickeln, erliegen dieser Krankheit, deren Entstehung noch nicht eindeutig geklärt ist. Bei an NEK leidenden Frühgeborenen bildet sich eine Mikrobiota aus, die unterschiedlich zu der von gesunden Frühgeborenen ist. Frühchen haben im Vergleich zu einem voll ausgereiften Neugeborenen sowieso schon eine Mikrobiota mit weniger Bakterienarten. Solche mit NEK weisen dann nochmals weniger Arten auf und darüber hinaus einen hohen Anteil von Bakterien, die eher in einer nicht so gesunden Umgebung auftreten. Die „veränderte" Mikrobiota der Frühchen mit nekrotisierender Enterokolitis lässt sich schon drei Wochen vor dem Auftreten der ersten Krankheitssymptome feststellen. Wissenschaftler begannen sich nun zu fragen, ob eine geringe Artenvielfalt in der Mikrobiota verbunden mit dem starken Anstieg der Zahl weniger idealer Arten zum Entstehen einer NEK beiträgt und wenn ja, ob eine vorbeugende Behandlung mit nützlichen Bakterien das Risiko des Auftretens dieser Komplikation verringern könnte.

Früh geborene Kinder, die Medikamente mit bestimmten Darmbakterien, zum Beispiel solchen aus der *Lactobacillus*-Familie, verabreicht bekommen, leiden weniger häufig an nekrotisierender Enterokolitis als andere. Der genaue Grund, warum diese Bakterien die NEK-Krankheit eindämmen, ist noch nicht ganz erforscht, aber es gibt einige Hinweise darauf, welche Rolle sie spielen könnten. Es scheint so, dass für die vollständige Entwicklung des Darms und des Immunsystems bestimmte Auslösereize von Bakterien erforderlich sind. Das ist auch bei voll entwickelten Neugeborenen so. Aber bei Frühgeborenen mit ihrem unausgereiften Darm und Immunsystem ist es eventuell schwieriger für den Darm, Laktobazillen und ähnliche Bakterien aufzunehmen. Wie schon erwähnt, geben diese Bakterienarten Signale an den Darm und das Immunsystem, die diese für ihre vollständige Ausreifung benötigen. Außerdem wehren sie problematische Bakterien ab und halten Entzündungen unter Kontrolle. Solche erwünschten Bakterien können darüber hinaus als Platzhalter im Darm dienen, damit kein Raum für Krankheitserreger da ist. Ein gutes Bakterien-Einsteigerpaket bei der Geburt kann enorme Auswirkungen auf die Gesundheit später im Leben haben.

Unsere Tochter kam zu der vorausberechneten Zeit zur Welt. Das Wissen darum, wie wichtig die ersten Darmbesiedler sein können, brachte uns auf die Idee, dass wir den nicht idealen Mikrobiota-Startsatz unserer Tochter, wie er sich aus dem Kaiserschnitt und der anschließenden Behandlung mit Antibiotika ergab, durch die Gabe von probiotischen Bakterien ergänzen konnten. In den ersten zwei Wochen, nachdem wir sie nach Hause geholt hatten, streuten wir ihr den Inhalt von im Handel erhältlichen *Lactobacillus GG*-Kapseln in den Mund. Da dies nun allerdings nicht gerade eine wissenschaftlich genaue, placebokontrollierte Studie war, können wir keine fundierte Aussage dazu machen, welche Wirkung die Laktobazillen auf die Mikrobiota und allgemein die Gesundheit unserer Tochter hatten. Zumindest aber litt sie niemals an einer der akuten Krankheiten, die bei Kaiserschnitt-Kindern manchmal auftreten, wie zum Beispiel Kandidose (Pilzinfektion der Mundhöhle). Hefepilze sind keine Bakterien und werden deshalb von Antibiotika nicht angegriffen. Aber unsere bakteriellen Mitbewohner können die Pilzpopulation einfach schon dadurch eindämmen, dass sie deren Platz für sich beanspruchen. Stellen Sie sich mal einen Apple Store an einem Morgen vor, wenn das neueste iPhone auf den Markt kommt. Sobald sich die Tür öffnet, strömen Massen von Leuten hinein, von denen viele die ganze Nacht vor dem Laden gewartet haben, in freudiger Erwartung des neuesten Gadgets, das man einfach haben muss. Irgendwann ist der Laden dann schlicht und einfach voll und keiner kann mehr hinein. Auch der Platz für Mikroben in unserem Körper ist begrenzt. Wenn „gute" Bakterien bereits möglichst viel davon besetzen, ist weniger Raum für Pilze da. Bei Frühgeborenen lässt sich das Risiko einer nekrotisierenden Enterokolitis durch Gaben mit nützlichen Bakterien, die sich im Darm ansiedeln und schädlichen Bakterien den Weg versperren, wahrscheinlich minimieren. In laufenden Studien wird dies noch abschließend geklärt. Den erwünschten Bakterien zuerst die Chance zu geben, sich von den im Darm vorhandenen Ressourcen zu nähren, könnte eine wirksame Option sein, unerwünschte Mikroben abzuwehren. Bei unserer Tochter haben möglicherweise Antibiotika die ersten Bakterienankömmlinge an der Darmbesiedlung gehindert. Dadurch hätten Krankheitserreger Gelegenheit gehabt, sich diesen Vorteil zunutze zu machen und ihre Zelte im Darm unserer Tochter aufzuschlagen. Dass wir ihr als Gegenmittel nützliche Mikroben verabreichten, hatte vielleicht eine günstige Wirkung auf die sich entwickelnde Mikrobiota.

SCHWANGERSCHAFT: DIE MIKROBIOTA VERÄNDERT SICH

Wenn Sie jemals den „Nistdrang" einer werdenden Mutter beobachtet (oder selbst erlebt) haben, kennen Sie die Verhaltensänderungen, die eine Schwangerschaft mit sich bringen kann: Das künftige Kinderzimmer wird bunt gestrichen und liebevoll dekoriert, die neuen und schon einmal gewaschenen Kleidungsstücke werden sorgfältig aufeinandergelegt und es werden Stunden in diversen Läden verbracht, die Babyschaukeln, Babywippen und Kindersitze anbieten. Auch der Körper einer schwangeren Frau bereitet sich auf die Geburt des Babys vor. Die Hüftgelenke lockern sich, damit das Kind leichter auf die Welt kommen kann, und von den Milchdrüsen in den Brüsten wird Kolostrum (Vormilch) produziert, die erste Milch, die dem Neugeborenen direkt nach der Geburt zur Verfügung steht. Darüber hinaus gibt es noch einen weiteren Körperteil, der sich auf die nahende Niederkunft einstellt – die Mikrobiota.

Ruth Ley hatten wir ursprünglich kennengelernt, als sie wie wir als Postdoktorandin im Labor von Jeff Gordon in St. Louis arbeitete. Ruth gehört zu den Forscherinnen, die sich nicht scheuen, mit Gummistiefeln in einem Wassertümpel eines mexikanischen Sumpfgebiets zu untersuchen, wie ein komplexes mikrobielles Ökosystem funktioniert. Jetzt war sie Dozentin an der Cornell University und auf Mikrobiotaforschungen spezialisiert. Sie und ihr Team hatten sich zum Ziel gesetzt herauszufinden, wie das komplexe Ökosystem innerhalb des Darms auf eine Schwangerschaft reagiert, eine der größten körperlichen Veränderungen, die eine Frau durchleben kann.

Während der Schwangerschaft wird der Körper einer Frau ein Brutkasten, sozusagen ein gnotobiotisches Isoliergefäß, das das werdende Leben schützt. Ruth schien es logisch zu sein, dass sich als Teil all der mit einer Schwangerschaft einhergehenden Veränderungen auch die Mikrobiota anpasst. Ruths Team untersuchte die Mikrobiota von 91 Frauen im Verlaufe der gesamten Schwangerschaft. Die Forscher sammelten Informationen, was diese Frauen aßen und ob sie Schwangerschaftsdiabetes entwickelten. Außerdem überwachten sie über einen längeren Zeitraum (bis zu vier Jahre nach der Geburt) auch die Mikrobiota der Kinder. Zu ihren Beobachtungen zählte, dass sich die Mikrobiota der Frauen, wie ja so viele andere Aspekte ihrer Biologie auch, vom ersten Drittel bis zum Ende der Schwangerschaft stark veränderte. Am Ende der neun Monate war die Bakterienvielfalt deutlich geringer als am Anfang. Im letzten Drittel (Trimenon) ähnelte die Mikrobiota der eines fettleibigen Menschen.

Um festzustellen, wie sich diese „Letztes Drittel"-Mikrobiota auf ihre Wirtin auswirkt, transplantierte Ruth normalen, nicht schwangeren Versuchsmäusen Schwangerschaftmikrobiota, und zwar der einen Gruppe solche aus dem ersten Drittel einer Schwangerschaft und der anderen Gruppe solche aus dem dritten Drittel. Die Mäuse der letzten Gruppe legten daraufhin – trotz gleicher Fressmenge – deutlich mehr an Gewicht zu als die der ersten. Die Bakterien der Mikrobiota im dritten Trimenon konnten also aus der gleichen Futtermenge mehr Kalorien extrahieren, wodurch die entsprechenden Mäuse entsprechend zunahmen. Aus der evolutionären Perspektive wäre eine maximierte Kaloriengewinnung sehr nützlich für die Mutter und das sich entwickelnde Kind. Mehr Kalorien aus weniger Essen würde die Mutter entlasten, da sie dann trotz des gesteigerten Kalorienbedarfs zur Versorgung des im Bauch wachsenden Fötus keine zusätzliche Nahrung sammeln müsste.

Ruths Forschungsteam stellte ebenfalls fest, dass die Trimenon-Mikrobiota nicht nur eine Gewichtszunahme mit sich brachten, sondern auch Bakterien enthielten, die zu Entzündungssymptomen führen konnten, ein scheinbar nicht wünschenswerter Effekt. In der Mikrobiota von Frauen im letzten Schwangerschaftsdrittel dominieren Bakterien des Typs *Proteobacteria*, die normalerweise bei Menschen mit Darmentzündungen und Dysbiose verstärkt vertreten sind. Das *Faecalibacterium*, das entzündungshemmend wirkt, war hingegen in geringerer Zahl vorhanden. Man würde eigentlich annehmen, die Zunahme entzündungsfördernder Mikrobiota gegen Ende der Schwangerschaft sei kontraproduktiv, da diese Bakterien ja die ersten Vertreter der mikrobiellen Welt sein werden, mit denen das Baby in Berührung kommt. Welche Mutter möchte schon, dass die Bakterienfreunde ihres Kindes Begleitkeime von Infektionen sind?

Zu ihrer Überraschung stellten die Forscher bei der Untersuchung der Mikrobiota der Neugeborenen dann aber fest, dass diese eher derjenigen des ersten Schwangerschaftsdrittels ihrer Mutter ähnelten als derjenigen des letzten Drittels. Es ist noch nicht ganz klar, warum das so ist. Vielleicht sind Letztere im Darm des Säuglings gar nicht überlebensfähig und sterben deshalb gleich wieder ab. Die im ersten Drittel gefundenen Bakterien sind auch am Ende der Schwangerschaft noch vorhanden, wenn auch in geringerer Zahl. Diese Mikroben scheinen im Babydarm regelrecht zu gedeihen. Der Darm eines Neugeborenen funktioniert anscheinend ähnlich wie ein Münzsortierer, er bestimmt, welche Bakterien er behält und welche er durchlaufen lässt. Ein Teil dieser Sortierung richtet sich sicher nach den genetischen Faktoren, mit denen das Kind geboren wird, aber es gibt wachsende Hinweise, dass auch Umgebungsfaktoren eine wichtige Rolle dabei spielen, welche Bakterienarten sich im Kinderdarm am besten durchsetzen.

DIE RICHTIGE MIKROBIOTA DURCH MUTTERMILCH

In den ersten Lebensmonaten eines Neugeborenen verändert sich seine Mikrobiota immer wieder. Manche Bakterienarten nehmen zeitweise überhand und verschwinden dann aus noch unbekannten Gründen wieder. Eine Studie der Stanford University aus dem Jahr 2007 befasste sich mit der Entwicklung der Mikrobiota von 14 Säuglingen, von der Geburt bis zum ersten Lebensjahr. In der Ökologie gibt es den Begriff der Sukzession, der besagt, dass die zeitliche Abfolge, in der Arten in einem Ökosystem neu hinzukommen und gedeihen, bestimmten Regeln unterliegt. Die Forscher der erwähnten Studie hofften, bestimmte Grundprinzipien feststellen zu können, um den Vorgang beschreiben zu können, wie sich bei einem Säugling ausgehend von null eine vollständige und komplexe Mikrobiota entwickelt. Letztendlich fanden sie aber nur heraus, dass die Bildung der Darmmikrobiota scheinbar ein eher chaotisches und Zufällen unterworfenes Geschehen ist. Bei jedem der Säuglinge verlief der Prozess anders. Nur zwei Kinder wiesen im Laufe des ersten Lebensjahres ein ähnliches Mikrobiota-Profil auf – und das waren die einzigen Zwillinge der Studie. Da Zwillinge sowohl viele Gene gemeinsam haben als auch in derselben Umgebung aufwachsen, war es schwierig, eine Aussage zu treffen, ob die Ähnlichkeit ihrer Mikrobiota auf ihre Anlagen oder ihre Umwelt zurückzuführen war.

Dass uns das erste Jahr der Mikrobiota-Besiedlung so unorganisiert vorkommt, liegt vielleicht nur an unserem mangelnden Verständnis der komplexen Wechselbeziehungen zwischen verschiedenen Bakterien, während sie versuchen, sozusagen aus dem Nichts ein stabiles, mikrobielles Ökosystem zu erschaffen. Vielleicht ergibt sich, wenn in Zukunft die Mikrobiota von Säuglingen noch mehr erforscht wird, mal ein durchgängiges Leitmotiv, das erklärt, wie Bakterien in dieser Tabula-rasa-Umgebung komplexe Gemeinschaften bilden. Es liegt auf jeden Fall noch vieles im Dunkeln, wie und nach welchen Kriterien die Mikroorganismen den Menschen besiedeln.

Auch wenn die Natur also bei der Erstbesiedlung des Darms anscheinend vieles dem Zufall überlässt, weiß sie in einem anderen Bereich ganz genau, was sie tut. Weltweit gesehen werden die allermeisten Kinder zunächst mit Muttermilch gefüttert. Und die Evolution hat dafür gesorgt, dass Muttermilch einem Kind die bestmöglichen Überlebenschancen gibt. Im Körper einer Mutter werden zahlreiche Ressourcen für die Milchproduktion aufgewendet, sie verbraucht dafür 500 zusätzliche Kalorien pro Tag (während der Schwangerschaft beträgt der zusätzliche Kalorienbedarf lediglich 300). Die Zutatenliste für Muttermilch umfasst lauter Supernährstoffe. Sie ist reich an Fetten, Proteinen, Kohlenhydraten und zahllosen gesundheitsfördernden Verbindungen.

Sie ist eine komplette Säuglingsnahrung und enthält darüber hinaus spezifische Antikörper und andere Immunsystembausteine, die dem Kind zu einer passiven Immunisierung gegen Infektionskrankheiten verhelfen, während sein Immunsystem noch in der Entwicklung ist. Ein weiterer, weniger bekannter Inhaltsstoff sind humane Milch-Oligosaccharide (HMOs).

HMOs, komplexe Kohlenhydrate, machen nach Fett und Laktose den drittgrößten Anteil der Muttermilch aus. Aufgrund ihrer ungeheuer komplexen chemischen Struktur können Menschen sie gar nicht verdauen. Einer der Hauptbestandteile der Muttermilch ist also für das Baby unverdaulich. Warum sollte eine Mutter aber wertvolle Energie dafür verschwenden, etwas herzustellen, was ihr Neugeborenes gar nicht verarbeiten kann? Die Antwort darauf ist, dass HMOs nicht als Nahrung dienen, sondern dazu, die Mikrobiota zu stärken. Die Mikrobiota mit ihren 25 Millionen Genen ist in der Lage, HMOs aufzuspalten und Energie daraus zu extrahieren. Die stillende Mutter versorgt also nicht nur ihr Kind, sondern auch dessen 100 Billionen bakterieller Gäste. Und als sei das nicht genug, muss sie hinterher auch noch den Tisch abräumen (oder anders ausgedrückt: die Windeln wechseln).

Es ist kein Zufall, dass die von den HMOs am besten genährten Bakterien, wie zum Beispiel die *Bifidobakterien*, im Darm eines gesunden Babys zahlenmäßig dominieren. Aber die HMOs fördern nicht nur die nützlichen Bakterien, die ein Baby in dieser Phase benötigt, sondern auch die von Abigail Salyers und anderen erforschten *Bacteroides*. Diese Stäbchenbakterien verfügen über erstaunliche Fähigkeiten, fasrige, pflanzenreiche Nahrung aufzuspalten. Indem die HMOs die Ansiedlung von *Bacteroides* unterstützen, bereiten sie das Baby auch bereits auf feste Nahrung vor. HMOs sind sozusagen der Dirigent, der die grundlegenden Veränderungen in der Mikrobiota-Entwicklung, wie sie die Festnahrung mit sich bringt, organisiert. Eine Mutter versucht stets, ihr Kind so anzuleiten, dass es in einer Welt, in der sich so vieles der Kontrolle des Einzelnen entzieht, die bestmöglichen Entscheidungen für sich trifft. Sie tut dies sogar auf molekularer Ebene, indem sie mittels der HMOs die Zusammensetzung der Mikrobiota ihres Kindes beeinflusst.

Darüber hinaus werden lebende Bakterien auch direkt über die Muttermilch an das Kind übertragen, wobei bisher noch nicht klar ist, wo diese Milchbakterien ursprünglich herkommen. Stammen sie aus einer eigenen Milchmikrobiota in der Mutterbrust, wo die Milch produziert wird? Oder werden sie vom Darm oder einem anderen Körperbereich irgendwie zu den Milchdrüsen transportiert? Welche Arten von Bakterien sind in der Muttermilch enthalten und was bedeutet dies für die Gesundheit des Kindes? Diese Fragen wurden von der Wissenschaft bisher noch nicht abschließend geklärt. Sicher aber ist: Die Muttermilch umsorgt die Mikrobiota des Kindes, um sicherzustellen, dass sich eine möglichst nutzbringende Mikrobengemeinschaft bei ihm ansiedelt.

Die neuen Erkenntnisse haben Milchpulverherstellern die Mängel ihrer Produkte hinsichtlich der Baby-Mikrobiota aufgezeigt. Einige dieser Unternehmen machen jetzt Werbung damit, dass ihre Flaschenkost neue „Premium“-Zutaten aufweise, die der Muttermilch ähnelten. Zu diesen Nahrungszusatzstoffen gehören Galacto-Oligosaccharide (GOS), das sind künstliche Kohlenhydrate, die weder die chemische Struktur von HMOs noch deren Auswirkungen auf die Mikrobiota wirklich imitieren können. Manchmal wird die Flaschennahrung auch mit lebenden Probiotika angereichert. Es gibt derzeit aber kaum Hinweise darauf, dass sich die künstliche Ersatzmilch trotz solcher Zusätze auch nur annähernd so vorteilhaft auf das Baby und seine Mikrobiota auswirkt wie echte Muttermilch. Außerdem bedeuten „Premium“-Zutaten auch immer „Premium“-Preise. HMOs kommen definitionsgemäß nur in Muttermilch, nicht in Kuhmilch vor. Wegen der chemischen Komplexität dieser Kohlenhydratemischung wäre ihre Synthetisierung für Industrieprodukte untragbar teuer. Welche probiotischen Bakterien als Nahrungszusatz für Milchpulver sinnvoll sind, kann höchstens vermutet werden, denn die idealen Bakterienarten für Babys wurden bisher noch gar nicht erforscht. Mag sein, dass die heutzutage verkaufte Flaschennahrung nützlicher für die Mikrobiota ist als die Vorgängerprodukte, aber man darf nicht vergessen, dass dieser Muttermilchersatz erst auf 50 Jahren Forschung der Lebensmittelingenieure beruht, während Muttermilch das Resultat der jahrtausendelangen menschlichen Evolution ist. Noch so fortgeschrittene Lebensmitteltechnik kann nicht mit den Kräften der Evolution mithalten, aus denen sich die bestmögliche Babynahrung überhaupt entwickelt hat.

Die amerikanische Kinderarztvereinigung (American Academy of Pediatrics) empfiehlt sechs Monate Stillen und weitere sechs Monate Stillen in Kombination mit festerer Nahrung. Die Weltgesundheitsorganisation befürwortet es sogar, Kinder bis zwei Jahre oder eventuell darüber hinaus mit Muttermilch zu nähren. Wenn das aus irgendeinem Grund nicht durchführbar ist, sollten Mütter dem Kind auf jeden Fall alles an Muttermilch zur Verfügung zu stellen, was möglich ist. Selbst geringe Mengen von HMOs und Bifidobakterien (mal abgesehen von den zahlreichen anderen Bestandteilen, die gut für das Baby sind) helfen dabei, die sich ausbildende Mikrobiota sicher durch das turbulente erste Lebensjahr zu geleiten. Die Mikrobiota ist in den ersten zwölf Lebensmonaten noch instabil und Muttermilch wirkt sich während dieser Zeit erwiesenermaßen positiv aus. Erica hat beide Kinder gestillt und wir wissen um die Schwierigkeiten, mit denen das manchmal verbunden sein kann. Unsere zweite Tochter musste am Anfang etwas „überredet“ werden, an der Mutterbrust zu saugen. Wir wandten uns deshalb an eine Stillberaterin, die uns gute Tipps gab. Die Kosten für eine Stillberaterin werden von den Krankenkassen leider nicht übernommen *[Anm. d. Übers.: Auch in Deutschland nicht; Hebammen übernehmen diese Aufgabe aber auch]*, was schade ist, wenn man bedenkt, wie viele spätere Arztbesuche sich durch Stillen vermeiden lassen. In unserer Gesellschaft wird nicht genug getan, um Frauen zu unterstützen, die ihr Baby stillen möchten. Denken Sie auf jeden Fall immer daran, dass auch kleinere Mengen an Muttermilch es Ihrem Kind ermöglichen, eine gesunde Mikrobiota zu entwickeln.

DIE MIKROBIOTA VON SCHREIKINDERN

Eltern sind normalerweise überglücklich, wenn ihr Kind geboren wird. Vor allem, wenn es das erste Kind ist, haben wir oft eine romantische Vorstellung davon, wie das Leben mit dem Baby sich gestalten wird. Klar, wir stellen uns auf häufiges Windelwechseln und nächtliches Füttern ein, aber gleichzeitig denken wir auch an schöne Spaziergänge mit dem Kinderwagen und viele Ruhephasen mit Schmusen, Glucksen und Lächeln. Aber bei einem Viertel der Säuglinge sind solche glücklichen Momente eher dünn gesät, denn einen großen Teil der Zeit schreien sie unaufhörlich. Sie leiden an den sogenannten Dreimonatskoliken.

Eltern mit einem solchen Baby wissen sich oft nicht zu helfen und sind sehr frustriert. Was immer sie auch tun, das Kleine lässt sich einfach nicht beruhigen. Es wurden schon zahlreiche Bücher zum Thema der exzessiv schreienden Kinder geschrieben, mit allen möglichen „Behandlungstipps", von homöopathischen Kolikmitteln bis hin zu anal eingeführten Kathetern, die den Abgang der Gase im Darm beschleunigen sollen. Von verzweifelten Eltern werden auch solche unkonventionellen Empfehlungen dankbar angenommen.

In der Wissenschaft gibt es wachsende Hinweise darauf, dass die Entwicklung und auch die Schwere von Koliken bei Säuglingen mit ihrer Darmmikrobiata in Zusammenhang stehen. Ein niederländisches Forscherteam unter der Leitung von Willem de Vos hat die mikrobielle Zusammensetzung von Stuhlproben von 24 Babys in den ersten 100 Tagen nach der Geburt untersucht. Die Hälfte waren häufig schreiende Säuglinge, die andere Hälfte unauffällige. Es stellte sich heraus, dass der Artenreichtum der Mikrobiota der Babys mit den Dreimonatskoliken viel geringer war als in der anderen Gruppe. Sie hatten vermehrt *Proteobacteria* im Stuhl und dafür weniger der Bakterienarten *Bifidobacterium* und *Lactobacillus*. Das ist ähnlich wie bei Kaiserschnitt-Babys und solchen, die nicht gestillt werden. Unsere Tochter, die per Kaiserschnitt zur Welt kam und in ihren ersten beiden Lebenstagen Antibiotika verabreicht bekam, litt ebenfalls an Koliken. Den Aufbau ihrer Mikrobiota in jener Zeit können wir nicht mehr nachprüfen, aber man kann sicherlich davon ausgehen, dass die Proteobakterien dominierten, während die Konzentration von Bifidobakterien und Laktobazillen eher niedrig war.

Hätten wir schon damals von dem Zusammenhang zwischen Koliken und Mikrobiota gewusst, hätten wir ihr auch noch nach den ersten beiden Lebenswochen Gaben von *Lactobacillus*-Probiotika verabreicht, um ihre Beschwerden zu lindern. Und wenn es mit diesen Laktobazillen nicht geklappt hätte, hätten wir es mit anderen Probiotika versucht, bis wir das gefunden hätten, was unserem Kind Erleichterung verschafft. Heute sind eine Reihe von Baby-Probiotika erhältlich, und wenn Sie ein Schreikind haben, sollten Sie diese Art der Therapie mit Ihrem Kinderarzt erörtern. Die auf natürliche Weise erfolgende Gabe von präbiotisch wirkenden humanen Milch-Oligosacchariden (HMOs) durch die Muttermilch ist eine weitere Möglichkeit, das Wachstum der *Bifidobacteria*- und *Lactobacillus*-Kulturen anzuregen und dem Kind dadurch krampfartige Bauchschmerzen zu ersparen.

ABSTILLEN: EINE LEBENSLANGE GESUNDE MIKROBIOTA DES KINDES

Nach den ersten sechs Lebensmonaten beginnt die Zeit der Festnahrung. Jeder, der einem Säugling in dieser Übergangsphase die Windeln gewechselt hat, weiß, dass die Aufnahme fester Nahrung zu beträchtlichen Veränderungen im Verdauungssystem führt. Die Mikrobiota des Kindes wird der eines Erwachsenen immer ähnlicher. Eine Fallstudie am Beispiel eines Kindes von der Geburt bis zum Alter von zweieinhalb Jahren zeigte perfekt auf, wie sich die Mikrobiota der Säuglingszeit hin zu einem stabileren Zustand fast wie bei einem Erwachsenen entwickelt. Für die Studie wurden zweieinhalb Jahre lang insgesamt mehr als 60 Stuhlproben des Kindes untersucht. Außerdem wurden Änderungen bei der Nahrungszusammensetzung sowie gesundheitliche Probleme detailliert festgehalten. Die größte Veränderung in der Mikrobiota ergab sich, nachdem der Säugling zum ersten Mal mit fester Nahrung gefüttert worden war, nämlich mit Erbsenbrei. Für die Aufspaltung der Pflanzennahrung mussten andere Bakterienarten her, die dann auch tatsächlich in großer Zahl in der folgenden Stuhlprobe nachgewiesen werden konnten. Mit solchen Anpassungen der Mikrobiota hatte man durchaus gerechnet. Neue Nahrungsmittel bilden neue Energiequellen für die Darmbakterien und ermöglichen das Gedeihen neuer Arten. Was aber überraschte, war die Schnelligkeit, mit der die Bakterien nach dem Verzehr der Erbsen auf der Bildfläche erschienen – innerhalb eines Tages! Die Mikrobiota hatte scheinbar hellseherische Fähigkeiten und war bestens auf den Nahrungswechsel vorbereitet, schon bevor die erste pflanzliche Kost in den Magen-Darm-Bereich wanderte.

Aus den vor der Festnahrungszufuhr entnommenen Stuhlproben zeigte sich, dass, noch während das Kind ausschließlich Muttermilch trank, seine Mikrobiota bereits die für Festnahrung am besten geeigneten Bakterienarten aufwies, wenn auch in geringer Zahl. Wie ist das möglich? Die Mikrobiota hat Informanten, die HMOs in der Muttermilch. HMOs sind gute Gastgeber im Darm des Kindes und kümmern sich auch schon in der Stillphase um das leibliche Wohl einer gewissen Anzahl pflanzenabbauender Bakterien. Wenn die erste Pflanzenkost dann tatsächlich ankommt, sind die Verdauer schon da und vermehren sich schnell.

Das Abstillen ist eine einschneidende Neuausrichtung der Mikrobiota – als Reaktion auf einen Nahrungswechsel – im Leben eines Menschen. Es sollte unbedingt darauf geachtet werden, dass auch die neue Nahrung gut für die Gesundheit der Mikrobiota ist. Wir machten es bei unserem ersten Kind so wie viele Eltern und gaben ihm als feste Nahrung zunächst Gemüsesorten wie Erbsen, Karotten, Brokkoli (natürlich alles in pürierter Form) und nach einiger Zeit auch Früchte. Die Reihenfolge erst Gemüse, dann Früchte ergab sich aus der Überlegung, dass, wenn Babys zu viel Obst essen, sie später weniger süßes Gemüse nicht mehr mögen. Außer Gemüse und Obst boten wir unserer Tochter Reis-, Hafer- und andere Getreideflocken, Milchprodukte und Fleisch an. Als sie dann älter wurde, gaben wir ihr mehr und mehr etwas von unserem eigenen Essen ab, anstatt fertige Babynahrung zu kaufen, und verzichteten dabei auf alle Nahrungsmittel, wie sie auf typischen Kinderspeisekarten in bestimmten Restaurants aufgelistet waren. Sie sollte sich an „richtiges" Essen gewöhnen, nicht an Kinder-Fast-Food wie Hamburger und Chicken Nuggets. In vielen Kulturen auf unserer Erde erhalten Babys zum Essen einfach die zu Brei zermanschten Versionen der Erwachsenenmahlzeiten. In Indien essen sie also früh Reis und Linsen mit einer Gewürzmischung, im Nahen Osten Hummus und in der Arktis sogar Robbenfett. Auf diese Weise gewöhnen sich die Kleinen bereits an die Nahrung, die bei ihnen voraussichtlich auch später im Leben noch auf dem Speisezettel stehen wird.

Der Plan, unserer Tochter Varianten unserer eigenen Speisen zu verabreichen, stieß an seine Grenzen, als sich im Alter von drei Jahren Verdauungsprobleme bei ihr einstellten. Sie wurden so gravierend und schmerzhaft, dass die meisten Klositzungen mit Tränen endeten. Dies zwang uns dazu, die Zusammensetzung und die Art unserer Mahlzeiten zu überdenken. Wir begannen damit, genau aufzuschreiben, welche Speisen wir konsumierten – die Tatsache, dass wir uns bei den

Themen Mikrobiota und Magen-Darm-Gesundheit eigentlich ganz gut auskannten, war diesbezüglich eine gute Motivation für uns. Es durfte doch nicht sein, dass ausgerechnet unser Kind Probleme im Magen-Darm-Bereich hatte.

Zu unserer Überraschung fanden wir heraus, dass unsere Ernährung etwas einseitig und vor allem auch arm an Ballaststoffen war. Ohne unser Ernährungstagebuch wäre uns das nicht aufgefallen, denn wir waren überzeugt gewesen, dass wir sehr viel Obst, Gemüse und Vollkornprodukte essen. Das Problem war, dass wir unsere Speisen nicht mehr wirklich bewusst wählten. Wir nahmen immer wieder die gleichen bekannten Lebensmittel, die oft raffiniertes Weißmehl und Käse, dafür aber nur wenig Gemüse enthielten. Durch die Elternschaft war unser Leben anstrengender geworden. Wir arbeiteten tagsüber und schliefen nachts wenig; gemeinsame harmonische Stunden mit unserem Kind waren uns ein hohes Gut. Ein Abendessen, das uns eine angenehme Zeit bescherte und wenig Überredungskunst abverlangte, war da eine lockende Option. Es machte uns glücklich, wenn unsere Zweijährige ihr Essen mit einem lachenden Gesicht vertilgte, und wir dachten dann nicht viel darüber nach, dass es sich dabei um Nudeln mit einer Käsesoße oder um geschmolzenen Mozzarella in einer Weißmehltortilla handelte. Durch unsere bewusste Nahrungsauflistung kristallisierte sich heraus, dass wir vielfach nach „passiven“ Kriterien auswählten – was stach uns im Supermarkt ins Auge und/oder war gerade im Angebot? – oder uns nach einem langen Tag von Hunger und Müdigkeit leiten ließen – was konnte schnell auf den Tisch gebracht werden und fand auch bei einem nörgelnden Kleinkind Gnade?

Nun handelten wir und unterzogen unsere Ernährungsweise einer gründlichen Überarbeitung. Wir führten quasi Buch über die Menge und die Art der von uns verzehrten Ballaststoffe. Aus unserer Speisekammer verschwanden Weißmehl und Weißmehlpasta, geschälter Reis und außerdem so ziemlich alles, was in bunten Verpackungen verkauft wurde. Die leer gewordenen Regale wurden gefüllt mit Hülsenfrüchten, wildem Reis und alten (Pseudo-)Getreidesorten wie Quinoa und Hirse. Wir kauften nun so viel Gemüse, dass der Platz im Kühlschrankgemüsefach für unsere Wochenration nicht mehr ausreichte. Fleisch wurde nicht völlig vom Speiseplan gestrichen, aber unsere Hauptproteinquelle waren jetzt Bohnen und Linsen. Schon einige Tage nach dieser Ernährungsumstellung war die Verstopfung unserer Tochter verschwunden, um danach nie mehr aufzutauchen. Unsere zweite Tochter wurde nach unserer kleinen Küchenrevolution geboren und hatte niemals mit einem trägen Darm zu kämpfen. All dies lehrte uns eines: Den Kindern das zu essen zu geben, was man selbst ist, hat nur einen Sinn, wenn man sich wirklich gesund ernährt. Eine robuste Mikrobiota aufzubauen muss das Ziel für die gesamte Familie sein.

Wahrscheinlich hatte sich durch die Kaiserschnittgeburt unserer Tochter eine falsche Mikrobiota bei ihr angesiedelt, die hauptsächlich aus Hautflora-Mikroben bestand. Die anschließenden Antibiotikagaben verschlechterten die Situation dann noch weiter. Diese beiden Faktoren in Verbindung mit unserer nicht gerade idealen Ernährungsweise trugen sicherlich zu den Verdauungsproblemen unserer Tochter bei. Ohne die Ernährungsumstellung hätte sie später im Leben vielleicht mit noch schwereren Problemen wie Reizdarm oder mit entzündlichen Darmerkrankungen zu kämpfen gehabt. So aber bekamen wir gerade noch die Kurve und von nun gab es bei uns hauptsächlich pflanzliche Nahrung. Vorher war es uns als ein zu anstrengendes und schwieriges Unterfangen erschienen, ein Kleinkind zum Essen von gedämpftem Gemüse zu überreden. Die anfänglich intensive Arbeit, Kinder bei den Mahlzeiten an das Thema gesunde Ernährung heranzuführen, erwies sich im Laufe der Zeit jedoch als äußerst lohnend.

Wir sehen die Herausforderung, unsere Kinder mit gesunder Nahrung zu versorgen, als eine Mischung aus Erziehung und Belehrung. Sie sind

selten total begeistert, wenn sie Brokkoli auf ihrem Teller sehen, aber wir diskutieren dann mit ihnen, wie wichtig es ist, „groß und stark“ zu werden und Krankheiten zu vermeiden. Wir erklären ihnen, dass die kleinen Bakterien in ihrem Darm sie gesund halten und dafür aber unbedingt Gemüse brauchen. Durch diesen Prozess gehen wir jetzt seit fünf Jahren, und klar lassen wir den Kindern auch ab und zu mal ihren Willen und sie können eine besonders unbeliebte Gemüsesorte stehen lassen oder sich im Supermarkt eine Nascherei aussuchen, aber das bleibt die absolute Ausnahme. Gesundheitserziehung ist manchmal mühevoll, wir haben jedoch auch den einen oder anderen Trick auf Lager. Ein gesunder Nachtisch wie zum Beispiel ein Stück dunkle Schokolade kann eine hervorragende Motivation sein, den Teller Linsensuppe fertig zu essen. Wir nehmen uns die Freiheit, unsere Kinder sozusagen zu indoktrinieren (so wie das bei anderen Dingen wie Glauben, kulturelle Werte und soziale Normen ja ebenfalls gesellschaftlich akzeptiert ist) und bestehen auf gesundem Essen als einzige Option. Für uns Amerikaner ist es selbstverständlich, Ende November ein großes Familienfest mit einem Festmahl zu feiern, vor einem Baseballspiel die Nationalhymne mitzusingen oder Kindern zu sagen, sie sollen einen verlorenen Zahn für die „Zahnfee“ unters Kissen legen. Dies sind alles gängige Gepflogenheiten und die Gepflogenheit in unserer Familie ist nun mal, Dinge zu essen, die für unsere Mikrobiota nützlich sind. Junkfood gibt es bei uns überhaupt nie. Und da wir als Eltern natürlich gute Vorbilder sein wollen, lassen wir unseren Worten stets auch eigene Taten folgen!
Inzwischen sind unsere Kinder sechs und neun Jahre alt. Wenn wir sie fragen, warum sie Gemüse essen, lautet ihre Antwort: „Weil es gut schmeckt.“ Unsere kleine „Gehirnwäsche“ war erfolgreich und heute essen sie den Kohlsalat beim Abendessen, ohne mit der Wimper zu zucken.

Wenn Sie fürchten, ihr Kind könne beim Essen zu wählerisch sein und würde bei Gemüse auf dem Teller eh nur die Nase rümpfen, dann denken Sie daran, wie viele Kinder auf diesem Planeten Dinge verzehren, die wir als ekelhaft empfinden würden, zum Beispiel Insekten und Eingeweide von Tieren. Sie tun das, weil es einfach ein Teil ihrer Kultur ist und weil sie ansonsten auch gar keine große Auswahl haben. Würden wir solche Kinder fragen, warum sie das essen, würden sie wahrscheinlich antworten: „Weil es gut schmeckt."

ANGRIFF AUF EINE SICH ENTWICKELNDE GEMEINSCHAFT

Seine Kinder mit Antibiotika behandeln zu lassen, scheint heutzutage in der westlichen Welt eine Art Initiationsritus zu sein. Die Anzahl der Antibiotikaverschreibungen für Kinder sinkt zwar allmählich, scheint aber immer noch unnötig hoch zu sein. Antibiotika töten Bakterien. Die Darmmikrobiota, die zum großen Teil aus Bakterien besteht, wird bei jedem Antibiotikazyklus stark beschädigt. Dieses Abtöten der Darmmitbewohner, sozusagen ein „Kollateralschaden", hat desaströse Konsequenzen für die kurz- und langfristige Gesundheit.

Die Fallstudie zur Kleinkind-Mikrobiota zeigte, dass der Artenreichtum in der Mikrobiota des Kindes anstieg, nachdem ihm Festnahrung zu essen gegeben wurde. Als das Kind dann aber Antibiotika bekam, ging diese Bakterienfülle wieder zurück. Diese Feststellung war für die Forscher nicht überraschend. In der Regel werden sogenannte Breitbandantibiotika verabreicht, die sehr viele Bakterienarten abtöten – also nicht nur Krankheitserreger, sondern auch die „guten" Bakterien, die unsere Mikrobiota formen. Als dem Kind aufgrund einer weiteren Infektion ein paar Wochen später noch mal das gleiche Antibiotikum gegeben wurde, sank die Bakterienvielfalt nicht mehr in demselben Maße wie nach dem ersten Zyklus; die Bakterien hatten sich angepasst, um den zweiten Zyklus besser zu überstehen.

Die Studie demonstriert also, auf welche Weise Antibiotika sich auf die Mikrobiota eines Menschen auswirken. Zum einen dezimieren sie die Darmmikroben stark. Und auch wenn sich deren Zahl nach dem Ende der Behandlung wieder erhöht, ist die Mikrobiota als Gemeinschaft oder Ökosystem nachhaltig geschädigt. Die Darmmikrobiota verändert sich bereits nach einem Antibiotikazyklus. Im Falle des in der Studie beobachteten Kindes waren die Bakterienstämme bei der zweiten Antibiotikabehandlung mit dem gleichen Präparat resistenter dagegen. Es wurde noch nicht erforscht, ob diese Anpassung nur kurzfristig anhält oder unwiderruflich ist. Da der Zustand der Mikrobiota auch Konsequenzen für das Immunsystem hat (mehr dazu im nächsten Kapitel), haben alle Veränderungen in dieser Gemeinschaft von Mikroorganismen das Potenzial, sich zu einer chronischen Krankheit auszuwachsen. Die Verabreichung von Antibiotika an Kinder hat ein erhöhtes Risiko für Beschwerden wie Asthma, Ekzeme und sogar Fettleibigkeit zur Folge. Es ist noch nicht klar, wie genau eine Antibiotikaeinnahme mit ihren Auswirkungen auf die Mikrobiota letztendlich zu solchen Erkrankungen führt, aber offensichtlich können sich aus einer gestörten Mikrobiota Probleme ergeben, die auf den ersten Blick nichts mit dem Darm zu tun haben.

BELASTUNG DER MIKROBIOTA DURCH ANTIBIOTIKA

Bauern wissen schon seit Jahrzehnten, dass, wenn sie ihren Nutztieren wie Kühen, Schafen, Hühnern und Schweinen geringe Dosen Antibiotika verabreichen, sich deren Gewicht um bis zu 15 Prozent erhöhen kann. Und da Fleisch zu Kilopreisen verkauft wird, bedeutet ein solches zusätzliches Gewicht natürlich einen höheren Gewinn für den Bauer. Je früher im Leben ein Tier Antibiotika erhält, desto deutlicher ist der Gewichtszuwachs. Kinder in Amerika erhalten im

Durchschnitt eine Antibiotikabehandlung pro Jahr. Dies hat Wissenschaftler zu der Frage veranlasst, ob vielleicht die zu frühe Gabe von Antibiotika an Kinder dazu beiträgt, dass diese Übergewicht entwickeln. Mästen wir also sozusagen unsere Kinder auf dieselbe Weise wie Bauern ihr Vieh?

Wenn Labormäuse schon zu einem frühen Zeitpunkt im Leben Antibiotika verabreicht bekommen, steigt ihr Körperfettanteil an. Darüber hinaus stellte man bei der Untersuchung ihrer Mikrobiota fest, dass diese in ihrer Zusammensetzung der Mikrobiota von an Fettleibigkeit leidenden Menschen ähnelt, nicht aber der von schlanken Menschen. Die Antibiotika-Mäuse erhielten dieselbe Kalorienanzahl wie Vergleichsmäuse zum Fressen vorgesetzt, konnten diese jedoch offensichtlich besser extrahieren und speicherten sie als zusätzliches Körpergewicht ab. Ein Kalorienaufnahmesystem, das von der Zusammensetzung der Mikrobiota abhängt, könnte die Gewichtszunahme von mit Antibiotika behandelten Bauernhoftieren ebenso wie Kindern erklären.
Eine Vergleichsstudie von mehr als 11.000 britischen Kindern, von denen ein Teil schon mal mit Antibiotika therapiert worden war und der andere nicht, zeigte gravierende Unterschiede beim Körpergewicht. Die Kinder, die bereits vor dem Alter von sechs Monaten Antibiotika erhalten hatten, wogen im Durchschnitt mehr als Kinder desselben Alters ohne Antibiotikaverschreibungen. Auch bei Antibiotikagaben bis zum Alter von drei Jahren wurden solche Unterschiede noch festgestellt, wenn auch in geringerem Maße. Kinder, die im Alter von ein bis zwei Jahren Antibiotika geschluckt hatten, wogen sogar fünf bis sechs Jahre danach noch mehr als die Gleichaltrigen der Vergleichsgruppe. Diese Erkenntnisse zeigen klar auf, dass die Einnahme von Antibiotika in einem sehr frühen Lebensalter eine direkte Auswirkung auf die Zusammensetzung der Mikrobiota und, was noch beunruhigender ist, langfristiges starkes Übergewicht zur Folge haben kann.

MIKROBIOTA-LEKTIONEN

Für den optimalen Start der Mikrobiota zu Beginn des Lebens sind fünf Aspekte wesentlich. Wie schon erwähnt, wäre da als Erstes die Geburtsmethode zu nennen. Bei einer vaginalen Geburt nimmt das Neugeborene Bakterien von der Mutter auf, so wie es von der Natur vorgesehen ist. Wenn eine Entbindung auf natürlichem Weg nicht möglich ist, wie es bei unseren beiden Kindern der Fall war, sollte man den Arzt darum bitten, das Kind mit einem Scheidenabstrich der Mutter zu betupfen.

Zweitens kann die Gabe von Probiotika die ungünstigen Auswirkungen von Ereignissen wie zum Beispiel einer Frühgeburt auf die Mikrobiota des Kindes abmildern. Es sind heutzutage spezielle Probiotikamischungen für Babys erhältlich. Probiotika helfen auch Schreibabys oder solchen, die Antibiotika nehmen müssen. Wichtig ist auf jeden Fall die vorherige Rücksprache mit dem Kinderarzt. Da jeder Mensch über eine ganz eigene, speziell angepasste Mikrobiota verfügt, muss manchmal bis zum Finden der bestmöglichen Probiotika etwas herumprobiert werden.

Die dritte Maßnahme, um die Entwicklung der Mikrobiota eines Kindes zu unterstützen, ist das Stillen. Egal, auf welche Weise ein Baby zur Welt gekommen ist, durch die Muttermilch erhält es „muttererprobte" Präbiotika und Probiotika (ausführliche Informationen zum Thema Prä- und Probiotika finden Sie in Kapitel 4). Bei unserer zweiten Tochter, die zwar durch Kaiserschnitt geboren wurde, aber wenigstens keine Antibiotika bekam, waren wir sehr zuversichtlich, dass die Muttermilch den suboptimalen Start der Mikrobiota ausgleichen konnte. Wenn Sie Ihr Baby aus welchem Grund auch immer nicht durchgängig stillen können, lassen Sie sich vom Kinderarzt einen Muttermilchersatz empfehlen, der Präbiotika und Probiotika enthält. Aber vergessen Sie dabei niemals, dass jede noch so kleine Menge Muttermilch nützlich ist, auch wenn Sie Ihr Kind vielleicht nur abends vor dem Zubettgehen stillen.

Ihre Milch und die darin enthaltenden HMOs verhelfen ihm zu einer gesunden Mikrobiota.

Der vierte wesentliche Aspekt, um die Entwicklung der noch jungen Mikrobiota nicht zu stören, ist das gänzliche Vermeiden von Antibiotika. Natürlich kann eine Situation eintreten, in der es keinen anderen Ausweg als die Verabreichung von Antibiotika gibt, aber man sollte sich dabei immer bewusst sein, wie stark sich solche Mittel auf die Mikrobiota und damit die langfristige Gesundheit des Kindes auswirken. Muttermilch ist ein großartiges Gegenmittel. Mithilfe der darin enthaltenen HMOs und Bakterien ist eine Neubesiedlung des Darms möglich. Ein Muttermilchersatz, der Präbiotika und Probiotika enthält, wirkt sich ebenfalls positiv aus. Sollte das Kind bereits abgestillt worden sein, erörtern Sie mit dem Arzt, der die Antibiotika verschrieben hat, welche probiotischen Nahrungszusätze, Joghurt oder andere fermentierten Lebensmittel nützlich wären. Es ist derzeit noch nicht erforscht, ob Probiotika dazu beitragen können, die nachhaltige Schädigung der Darmflora aufgrund einer Antibiotikabehandlung auszugleichen, aber auf jeden Fall können sie dabei helfen, den pathogeninduzierten Durchfall, eine häufige Nebenwirkung, zu vermeiden.

Fünftens und ganz besonders wichtig ist die Zeit nach dem Abstillen. Die Eltern haben nun die Gelegenheit, ihren Kindern gesunde Essgewohnheiten „einzuimpfen“, die diesen das ganze Leben lang zugutekommen werden. Manchmal wird das anstrengend sein. Aber bleiben Sie konsequent und bieten Sie dem Kind nur gesunde Nahrungsmittel an, auch wenn es das eine oder andere ablehnt. Es dauert manchmal einfach länger, bis ein Kind bereit ist, etwas Neues zu probieren. Das Wichtige ist, nicht nachzugeben und kein scheinbar schmackhafteres, ungesundes Essen auf den Tisch zu bringen. Wir haben uns da einen kleinen Trick ausgedacht. Wir sagen unseren Töchtern, dass sie für die in ihnen lebenden Winzlige verantwortlich sind und sie gut ernähren müssen. Die Bakterien in unserem Darm, erklären wir, sind hungrig wie wir und wollen einen Teil der Nahrung, die wir herunterschlucken, für sich. Die Kinder sind dann gerne bereit, ihren Teller mit Gemüse aufzuessen, weil sie wissen, dass sie ihren kleinen „Haustierchen" damit helfen. Im letzten Kapitel dieses Buchs beschreiben wir ausführlich, welche Lebensmittel gut für die Mikrobiota sind und auch von Kindern gemocht werden. Die Pflege der Mikrobiota beginnt bereits bei der Geburt und je besser der Start verläuft, desto leichter wird es für Ihr Kind sein, eine gesunde Mikrobiota aufrechtzuerhalten, um sich das ganze Leben einer guten Gesundheit erfreuen zu können.

KAPITEL 3

WIE DAS IMMUNSYSTEM REGULIERT WIRD

WIR PUTZEN UNS KRANK

Allergien und Autoimmunerkrankungen sind in den vergangenen 50 Jahren in der westlichen Welt rasant auf dem Vormarsch. Sehr viele in den Industrieländern lebende Menschen leiden an einer solchen Krankheit – Heuschnupfen, Ekzeme, Neurodermitis, Morbus Crohn, Colitis ulcerosa und multiple Sklerose, um nur einige zu nennen.

Warum sind diese Leiden, die mit dem Immunsystem zu tun haben, heutzutage so weit verbreitet? Manche machen die hohe Belastung durch Giftstoffe und Luftverschmutzung dafür verantwortlich. Andere meinen, es liege an dem chronischen Stress, den wir heute haben (unsere Vorfahren in der Steinzeit hingegen kamen jeweils nur kurz in Stresssituationen, auf die schnell wieder Erholungsphasen folgten). Die erwähnten Krankheitsbilder sind in jedem Fall alle sehr komplex und werden immer von mehreren Faktoren ausgelöst. Es gibt nun aber in zunehmendem Maße Hinweise darauf, dass die Wechselbeziehung zwischen Mikrobiota und Immunsystem eine zentrale Rolle bei der Entstehung dieser Erkrankungen spielt.

DER DARM: DIE EINSATZLEITUNG UNSERES IMMUNSYSTEMS

Die Beziehung zwischen unserem Immunsystem und den Mikroben im Darm unterscheidet sich von der zu den weiteren mikrobiellen Umgebungen auf und im Körper, zum Beispiel auf der Haut und im Mund. Unsere Darmmikroben kommunizieren beständig mit dem Teil des Immunsystems, der sich im Darm befindet. Dieser Austausch zwischen Mikroben und Immunsystem hilft unserem Körper dabei, harmlose Besucher und schädliche Eindringlinge, wie zum Beispiel Salmonellen, auseinanderzuhalten. Das Immunsystem muss anders auf eine Erdnuss als auf ein Stück verseuchtes Geflügelfleisch reagieren, und die Mikrobiota hilft ihm dabei, diese Unterscheidung treffen zu können. Aber der Einfluss der Mikrobiota auf die Reaktionsfähigkeit des Immunsystems ist nicht auf den Darm beschränkt. Unser systemisches Immunsystem – also das, welches im Körper zirkuliert – erhält seine Anweisungen ebenfalls über die Kommunikation mit der Mikrobiota.

Da der Darm ja in direkter Verbindung mit der äußeren Umgebung steht (wir sind schließlich nur ein Schlauch), ist er sehr anfällig für Angriffe von außen. Für viele Pathogene wäre der Darm ein guter Zugangsweg zu den Blutbahnen und von dort weiter zu den anderen Organen. Aber der Körper nutzt diese Offenheit des Darms für äußere Einflüsse zu seinem Vorteil.

Das Immunsystem ist sehr beweglich. Immunzellen, die im Darm leben und mit den Darmmikroben „im Gespräch sind", besinnen sich plötzlich neu und machen sich über den Blutkreislauf in andere Bereiche des menschlichen Körpers auf. Eine T-Zelle, Mitglied einer der großen Zellgruppen des Immunsystems, kann heute im Darm leben und morgen in der Lunge oder der Rückenmarksflüssigkeit. Aber auch dort erinnert sie sich noch an die Erfahrungen mit den Mikroben im Darm. Eine solche Flexibilität mag auf den ersten Blick merkwürdig erscheinen, aus der Perspektive des menschlichen Überlebens jedoch ist sie äußerst sinnvoll. Nehmen wir an, eine T-Zelle trifft auf einen eindringenden Krankheitserreger, während sie sich im Darm aufhält. Sie kann sich in mehrere Zellen aufteilen, die sich im Körper ausbreiten, um andere Organe über die anstehende Gefahr zu informieren. Sollte es der Krankheitserreger zum Beispiel bis in die Lunge schaffen, wartet dort eine bereits geschulte T-Zelle und hilft beim Kampf gegen die Infektion mit. Die Immunsystemzellen im Darm dienen als wichtige Wachposten. Sobald gefährliche Eindringlinge auftauchen, schlagen diese Zellen Alarm und koordinieren vom Darm aus die Verteidigungstruppen im ganzen Körper.

Stellen Sie sich die Darmmikrobiota so vor, dass sie einen Drehknopf bedient, um damit die Empfindlichkeit und Reaktionsfähigkeit des gesamten Immunsystems zu regulieren. Mikroben im Darm können lokale, auf den Darm beschränkte Immunantworten veranlassen, zum Beispiel wie lang der Reisedurchfall anhält, haben aber ebenso Einfluss darauf, wie Ihr Kind auf einen bestimmten Impfstoff reagiert oder wie schlimm Ihr Heuschnupfen dieses Jahr sein wird.

Die zentrale Rolle des Darms bei der Vorbereitung der Immunabwehr des Körpers bringt es mit sich, dass die Darmmikrobiota in manchen Fällen das Immunsystem auch fehlleiten kann. Wenn das Ineinanderwirken von Immunsystem und Darmmikroben nicht optimal funktioniert, hat dies negative Auswirkungen auf die Gesundheit eines Menschen. Werden Meldungen an die Einsatzleitung falsch interpretiert, reagiert das Immunsystem unter Umständen zu schnell und zu heftig. Und wenn das Immunsystem vom Darm auf höchste Alarmbereitschaft gesetzt wird, können Autoimmunreaktionen die Folge sein, bei denen T-Zellen und andere Immunzellen Maßnahmen gegen an sich harmlose Ereignisse im Körper ergreifen.

Ein gutes Beispiel, wie Darmmikroben den Entwicklungsverlauf einer Autoimmunkrankheit beeinflussen können, wurde 2011 von einem Labor im California Institute of Technology (Caltech) in Pasadena geliefert. Sarkis Mazmanian war der Leiter einer Gruppe von Wissenschaftlern, die erforschen wollten, wie sich Darmmikroben auf multiple Sklerose auswirken, eine Krankheit des zentralen Nervensystems, die scheinbar in keinerlei Verbindung mit dem Darm steht. Das Mazmanian-Team wies anhand von Experimenten mit Labormäusen nach, dass die Heftigkeit eines Autoimmunangriffs auf das Nervensystem eines Menschen auch davon abhing, welche Bakterienarten im Darm dieses Menschen angesiedelt waren.

Die Caltech-Studie zeigt wie viele ähnliche Studien auf, dass Darmmikroben regulieren, wie unser Immunsystem auf die erkannten Gefahren für unseren Körper reagiert. Immunologen, für die Darmmikroben früher nicht mehr waren als ein Element bei der Umwandlung von Nahrung zu Kot, nehmen die Mikrobiota erst jetzt richtig wahr. Sie sehen nun ein, dass ein Verständnis der grundlegenden Aspekte der immunologischen Reaktionen des Körpers unmöglich ist, ohne zu berücksichtigen, wie weit die angesiedelten Mikroben den Stellknopf für das Immunsystem jeweils gedreht haben.

DARMMIKROBEN: PUPPENSPIELER DER IMMUNREAKTION

Das Vokabular des Immunsystems klingt generell sehr kriegerisch. Sobald ein Infektionskeim unseren Körper angreift, wird eine Armee aus Immunzellen und anderen Molekülen mobilisiert, um zurückzuschlagen und die feindlichen Mikroben zu besiegen. Wenn Sie zum Beispiel ein nicht durchgebratenes Stück Hähnchenfleisch essen und damit *Salmonellen* in den Körper aufnehmen, wandern diese Krankheitserreger durch das Verdauungssystem und durchdringen die oberste Zellschicht des Darms. Die Zellen setzen daraufhin eine Einheit von Zytokinen frei, die im Immunsystem Ihres Körpers Alarm auslösen. Die Immunzellen reagieren rasch auf den Hilferuf und peilen den Ort der Invasion an, um den Feind dort zu stellen. Schließlich bilden die T- und B-Zellen, die Infanteristen des Immunsystems, zusammen mit zahlreichen anderen spezialisierten „Killerzellen" eine Sturmtruppe, die die aggressiven Eindringlinge aus dem Körper vertreibt.

Die Person, dessen oder deren Körperinneres der Schauplatz für dieses Schlachtengetümmel ist, wird von Fieber und Schmerzen geplagt und spürt schnell das dringende Bedürfnis, die Toilette aufzusuchen. Die kriegerische Terminologie vermittelt den Eindruck, dass es im Körper jedes Mal zu regelrechten Gefechten kommt, wenn sich eine Mikrobe dorthin verirrt. Das Bekämpfen von Eindringlingen gehört zu den wichtigsten Aufgaben unseres Immunsystems. Die wissenschaftliche For-

schung auf dem Gebiet der Immunologie hat sich deshalb in den letzten Jahrzehnten fast ausschließlich von dem Bild des Immunsystems als schwer bewaffnetes körpereigenes Abwehrsystem leiten lassen.
Aber die neuesten Erkenntnisse auf dem Gebiet der Mikrobiotaforschung haben diese simplifizierte Betrachtungsweise gekippt. Nachdem nun klar ist, dass in und auf dem Körper Billionen von Mikroben angesiedelt sind, haben die Immunologen begonnen, die viel zahlreicheren – und andauernden – Wechselbeziehungen zwischen Immunsystem und Mikrobiota wahrzunehmen. Das Immunsystem ist nicht nur eine Armee, die beim ersten Zeichen eines Angriffs ihre Truppen in Stellung bringt, sondern es verfügt auch über ein gewichtiges Außenministerium. Vergleicht man die Reaktion auf eine Infektion mit der Mobilmachung von staatlichen Streitkräften, so kann man sich die Interaktionen mit den symbiotischen Mikroorganismen als die anhaltenden diplomatischen Bemühungen der Regierung vorstellen. Diese Friedensanstrengungen des Immunsystems erfolgen täglich; zu kriegerischen Auseinandersetzungen hingegen kommt es nur in seltenen Krisenzeiten.

Unser Immunsystem verhandelt mit den Mikroorganismen fortwährend über die von beiden geteilte Ressource, mit anderen Worten über uns. Das Immunsystem möchte eine neutrale Pufferzone zwischen unseren menschlichen Zellen und den Mikroben einrichten. Die Mikroben wiederum möchten einen garantierten Zugang zu ihrem Lebensraum (unserem Darm) und ein Bleiberecht. Diese Verhandlungen gehen täglich hin und her, und ihre Intensität verändert sich immer wieder, abhängig von dem, was wir gegessen haben, ob wir vielleicht Mikroben von verdorbenen Lebensmitteln Zutritt gewährt haben und von anderen Faktoren. Wenn in Ihrem Darm einige Zeit „aggressive“ Bakterien dominieren, geht Ihr Immunsystem wahrscheinlich in Habachtstellung. In den meisten Fällen nehmen die Spannungen im Laufe der Zeit aber wieder ab und menschliche und mikrobielle Zellen leben weiter friedlich nebeneinander her. Während der Zeit der angespannten Beziehungen zeigt das Immunsystem im Darm oder in einer anderen Körperregion bei einer wirklichen Bedrohung durch einen Invasoren aber deutlich Flagge. Es lässt sozusagen seine Muskeln spielen und ist jederzeit bereit zu raschem, energischem Handeln. Kommt es zu keiner Entspannung zwischen den Parteien, geht das Immunsystem unter Umständen in einen Zustand erhöhter Wehrhaftigkeit, wodurch eine Überreaktion auf nur angenommene, nicht reale Bedrohungen wahrscheinlicher wird. Eine solche Überreaktion kann sich in einer leichten Allergie ebenso manifestieren wie in schmerzhaften Geschwüren im Darm.

Da der Darm mit dem Rest des menschlichen Immunsystems in Verbindung steht, prägen unsere Darmbesiedler alle unsere Immunreaktionen. Die daraus resultierenden Entscheidungen des Immunsystems wiederum bestimmen, wie es auf eine Invasion von Krankheitserregern im Darm oder an anderen Stellen des Körpers reagiert, wie Autoimmunerkrankungen sich entwickeln und voranschreiten und welche Mikrobenarten vernichtet werden oder eine Aufenthaltsbewilligung für unsere Mikrobiota erhalten. Es gab Vorschläge, das Immunsystem so umzubenennen, dass der Name seine wirkliche Rolle widerspiegelt. Man könnte es zum Beispiel „Mikrobeninteraktionssystem" nennen. Seine Aufgabe, uns vor schädlichen Mikroben zu schützen, ist unbestritten, aber viel öfters, nämlich täglich, ist es damit beschäftigt, den Dialog mit den Mikroben aufrechtzuerhalten. Was passiert aber, wenn diese Gespräche immer häufiger ausfallen? Die steigende Zahl immunvermittelter Krankheiten in der modernen Welt hat vielleicht eine verblüffende Ursache: Wir übertreiben es mit der Reinlichkeit.

DIE HYGIENE-HYPOTHESE

David Strachan, Professor für Epidemiologie an der St George´s University of London, formulierte 1989 die sogenannte Hygiene-Hypothese, laut der die eklatante Zunahme von Heuschnupfen und Hautallergien in den Industrienationen damit zusammenhängt, dass die Menschen immer weniger Kontakt mit Infektionen haben. Das menschliche Immunsystem hat sich ursprünglich in einer Umgebung entwickelt, in der es ständig damit zu tun hatte, die Fülle von krank machenden Mikroben im Essen, Wasser und sonst in der Umwelt abzuwehren. Vor Hunderten von Jahren – und in weniger modernen (traditionellen) Gesellschaften auch heute noch – war es eine Vollzeitbeschäftigung für das Immunsystem, die ständig attackierenden Krankheitserreger wieder loszuwerden. Aber heute bekommt das Immunsystem Langeweile, weil es dank Antibiotika, gefiltertem Trinkwasser und pasteurisierten Nahrungsmitteln mit viel weniger Mikroben konfrontiert wird. Aus der Beobachtung heraus, dass Kinder mit mehreren Geschwistern nicht sehr häufig an Allergien leiden, wurde in der Hygiene-Hypothese gefolgert, dass das Immunsystem von in Großfamilien aufwachsenden Kindern, die ja öfters als Kinder in kleinen Familien mit Krankheiten in Berührung kommen, mit dem Bekämpfen von Infektionen vollauf beschäftigt ist und gar keine „Zeit“ hat, auf Pollen oder Gluten überzureagieren und Probleme zu verursachen.

Inzwischen wurde die Hygiene-Hypothese dahingehend ausgeweitet, dass Kinder, die auf einem Bauernhof aufwachsen, ein bedeutend geringeres Risiko haben, an Allergien zu erkranken, als Kinder in wohlhabenden Haushalten mit einem hohen Reinlichkeitsstandard. Das Immunsystem wird nicht nur durch pathogene Mikroben trainiert, sondern durch *alle*, wie sie gerade auf einem Bauernhof in einer großen Vielfalt und Fülle vorhanden sind. Das komplexe Zusammenspiel von Faktoren und Mechanismen hinter der Hygiene-Hypothese wird immer noch diskutiert, aber eine Erkenntnis zeichnet sich auf jeden Fall schon ab: Das signifikante Auftreten von immunsystembezogenen Erkrankungen in einer Bevölkerung ist ein Indikator dafür, dass die Menschen nur noch in reduziertem Maße mit Mikroben in Berührung kommen. Indem wir unsere Umgebung keimfrei sauber machen und darüber hinaus Mikroben mittels Antibiotika vernichten, können wir einerseits sehr erfolgreich gegen die Verbreitung von Infektionskrankheiten vorgehen, müssen andererseits aber den „Kollateralschaden" in Kauf nehmen, dass bei der wenig zielgerichteten Bekämpfung von Bakterien auch die sehr nützlichen teilweise auf der Strecke bleiben.

Bedeutet all dies nun, dass wir wieder häufiger krank sein müssen, damit unser Immunsystem nicht zu heftig reagiert? Die Antwort lautet Nein. Die Zunahme von Autoimmunerkrankungen hat mehr damit zu tun, dass unsere Welt zu sauber geworden ist, und nicht damit, dass weniger Infektionen auftreten. Die überwiegende Mehrzahl der Mikroben, mit denen wir in Berührung kommen, hat nicht die Aufgabe, eine Erkrankung auszulösen, sondern unser Immunsystem zu trainieren. Letzteres muss seine Muskeln immer wieder spielen lassen, wenn Mikroben auf uns landen, uns als Durchgangsstation nutzen oder sich in uns ansiedeln. Diese milden Mini-Immunantworten beruhen auf regelmäßigen Interaktionen mit den Mikroben. Das Immunsystem wird so auf Trab gehalten und bleibt aktiv und gesund.

Je keimfreier unsere Umgebung und unser Essen werden, desto weniger kommen wir mit den Mikroben in Berührung, die wir zum Trainieren unseres Immunsystems benötigen. Desinfektionsmittel und antibakterielle Seifen scheinen sich schneller zu verbreiten als die Keime, die mit ihnen bekämpft werden sollen. In den USA haben bereits Kinder solche Mittel dabei, wenn sie zur Schule gehen, und auch vor Lebensmittelläden sind sie dort präsent – wie Türsteher, die den Bakterien den Einlass verwehren sollen. Alles Mögliche wird mit Desinfektionsmitteln besprüht und als ob das noch nicht genug wäre, werden Einkaufswagen, Zahnbürsten und Küchengerätschaften mit Bakterienhemmern wie Triclosan behandelt. Es gibt sogar „antibakterielle Eisportionierer", wobei man sich schon fragt, wo bei einer Kugel Eis das Infektionsrisiko besteht. Erst vor Kurzem wurde nachgewiesen, dass Triclosan Allergien hervorrufen kann. Die Allgegenwart dieses Wirkstoffs zeigt, wie viele Menschen in den Industrienationen regelrecht davon besessen sind, alles um sich herum zu sterilisieren.

Der westliche Lebensstil trennt uns auch von den Erdbakterien, mit denen man in Kontakt kommt, wenn man Feldfrüchte pflegt und erntet oder in der Natur nach Essbarem sucht. Die Situation wird dadurch noch schlimmer gemacht, dass wir aufgrund der starken Verbreitung von Antibiotika und antibakteriellen Chemikalien nicht nur weniger mit harmlosen Bakterien in Berührung kommen, sondern dass immer mehr resistente Mikroben entstehen, gegen die es dann keine Mittel mehr gibt. Die sogenannten Superbakterien (multiresistente Erreger), wie sie schon in Krankenhäusern oder auch in industriell verarbeitetem Rinderhackfleisch entdeckt wurden, setzen eine Spirale in Gang, die das Problem weiter verschärft. Jede neue in den Medien verbreitete Geschichte über Erkrankungen aufgrund bakterienverseuchter Melonen, Salatmischungen oder Hamburger bestärkt uns im Bestreben, möglichst allen Mikroben den Garaus zu machen, wodurch wiederum immunologische Krankheiten zunehmen. Es ist sicherlich erstrebenswert, uns vor gefährlichen Mikroorganismen zu schützen, aber gibt es nicht vielleicht einen Weg, unseren Kontakt mit wünschenswerten Mikroben in der Umwelt aufrechtzuerhalten, ohne das Risiko schwerer Infektionskrankheiten einzugehen?

WIR VERLIEREN UNSERE BESTEN FREUNDE

Der menschliche Körper hat täglich Kontakt mit Mikroben. Innen in Form der mikrobiellen Mitbewohner (Mikrobiota) und außen zum Beispiel über die Computertastatur oder durch Händeschütteln. Es gibt immer mehr Hinweise darauf, dass, je weniger wir mit Mikroben in Berührung kommen, entweder aufgrund einer geringen Vielfalt von Mikroorganismen in der Mikrobiota oder übertriebener Sauberkeit im Alltag, die Gefahr des Auftretens immunologischer Prozesse umso höher ist. Die Asthmaanfälligkeit bei Kindern korreliert auffällig mit deren Einnahme von Antibiotika – mit jedem Antibiotikazyklus erhöht sich das Risiko noch mehr. In Haushalten aber, in denen ein Hund gehalten wird, ist das Risiko deutlich niedriger. Ganz in Übereinstimmung mit der Hygiene-Hypothese kommt ein Kind, das mit einem Hund zusammenlebt, mit vielen Mikroben von außen in Berührung, wodurch der Verlust von Darmbakterien nach der Verabreichung von Antibiotika geringer ausfällt.

Es ist wichtig zu wissen, dass mit den erwähnten Studien keine verursachende Rolle der Antibiotika bezüglich immunvermittelter Erkrankungen nachgewiesen werden konnte, womit wir wieder bei der schon oben erwähnten Huhn-Ei-Frage wären. Die Einnahme von Antibiotika steht in Zusammenhang mit einer erhöhten Anzahl von Autoimmunkrankheiten, aber es ist nicht erwiesen, dass das Abtöten der Darmmikroben durch Antibiotika die Ursache dieser Leiden ist. Bei der Untersuchung unterschiedlicher menschlicher Populationen machen diverse Störfaktoren den Nachweis einer Ursächlichkeit sehr schwierig. So sind Menschen, die Antibiotika verschrieben bekommen, in der Regel kränklicher und haben mehr Immunsystemprobleme. Auch hinsichtlich anderer Faktoren gibt es Unterschiede zwischen Menschen, die häufiger Antibiotika einnehmen, und solchen, bei denen das nicht oder nur extrem selten der Fall ist. Aber wenn wir mal die Ursächlichkeit außer Acht lassen, liegen viele Anhaltspunkte dafür vor, dass die Mikrobiota vor Autoimmunerkrankungen schützen kann. Keimfreie Mäuse, die überhaupt keinen Mikroorganismen ausgesetzt sind, entwickeln schwere Atemwegsbeschwerden, ähnlich denen von Asthma, wenn sie mit Allergenen in Berührung gebracht werden. Vergleichsmäuse mit einer vollständig ausgebildeten Mikrobiota dagegen sind geschützt.

Zusätzlich zu den Begleitschäden, die eine Mikrobiota nach Antibiotikaverabreichungen erleidet, gibt es noch ein weiteres Problem. Die orale Einnahme von Antibiotika führt in der Regel zu einem nur kurzfristigen Verlust von Darmbakterien und die Mikrobiota erholt sich wieder (wobei allerdings noch nicht geklärt ist, ob eine solche Erholung vollständig ist). Im Laufe der menschlichen Evolution haben sich jedoch Mikroorganismen entwickelt, einschließlich Bakterien und Helminthen (eine Gruppe von Parasiten, zu denen die Madenwürmer und Hakenwürmer gehören), die auf den Lebensraum Mensch spezialisiert sind. Sie sind also sozusagen „alte Freunde“. Einige dieser alten Freunde können prinzipiell Krankheiten verursachen, aber im Laufe der schon Jahrtausende währenden Freundschaft hat sich das Immunsystem so an sie gewöhnt, dass es nur bei Anwesenheit solcher Arten richtig funktionieren kann. Nun haben wir in der modernen Zeit durch die Entwicklung bakterientötender Maßnahmen jedoch dafür gesorgt, dass unser Immunsystem ohne einige seiner alten Freunde auskommen muss. In den Entwicklungsländern gibt es sie noch, aber mit dem Ausbreiten der westlichen Kultur und damit einhergehend eines höheren Hygienestandards, von Antibiotika, ungesunden Ernährungsweisen und vielen anderen Faktoren, sind sie auch dort allmählich im Aussterben begriffen. Wenngleich viele Menschen auf Parasiten gerne verzichten und nur wenige Menschen sich der Wichtigkeit der verloren gegangenen Darmbakterien bewusst sind, äußert sich der Verlust unserer alten Freunde unter Umständen darin, dass das Immunsystem anfällig für Allergien und Autoimmunerkrankungen wird.

DER BALANCEAKT DES IMMUNSYSTEMS

In der Darmschleimhaut lebt eine ganze Gemeinschaft von Bakterien, die das mukosale Immunsystem bilden. Sie halten Wache und sind jederzeit bereit einzuschreiten, wenn möglicherweise Infektionen auslösende Fremdbakterien in den Darm gelangen. Das mukosale Immunsystem beaufsichtigt die Wechselbeziehungen zwischen Mikroben auf für den Krankheitserreger anfälligen Körperoberflächen. Dieses Untersystem des allgemeinen Immunsystems schützt die Körpergewebe in den Lungen, der Nase, im Mund, Hals und Darm, die alle im täglichen Austausch mit der äußeren Umgebung stehen. Es hält ständig Ausschau nach infektiösen Mikroben, die versuchen, in den Körper einzudringen. Im Darm hat es zweierlei Aufgaben: einerseits Schutz vor Pathogenen im Darm und andererseits die Kommunikation mit und Überwachung von den Bewohnern der Mikrobiota.

Das mukosale Immunsystem ist zweigeteilt: Der proinflammatorische (entzündungsfördernde) Teil reagiert aggressiv auf Bedrohungen und der antiinflammatorische Teil dämpft die aggressive Reaktion, sobald die Bedrohung abnimmt. Die richtige Reaktion auf Darmmikroben ist ein kontinuierlicher Balanceakt zwischen beiden Teilen, so wie bei einer Wippe, die gerade steht, wenn beide Enden mit dem gleichen Gewicht belastet werden. Ein solches Geradestehen der Wippe entspricht der Harmonie im Immunsystem. Das mukosale Immunsystem hindert Mikroben am Durchdringen der Darmwand und sorgt gleichzeitig dafür, dass sich die Darmwand nicht übermäßig entzündet. Unter solchen Umständen leben Darmmikroben und Darmschleimhaut in steter Eintracht. Sollte aber die proinflammatorische Seite der Wippe schwerer werden als die antiinflammatorische, kann dies einen übereifrigen Angriff auf die Darmbewohner auslösen und in eine Krankheit münden. Leider ist es oft schwierig, eine solcherart in Schieflage geratene Wippe wieder ins Gleichgewicht zu bringen. Zu den chronisch-entzündlichen Erkrankungen (CED) des Gastrointestinaltrakts gehören Morbus Crohn und Colitis ulcerosa. Ihre letztendlichen Ursachen sind zwar noch weitgehend ungeklärt, aber auf jeden Fall tragen sowohl genetische als auch Umweltfaktoren zu ihrer Entstehung bei. Es wurden bereits zahlreiche humane Gendefekte entdeckt, die solche Erkrankungen verursachen.

Bei Versuchen hatten einige Genmutationen bei Labormäusen CED-artige Entzündungen zur Folge, in der Regel aber nur dann, wenn die Mäuse über eine Darmmikrobiota verfügten. Mäuse, die in einer sterilen Umgebung leben und keine Darmmikroben aufweisen, entwickeln diese Erkrankungen nicht. Die genetische Disposition setzt sozusagen den Golfball auf das Tee, aber erst die Mikroben schwingen den Schläger und lassen den Ball ins Rough fliegen.

Bei der Behandlung von chronisch-entzündlichen Erkrankungen wird in der Regel versucht, ein Immunsystem, das sich zu sehr auf der proinflammatorischen Seite befindet, wieder ins Gleichgewicht zu bringen. Mittels Immunsuppresiva wird die Entzündung abgemildert und mittels Antibiotika den Darmmikroben der Garaus gemacht, um die Bedrohung zu minimieren. Ist aber bereits eine Immunantwort gegen die Mikroben in Gang, kann es schwierig sein, diese wieder einzudämmen, und das macht die Behandlung einer CED so kompliziert. Oft ist die einzige Lösung die chirurgische Entfernung der entzündeten Darmabschnitte.

Die Schwierigkeit, eine chronisch-entzündliche Erkrankung zu behandeln, zeigt, wie heikel die Aufgabe ist, genau die richtige Entzündungsbalance zu finden. Ist der Entzündungsgrad zu gering, können Mikroben in das Darmgewebe eindringen. Ist er zu hoch, arbeitet das Immunsystem unter Umständen im Entzündungsmodus. Personen mit einer Immunschwäche aufgrund einer Chemotherapie oder einer HIV-Infektion sind ein gutes Beispiel für die möglichen Gefahren, wenn das Immunsystem seine Überwachungsaufgaben nur eingeschränkt wahrnimmt. Bei ihnen ist das Risiko viel größer, dass Mikroben ins Darmgewebe gelangen, weil das angeschlagene Immunsystem das Schild mit der Aufschrift „Mikroben verboten“ vor der Darmwand nicht durchsetzen kann. Menschen mit hyperaggressiven Immunantworten können in einen überaktiven Entzündungszustand von Interaktionen mit Mikroben geraten. Einige Arten von Immuntherapie-Krebsbehandlungen erzeugen diese Art von entzündungsprovozierendem Szenario, indem sie Sicherungen (Bremsen) entfernen, die normalerweise eine unangemessene Immunantwort hemmen. Die Hoffnung bei dieser Behandlungsart ist, dass durch Bevorzugung der proinflammatorischen Seite das aggressiv eingestellte Immunsystem die Krebszellen attackiert. Die Gefahr besteht darin, dass auch gute Darmbakterien angegriffen werden und dies zu CED-artigen Krankheiten führt. Diese klinischen Situationen verdeutlichen die Unsicherheiten bei der Immunhomöostase und der Überwachung unserer Darmbewohner.

Es sind aber nicht nur immungeschwächte Menschen oder solche, die sich einer Immuntherapie unterziehen, die darauf achten müssen, eine gesunde Balance des Immunsystems aufrechtzuerhalten. Der westliche Lebensstil hat ganz generell unsere Wippe aus dem Gleichgewicht gebracht und gefährdet den schwierigen Balanceakt, der für eine friedliche Koexistenz von Mikroben und den pro- und antiinflammatorischen Bestandteilen unseres Immunsystems sorgt. Es gibt mehr und mehr Hinweise darauf, dass die Mikroben beim Balanceakt des Immunsystems nicht nur Zuschauer sind. Die Mikrobiota bestimmt selbst mit, wie das Immunsystem auf Darmmikroben ebenso wie auf pathogene Fremdmikroben reagiert.

MIKROBEN ALS ERWEITERUNG DES MUKOSALEN IMMUNSYSTEMS

Die Darmwand wird von einer Schleimhaut geschützt, einer physischen Barriere, die Mikroben davon abhält, dem menschlichen Gewebe zu nahe zu kommen. Diese Schleimschicht hält nicht nur die Mikrobiota in sicherer Distanz, sondern dient auch als Kohlenhydratquelle, die einige Bakterien innerhalb der Mikrobiota verarbeiten können. Durch diese Kohlenhydratsekretion nährt der Darm nützliche Mitglieder der Darmgemeinschaft. Diese Bakterien bedanken sich dafür, indem sie den Darm vor der Invasion bakterieller Krankheitserreger schützen und das Immunsystem ausbalancieren.

Das pathogene *Escherichia coli* aus dem nicht durchgegarten Hamburger, den Sie gegessen haben, hofft nach seiner Ankunft im Verdauungstrakt, möglichst schnell die Darmwand durchdringen zu können. Aber bevor es versuchen kann, sich einen Weg durch die Darmschleimhaut zu bahnen, stellen sich ihm erst mal die heimischen Mikroben in den Weg. Die Darmbakterien bilden die erste Verteidigungslinie gegen die Invasoren. Sie errichten physikalische und biochemische Hindernisse gegen das Eindringen der Pathogene. Aus der Sicht des Immunsystems ist die Mikrobiota ein Söldnerheer, das dafür bezahlt wird (mit Darmschleimhaut), Keime abzuwehren, aber nicht vertrauenswürdig genug ist, um nicht überwacht werden zu müssen.

Die Mikrobiota dient aber nicht nur als zusätzliche Barriere gegen Pathogene. Sie bestimmt auch den Umfang und die Dauer der Antwort des Immunsystems, so wie ein Puppenspieler die Fäden seiner Marionetten zieht. Wenn Eindringlinge da sind und das Immunsystem nur langsam oder gleichgültig reagiert, hat der Krankheitserreger erst mal einen Vorteil. Bei einer Überreaktion des Immunsystems hingegen kann es zu übermäßigen Entzündungen und unnötigen Gewebeschäden oder zu Autoimmunkrankheiten kommen. Die Darmbewohner halten in vielerlei Hinsicht die Fäden, die das Immunsystem kontrollieren, und steuern damit die Heftigkeit und das Tempo seiner Reaktion. Die Mikrobiota ist für die Feinabstimmung des Immunsystems zuständig, während dieses im Laufe seines Lebens diverse Wandlungen durchmacht. Am schnellsten und spürbarsten entwickelt sich das Immunsystem in den ersten Lebensjahren: Aus dem vom Uterus geschützten Fötus entsteht ein Säugling und dann ein Kleinkind, das es mit Billionen von Mikroben zu tun hat. Der Kontakt mit Mikroben, also den Kleinstlebewesen, die das Immunsystem überwachen muss, ist vor allem in den erste Lebensjah-

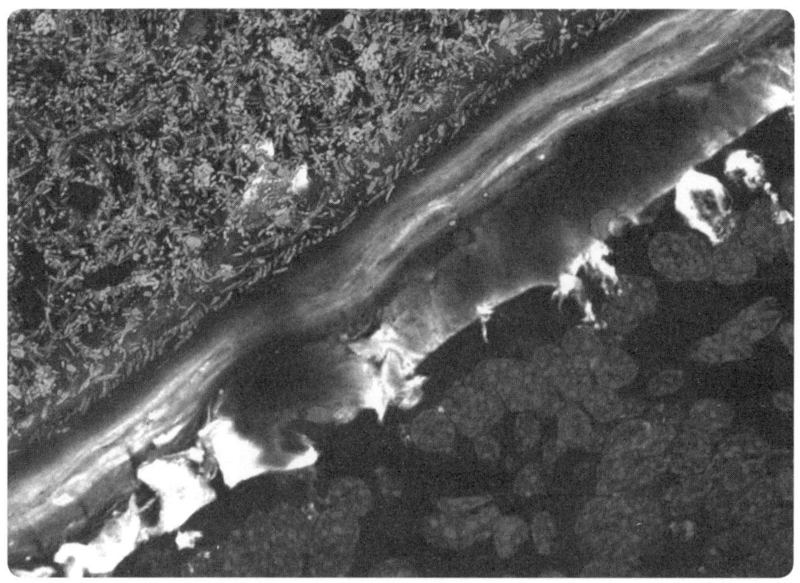

Eine mit einem Rasterelektronenmikroskop erstellte Mikrofotografie der Darmmikrobiata. Die Stäbchen in der oberen linken Ecke sind die ständig im Darm ansässigen Mikroben. Der diagonal verlaufende dicke Streifen ist die Darmschleimhaut. Die Darmzellen befinden sich unten rechts. © Kristen Earle und Justin Sonnenburg

ren von entscheidender Bedeutung für die einwandfreie Entwicklung des Immunsystems.

Aus Kapitel 2 wissen wir noch, dass der Darm von Versuchsmäusen ohne Mikrobiota nur von einer dünnen, ungleichmäßigen Schicht geschützt wird. Ohne Mikroben funktioniert dieses wichtige Element des mukosalen Immunsystems also nicht. Über die Schleimhaut hinaus gibt es noch andere wichtige Unterschiede in der Zusammensetzung und Funktion des mukosalen Immunsystems bei solchen keimfrei gehaltenen Mäusen. Sie verfügen über fast keine darmeigenen Immunzellen, um auf den Vormarsch von Fremdmikroben reagieren zu können. Die Immunsystemmängel bei keimfreien Mäusen lassen sich teilweise korrigieren, indem die Mäuse mit einer vollständigen Mikrobiota kolonisiert werden. In einigen Fällen sind die Unzulänglichkeiten aber nicht mehr behebbar. Erfolgt die Konfrontation mit Mikroben zu spät, wird ein kritisches frühes Zeitfenster in der Entwicklung verpasst und das Immunsystem bleibt in einem unterentwickelten Zustand. Das ist so, als wenn man ein Rezept nachkocht und eine Zutat vergisst. Bei einer Suppe ist es egal, ob das Salz früher oder später hinzugefügt wird. Bei einem Kuchen hingegen ist der Schaden nicht mehr wettzumachen, wenn man erst beim Herausziehen des flachen Kuchens aus dem Ofen bemerkt, dass das Backpulver vergessen wurde!

Zum Glück passiert es keinem menschlichen Wesen, dass es sein Leben ohne den Schutz einer Mikrobiota beginnen muss. Jedoch kommt es inzwischen häufiger vor, dass neue Erdenbürger aufgrund von Antibiotikabehandlungen und einer fast steril sauberen Umgebung sich erst mal mit weniger Mikroben als geplant auf der Welt zurechtfinden müssen. Mikroben, mit denen wir in der kritischen ersten Zeit unseres Lebens in Kontakt kommen, können Aspekte der Entwicklung unseres Immunsystems unwiderruflich beeinflussen. Die zu lernende Lektion heißt deshalb, Kinder nicht in einer übertrieben reinlichen Umgebung aufwachsen zu lassen, denn dies könnte sich langfristig sehr ungünstig auf ihr Immunsystem auswirken.

DAS IMMUNSYSTEM MIT MIKROBEN INS GLEICHGEWICHT BRINGEN

Die Ansprechbarkeit des Immunsystems auf im Darm angesiedelte Mikroben bedeutet, dass die Förderung spezifischer Mikrobiota-Mitglieder das Potenzial hat, die Immunfunktion zu optimieren. Ist es möglich zu bestimmen, welche Mikroben am besten zur Förderung eines gesunden Immunsystems sind, und die perfekte probiotische „Immunstimulanz“ zu kreieren? Eine Pille mit nützlichen Bakterien zur Bildung eines perfekt ausgeglichenen Immunsystems, das Infektionen abwehren, aber bei Pollen oder Erdnüssen nicht reagieren würde?

Leider ist dies aufgrund der Komplexität des mukosalen Immunsystems eher Science Fiction als eine reale Möglichkeit. Immunantworten werden normalerweise von B- und T-Zellen ausgelöst, die in einer Art proinflammatorischen Woge richtig auf Touren kommen und Symptome wie Röte, Schwellungen, Wärme und Eiter hervorrufen. Andererseits kommt es nach der Immunantwort zur Dämpfung der genannten Symptome. Für diese Harmonisierung sind regulatorische T-Zellen (T-reg-Zellen) zuständig. Ein Mangel daran kann zu einer Überreaktion des Immunsystems führen, die langfristig Autoimmunerkrankungen, Reizdarm und sogar Krebs zur Folge haben kann. Es gibt die Hypothese, dass die Knappheit an solchen auch T-Regulator genannten Zellen ein typisches Merkmal von in westlichen Gesellschaften lebenden Menschen und eine Hauptursache der sogenannten Zivilisationskrankheiten ist. Könnte man diese Zellen künstlich hinzufügen, würden sich daraus wahrscheinlich neue Behandlungsarten oder Präventionsmaßnahmen für viele entzündliche Erkrankungen ergeben.

Die Forschungsgruppe um Kenya Honda im RIKEN Center for Integrative Medical Sciences in Japan hat herausgefunden, dass die Mikrobiota dafür verantwortlich ist, unser Darmgewebe mit T-regs auszustatten. Honda gehört zu jenen Wissenschaftlern, die der Meinung sind, dass sich der Zustand unserer modernen Mikrobiota aufgrund von Faktoren wie Antibiotika und ungesunder Ernährung gegenüber früher verschlechtert hat, „wodurch der Wirt anfälliger für Autoimmunkrankheiten und Allergien wird“. Laut seinen Feststellungen ist in seinem Heimatland Japan die Anzahl von Patienten mit entzündlichen Darmerkrankungen, Allergien und multipler Sklerose seit einigen Jahrzehnten stark angestiegen und steigt noch immer an.

Honda und sein Team haben entdeckt, dass Bakterien aus dem Stamm der Firmicutes (einer der zwei großen Darmbakterienstämme) im Darm von Labormäusen in der Lage sind, regulatorische T-Zellen „anzuwerben“, und die Mäuse dadurch weniger häufig Dickdarmentzündungen, Autoimmunkrankheiten und Allergien entwickeln. Solche Darmbakterien können das Immunsystem von Säugetieren auf eine Weise beeinflussen, wie es kein bekanntes Medikament kann. Da ja jeder Mensch eine unterschiedliche Mikrobiota besitzt, stellt sich die Frage, ob sich identische Bakteriencocktails bei allen Menschen gleich positiv auswirken würden. „Ich bin mir ziemlich sicher, dass diese Unterschiede in der Mikrobiota durchaus von Relevanz sind“, meint Honda. Die Chance, dass eine Bakterienmischung bei jedem die gleiche entzündungshemmende Wirkung hat, ist eher gering. Aber vielleicht ist gar nicht die Art der Bakterien so wichtig, sondern welche Moleküle sie produzieren.

Wenn Mikroben im Darmtrakt Nahrung aufnehmen, produzieren sie auch Ausscheidungen (ja, Ihr Darm ist eine mikrobielle Toilette). Vielleicht möchten Sie sich das alles gar nicht so genau vorstellen, aber seien Sie auf jeden Fall versichert, dass diese bakteriellen Abfallprodukte nicht so schädlich sind, wie Sie eventuell meinen. Im Gegenteil, einige sind sogar gesundheitsfördernd. Zu den am meisten vorkommenden Abfallstoffen zählen kurzkettige Fettsäuren (mehr zu diesen ganz speziellen Molekülen finden Sie im nächsten Kapitel). Diese Moleküle helfen dem Darm bei der „Beschaffung“ von T-Regulator-Zellen. Für die Darmbakterien ist es weniger wichtig, wer anwesend ist, sondern eher was die Anwesenden tun. Viele verschiedene Bakterienarten sind in der Lage, kurzkettige Fettsäuren zu produzieren. Wird also die Produktion solcher Fettsäuren durch bereits in der Darmmikrobiota vorhandene Bakterien gefördert, würde sich dies auch auf die Anzahl der T-regs positiv auswirken. All diese Studien stecken noch in den Kinderschuhen, aber sie geben schon Hinweise darauf, wie wir auf die Zusammensetzung unserer Darmmikrobiota Einfluss nehmen sollten, um unsere Darmgesundheit zu verbessern. Magische Mikrobenmischungen, die uns gesund erhalten, sind derzeit noch nicht verfügbar, und das wird wohl in naher Zukunft auch so bleiben. Aber wenn wir die Mikrobiota immer wieder anstupsen, damit sie mehr kurzkettige Fettsäuren und andere wichtige chemische Botenstoffe zur Aufrechterhaltung eines Immungleichgewichts produziert, könnte dies hilfreich dabei sein, Krankheiten vorzubeugen oder zu heilen.

WER BESTIMMT, OB EIN MIKROBIELLER MITBEWOHNER BLEIBEN DARF ODER NICHT?

Das Immunsystem hat die enorme Aufgabe, unseren Körper von allen möglichen Bösewichten zu befreien. Aber im Grunde ist das noch seine leichtere Aufgabe, denn es verfügt ja über ein ganzes Arsenal an strategischen Waffen (zielgerichtete Antikörper) und Massenvernichtungswaffen (wie Fieber und Durchfall), die bei der Neutralisierung von Angreifern sehr effektiv funktionieren. Die schwierigere Aufgabe besteht darin zu erkennen, wer ein Bösewicht ist und wer nicht. Wenn bei dieser Unterscheidung ein Fehler passiert, könnte eine möglicherweise gefährliche Infektion übersehen werden oder es kann wie bei der multiplen Sklerose dazu kommen, dass ein komplett normaler, wichtiger Zellsatz attackiert wird. Die Unterscheidung zwischen guten und schlechten Bakterien fällt auch Menschen manchmal schwer, insbesondere da viele Bakterien in eine „Grauzone" fallen. Diese Grauzonenbakterien sind in manchen Situationen oder bei manchen Personen eventuell gefährlich, können in anderen Fällen aber nützlich sein.

Martin Blaser, ein Professor an der New York University, ist ein führender Wissenschaftler im Bereich der Forschung über die gesundheitlichen Auswirkungen des im Magen lebenden Bakteriums *Helicobacter pylori*, auch *H. pylori* genannt. Es kann Magengeschwüre und manchmal Magenkrebs auslösen. Das ist nun wirklich ein Bösewicht, nicht wahr? In der Ärzteschaft ist dies weitgehend unbestritten, weshalb man diesen Keim zum Abschuss durch Antibiotika freigegeben hat.

Blaser meint dazu: „Ärzte untersuchen und behandeln. Wenn sie *H. pylori* entdecken, versuchen sie es zu bekämpfen. Aber eigentlich müssten nur wenige Menschen wirklich wegen Helicobacter behandelt werden.“ *H. pylori* macht manche Menschen krank, aber die meisten Menschen merken gar nichts von diesem Bakterium in ihrem Magen und es hat keinerlei negative Auswirkungen bei ihnen. Es gibt sogar immer mehr Hinweise darauf, dass sich *H. pylori* im Gegenteil vorteilhaft auswirkt.

H. pylori wird in der Regel von den Eltern an die Kinder weitergegeben. Wurde *H. pylori* bei jemandem mittels Antibiotika bekämpft, kann er oder sie diese Bakterien später nicht mehr an den Nachwuchs übertragen. Und genau diese Entwicklung lässt sich derzeit in den westlichen Industrienationen bobachten. Seit *H. pylori* vor einigen Jahrzehnten einen schlechten Ruf angehängt bekam, wird es langsam, aber sicher ausgerottet. Jede neue Generation westlicher Kinder hat noch weniger *H. pylori* im Magen als die davor. Das mag auf den ersten Blick eine gute Nachricht sein, immerhin können diese Kinder nicht mehr von *H. pylori* verursachte Magengeschwüre oder Magenkrebs entwickeln. Leider gibt es auch eine Kehrseite der Medaille: Untersuchungen von Blaser und anderen Wissenschaftlern haben gezeigt, dass Kinder, in deren Magen keine *H. pylori* vorhanden sind, ein signifikant höheres Risiko haben, an Asthma und Allergien zu erkranken. Eine kleine Minderheit von Menschen profitiert davon, ohne *H. pylori* zu leben, und wird dadurch vor späteren Magenproblemen geschützt. Die große Mehrheit aber entwickelt auch mit *H. pylori* weder Magengeschwüre noch Magenkrebs. Den Preis, dass *H. pylori* nun zunehmend ausgelöscht wird, bezahlen die heutigen Kinder mit lebenslangen Gesundheitsrisiken. Wahrscheinlich hilft uns dieses Bakterium, das sich während Zehntausenden von Jahren mit dem Menschen zusammen entwickelt hat, dabei, unser Immunsystem auf einem optimalen Sollwert zu halten. Wird dieser mikrobielle „Lehrer“ vertrieben, verliert das Immunsystem einen Teil seiner Fähigkeit, zwischen einem passenden Ziel wie einem Grippevirus und einem falschen Ziel wie Pollen zu unterscheiden. Das Abhandenkommen des *H. pylori* ist aber nur die Spitze des Eisbergs. Indem wir mehr und mehr darüber lernen, welche Arten von Bakterien und anderen Mikroorganismen sich im Gastrointestinaltrakt unserer Vorfahren tummelten, wird immer klarer, dass die Vielfalt der Darmmikrobiota des Menschen bereits stark am Schwinden ist.

Das Beispiel des *H. pylori* zeigt zwei wichtige Punkte auf. Erstens kann eine einzelne Bakterienart sehr wichtig für das Immunsystem sein. Bevor wir bestimmte Bakterien zum Abschuss freigeben, besonders solche, die unseren Vorfahren während Tausenden von Jahren gute Dienste geleistet haben, sollten wir uns bewusst sein, welchen Schaden wir unserem Immunsystem damit zufügen. Zweitens gibt es Bakterien, die sozusagen ein Doppelleben führen. Wir verstehen derzeit die Faktoren noch nicht, die ein zunächst freundliches Bakterium zu einem Krankheitserreger werden lassen. Bakterien mit Etiketten zu versehen wie „symbiotisch“ oder „pathogen“ ist jedenfalls eine zu starke Vereinfachung, die die Fähigkeit einer Mikrobe außer Acht lässt, ihre Persönlichkeit je nach Situation zu verändern.

Wie wirkt sich das zunehmende Verständnis für die Nuancen und Vielschichtigkeit der Interaktionen zwischen Mensch und Mikroben auf die menschliche Gesundheit aus? „In Zukunft werden Ärzte Kindern Probiotika mit *H. pylori* verordnen und diese Bakterien dann erst im höheren Alter eines Menschen, wenn er oder sie nicht mehr fortpflanzungsfähig ist, wieder abtöten“, meint Blaser. So ließe sich sicherstellen, dass diese sehr nützliche Mikrobe auch an die zukünftigen Generationen weitergegeben wird.

DAS IMMUNSYSTEM RICHTIG EINSTELLEN

Der Sollwert des Immunsystems entspricht gemäß dem „Goldlöckchen-Prinzip“ einem Wert, der „gerade richtig“ ist. Ist er auf einen zu „heißen“ (das heißt zu reaktiven) Wert eingestellt, könnte daraus eine Autoimmunkrankheit erwachsen. Ist er zu „kalt“, könnten begründete Infektionen ignoriert werden oder sich zu Eitergeschwüren entwickeln. Im Idealfall ist das Immunsystem genau richtig eingestellt: Auf gefährliche Infektionen wird reagiert und unsere eigenen Zellen und freundlichen Mikroben werden toleriert.

Das *H. pylori* demonstriert, in welchem Ausmaß die Darmmikroben unser Immunsystem regulieren. Dieses Bakterium ist aber nur eines von vielen, das in der Lage ist, immunologische Parameter in unserem Körper zu formen. Mikroben, die ursprünglich ein Teil des Mensch-Mikroben-Superorganismus waren, gibt es inzwischen nur noch in Teilen der menschlichen Population. Bestandteile unserer Biologie – einfach verschwunden. Die Menschen sind abhängig von ihren mikrobiellen Besiedlern. Wenn sich diese unverzichtbaren Verbindungen auflösen und ganze Bakterienarten ausgelöscht werden, können Mangelerscheinungen und Krankheiten die Folge sein. Die spezifischen Details und der Kontext jeder Verbindung sind von großer Bedeutung für die Beurteilung, ob eine Mikrobe sich vorteilhaft auf die Gesundheit ihres Wirts auswirkt oder nicht.

Können wir, nachdem wir nun also die Bedeutung der Verbindung zwischen Immunsystem und Mikrobiota kennen, selbst etwas tun, um unsere Mikrobiota und unser Immunsystem zu stärken? Wenn wir die überaus komplexen Feinheiten des menschlichen Immunsystems beleuchten, nehmen wir auch die Komplexität unserer sehr individuellen mikrobiellen Wohngemeinschaften wahr. Die Begeisterung in der wissenschaftlichen Gemeinschaft über die Entdeckung, dass die Mikrobiota das Immunsystem regulieren kann, wächst immer mehr. Aber aus Sicherheitsgründen müssen Forscher, die nach Therapien auf der Basis dieser neuen Erkenntnisse Ausschau halten, behutsam vorgehen. Das gilt auch für Wissenschaftler, die Gesundheitsratschläge geben wollen. Unserer Ansicht nach gibt es inzwischen genügend gesicherte Forschungsergebnisse, aufgrund derer Maßnahmen getroffen werden können, die sich positiv auf Mikrobiota und Gesundheit auswirken. (Es empfiehlt sich trotzdem immer, vorher den Hausarzt zu konsultieren, um sicherzustellen, dass solche Maßnahmen mit einer eventuell vorhandenen Krankheitsgeschichte kompatibel sind.)

Eltern, die hoffen, ihre Kinder frei von Allergien und Asthma groß werden zu sehen, fragen uns oft: „Sollen meine Kinder sich vor dem Essen die Hände waschen? Wäre ein Hund gut für unsere Familie? Spielen meine Kinder oft genug im Schmutz?“ Auf all diese Fragen gibt es keine allgemeingültige Antwort. Die Antworten sollten aus einer Kosten-Nutzen-Analyse resultieren, in der für jede Situation das Für und Wider abgewogen wird.

Wir persönlich sind zu folgenden Antworten gekommen:

Unsere Haltung zum Händewaschen ist ein Beispiel, wie man aufgrund von sich abzeichnenden Erkenntnissen proaktiv vorgehen kann, auch wenn noch keine abgeschlossene Forschungsstudie vorliegt. Bei uns müssen die Kinder die Hände vor dem Essen nicht waschen, wenn sie nur im Vorgarten gespielt oder den Hund gestreichelt haben. Kommen wir jedoch von einem Einkaufszentrum, einem Krankenhausbesuch, einem Streichelzoo oder einem anderen Ort zurück, wo eine gewisse Wahrscheinlichkeit für das Vorhandensein menschlicher oder tierischer Pathogene besteht, ist Händewaschen Pflicht. Das gilt auch, wenn wir in Kontakt mit chemischen Substanzen (zum Beispiel Pestizide) gekommen sind. In der Grippesaison waschen wir uns öfters die Hände als sonst. Wir sind uns des Risikos bewusst, irgendwo Krankheitserreger aufzunehmen, und vor allem in Anbetracht der inzwischen existierenden multiresistenten Superbakterien ist Leichtsinn fehl am Platz. Das epidemische Auftreten von Autoimmunkrankheiten in den modernen Gesellschaften zeigt allerdings, dass übertriebene Hygiene kein Allheilmittel ist.

Was die Hundefrage angeht: Wer sich ein Haustier anschafft, übernimmt die große Verantwortung für ein lebendiges Wesen. Eine solche Entscheidung sollte also nicht leichtfertig getroffen werden und ganz gewiss nicht nur deshalb, weil man Kindern vermehrten Kontakt mit Mikroben ermöglichen will. Das ließe sich auch anders und einfacher erreichen. Aber man kann natürlich die mikrobiellen Berührungspunkte einfach als Zugabe zu den anderen positiven Effekten einer Haustierhaltung mitnehmen. Ein Hund wird schnell ein guter Freund und noch dazu verhilft er den Haltern zu täglicher Bewegung, was ja ein wichtiger Gesundheitsfaktor ist. Menschen, die einen Hund haben, weisen auf ihrer Haut eine ähnliche Bakterienzusammensetzung auf wie das Haustier (die sich aber wiederum von denen anderer Hunde unterscheidet). Es überrascht nicht, dass bei Körperkontakt mit dem Hund in beide Richtungen Mikroben ausgetauscht werden. Die Hautmikrobiota des Hundebesitzers wird vielfältiger, was auch daran liegt, dass Hunde sich ihre Mikroben teilweise von Gegenständen holen, mit denen ein Mensch gar nicht in Berührung kommt, wie zum Beispiel Hydranten. Diese erhöhte Mikrobiomvielfalt bei Hundebesitzern ist sicher ein Teil der Erklärung, warum Kinder, die mit einem Haustier in der Umgebung aufgewachsen sind, weniger häufig unter Allergien und Asthma leiden. Wenn Haustierhaltung für Sie nicht infrage kommt, können Sie sich anders behelfen: Schmutz ist eine weitere gute Möglichkeit, mit Mikroben in der Umgebung in Kontakt zu kommen. Einige Wissenschaftler schätzen, dass die bakterielle Vielfalt in einer typischen Bodenprobe dreimal so hoch ist wie die im menschlichen Darm. Das, was wir uns an der Fußmatte vor der Eingangstür abstreifen oder unseren Kindern sagen, sie sollen es sich von den Händen waschen, ist eine regelrechte Wildnis voller Mikroorganismen. Leider hat uns unsere Angst, von einem Löwen gefressen zu werden, dazu gebracht, auch die sanften Rehe zu vertreiben. Es gibt immer mehr wissenschaftliche Beweise dafür, dass die gesündere Mikrobenversorgung durch Kontakt mit Erde und generell mit der natürlichen Umwelt uns vor Autoimmunerkrankungen schützen kann.

Bevor Sie nun aber Ihre Kinder mit dem Auftrag hinausschicken, einen Kuchen aus Erde zu formen, und bevor Sie die Türmatte ganz abschaffen, sollten Sie auch hier Nachteile und Nutzen abwägen. Anders als die Erde unserer Vorfahren, die sich noch von Knollen ernährten und in Höhlen oder Hütten ohne Bodenbelag lebten, ist die heutige Erde leider oft mit allen möglichen Chemikalien belastet wie Kunstdünger, Unkrautvernichtungsmittel und Insektizide. Diese können all die positiven Aspekte der Aufnahme von Erdmikroben gänzlich zunichtemachen. Wenn Sie bei sich zu Hause solche Chemikalien von Garten und Hof fernhalten, spricht nichts dagegen, dass Ihre Kinder dort spielen, ohne sich hinterher gleich die Hände waschen zu müssen. Sollten Sie aber einen Ausflug zu einem Kinderspielplatz machen, dessen Rasen auch nicht das kleinste Unkräutlein aufweist, wäre eine Dusche danach die sicherste Option. Gartenarbeit daheim, gegebenenfalls auch nur mit Balkonpflanzen, ist eine großartige Möglichkeit, in den Genuss der Vorzüge einer gesunden, mit Kompost durchsetzten und Bakterien enthaltenden Erde zu kommen.

Nach heutigem Wissen könnten die meisten Bewohner der modernen Welt ihr Immunsystem durch vermehrten Kontakt mit Mikroben stärken. Auf welche Weise dies geschieht, liegt im Ermessen jedes Einzelnen. Sie sollte sicher, bequem durchführbar und mit dem individuellen Lebensstil kompatibel sein.

KAPITEL 4

BAKTERIEN AUF DER DURCHREISE

BITTE UM HILFE

Vor Kurzem wandte sich ein guter Freund an uns, der dringend einen Rat brauchte. Rick ist im Allgemeinen gesund, aber hat immer wieder mal Verdauungsprobleme wie Verstopfung oder Blähungen. Sein Arzt empfahl ihm quasi en passant, es doch mal mit Probiotika zu versuchen. Die nützlichen Bakterien in den Probiotika könnten vielleicht die Gesundheit des Verdauungstraktes wiederherstellen und das Immunsystem ins Gleichgewicht bringen. Nach seinem Besuch in der Apotheke war Rick dann aber überfordert von der Vielzahl der erhältlichen Probiotika. Er bestürmte uns mit Fragen: „Welche Probiotika sind am besten für jemanden wie mich geeignet? Wie oft soll ich sie einnehmen? Helfen sie meinem Verdauungssystem überhaupt? Soll ich sie in Form eines Ergänzungsmittels oder über die normale Ernährung zu mir nehmen?“

Probiotisch (*pro bios*) kommt aus dem Griechischen und bedeutet „für das Leben“. Die Weltgesundheitsorganisation hat Probiotika wie folgt definiert: „Probiotika sind lebende Mikroorganismen, die dem Wirt einen gesundheitlichen Vorteil bringen, wenn sie in ausreichender Menge aufgenommen werden.“ Mikroben, deren wahrscheinliche Gesundheitsvorteile noch nicht wissenschaftlich belegt sind, fallen nicht unter diese offizielle Definition. Dazu zählen zum Beispiel solche in fermentierter Nahrung. In diesem Buch folgen wir der WHO-Definition und bezeichnen mit dem Begriff „probiotisch“ verzehrbare Bakterien, die einen gesundheitlichen Nutzen bieten können oder die laut Aussage des Produktherstellers positive Auswirkungen auf die Gesundheit haben.

Anders als die Dauerbewohner, aus denen unsere Mikrobiota besteht, halten sich probiotische Bakterien nur vorübergehend im Darm auf. Das heißt aber nicht, dass sich ihre Anwesenheit bei uns nicht bemerkbar macht. Es gibt immer mehr Hinweise darauf, dass Probiotika uns bei der Abwehr von Infektionen helfen oder, falls wir uns doch eine

Infektion eingefangen haben, dafür sorgen, dass wir uns schneller erholen. Probiotika bieten zusätzlich zu der normalen Ernährung eine weitere Möglichkeit für eine Feinabstimmung der Mikrobiota. Eine gesunde Ernährung in Verbindung mit der Einnahme von Probiotika kann sich sehr vorteilhaft auf das körperliche Wohlbefinden auswirken. Auch das Immunsystem profitiert von diesem Zusammenspiel und ist besser in der Lage, gegen Durchfall- und Erkältungskrankheiten anzukämpfen. Es gibt teilweise widersprüchliche Informationen zu Probiotika, aber sicher ist, dass Menschen sich vom Anbeginn ihres Seins schon immer Bakterien zugeführt haben. Der Darm hat sich im Laufe der Evolution nicht nur an die Durchreisenden gewöhnt, sondern auch gelernt, wie er von ihnen profitieren kann.

DIE ENTDECKUNG DER FERMENTATION

Welches ist Ihr wertvollstes Küchengerät? Denken Sie dabei weniger an den Einkaufspreis, sondern daran, ohne welches Gerät Sie eigentlich nicht mehr auskommen würden. Für viele Leute ist das ganz klar der Kühlschrank. Unser früheres Haus in St. Louis befand sich an einer Abschnittsgrenze des Stromnetzes. Manchmal kam es aufgrund eines Sturms in der einen Hälfte der Straße zu Stromausfall. In besonders schweren Fällen war diese eine Längshälfte viele Abende lang in Dunkelheit getaucht, während wir in der anderen Hälfte fröhlich weiterhin unser stromintensives Leben führten. Innerhalb von 24 Stunden war die Straße dann übersät von Verlängerungskabeln, die von den Steckdosen der nicht Betroffenen fleißig Elektronen zu den Kühlschranken der stromlosen Nachbarn auf der anderen Seite der Straße pumpten. Dies zeigte uns immer wieder sehr deutlich auf, wie wichtig ein funktionierender Kühlschrank ist.

Aber wie kamen denn die Menschen eigentlich vor der Erfindung des Stroms und des modernen Kühlschranks klar? Und auch bevor es hölzerne Eistruhen gab und bevor die Griechen, Römer und Chinesen sich ausgedacht hatten, unterirdische Gruben mit Schnee und Eis zu füllen und Lebensmittel darin zu kühlen? Wie schafften es unsere prähistorischen Vorfahren, vor allem solche in Weltgegenden mit tropischem Klima ohne Zugang zu Eis oder Schnee, ihre Nahrung haltbar zu machen? Ganz einfach: Sie ließen die Nahrung kontrolliert verfaulen, sodass sie trotzdem genießbar blieb.

Fermentation ist ein Prozess, bei dem Mikroorganismen Zucker aufspalten und Säure, Alkohol und Gase produzieren. Gärung ist ein Teilbereich der Fermentation und als deren Produkte kennen wir zum Beispiel Wein und Bier, die dadurch entstehen, dass unter Zuhilfenahme von Hefe Zucker in Obstsaft oder Getreide in Alkohol umgewandelt wird. Wir erfreuen uns wie schon unsere Vorfahren ab und zu am leicht berauschenden Effekt des Alkohols, aber für Letztere war es noch wichtiger, dass der Alkohol die Getränke konservierte und diese dadurch länger aufbewahrt werden konnten. Nahrungsmittel können ebenfalls durch Fermentation durch Bakterien haltbar gemacht werden. Bestimmte Käsesorten zum Beispiel sind noch Jahre nach der Herstellung genießbar.

Fermentation wurde sehr wahrscheinlich zufällig entdeckt. Vielleicht war irgendwo zu viel Nahrung zusammengetragen worden, die nicht auf einmal gegessen werden konnte. Für unsere Vorfahren war jede Kalorie wertvoll und sie waren entsprechend stark motiviert, kein Essen zu vergeuden. Als sie merkten, dass einige Nahrungsmittel trotz einsetzender Verrottung noch verzehrbar blieben, nutzten sie diese Erkenntnis, um Vorräte anzulegen.

Kühlschränke haben genau die gleiche Aufgabe: Lebensmittel haltbar machen. Der große Nachteil dieser Geräte besteht allerdings darin, dass wir durch die gekühlte Aufbewahrung viel weniger Mikroben mit unserer Nahrung aufnehmen. Wir wissen heute, dass die Fähigkeit der

Menschen, sich in sozialen Gruppen zu organisieren und die Arbeit aufzuteilen, die Grundlage der Weiterentwicklung der Jäger-Sammler-Gesellschaften war. Die kontrollierte Fermentation befreite die Menschen darüber hinaus von der Notwendigkeit der täglichen Nahrungssuche und sie konnten ihre Energie vermehrt in andere Bereiche stecken.

Die ersten bekannten Hinweise auf den Verzehr fermentierter Lebensmittel stammen von vor mehr als 8.000 Jahren. Mindestens ein fermentiertes Lebensmittel ist Teil der Kulturgeschichte jedes Volkes dieser Welt. Bei der Fermentation führen lebende Bakterien den ersten Verdauungsschritt durch. Eines der bekanntesten durch Fermentation entstehenden Lebensmittel ist der Joghurt. Zu dessen Herstellung wird Milch durch bestimmte Bakterienarten verdickt, wobei der in der Milch enthaltene Milchzucker (Laktose) in Milchsäure umgewandelt wird. Stellen Sie sich den Joghurtbecher im Kühlschrank als externen Verdauungstrakt vor, der die Laktose vorverdaut, bevor sie in Ihren Mund gelangt. Joghurt wird deshalb auch von laktoseintoleranten Menschen vertragen. Der früher wegen der längeren Haltbarkeit in Kauf genommene und heutzutage aber gern bezahlte „Preis“ beim Joghurt ist, dass einige der in der Milch enthaltenen Kalorien bereits an die Bakterien abgegeben werden müssen. Bei der Fermentation wandeln Mikroben Einfachzucker (zum Beispiel Laktose) in der Nahrung um. Zu viele Einfachzucker lassen den Blutzuckergehalt ansteigen, was gesundheitliche Probleme wie Typ-2-Diabetes zur Folge haben kann. Bakterien reduzieren durch Fermentation also den Gehalt an Einfachzuckern in den Nahrungsmitteln, wodurch diese besser verträglich werden. Die Mikroben in fermentierten Lebensmitteln haben zwei gesundheitsfördernde Funktionen: Sie vermindern den Zuckeranteil im Essen und interagieren mit Darm und Mikrobiota. Bereits vor über 100 Jahren wurde festgestellt, dass Menschen, die viele fermentierte Lebensmittel verzehren, daraus großen Nutzen ziehen.

SCHUTZ DES DARMS

Ilja Iljitsch Metschnikow, ein im späten 19. Jahrhundert in Russland geborener Wissenschaftler, war sehr an Mikroben und ihrer Interaktion mit dem Immunsystem interessiert. Mit seinem Mikroskop beobachtete er, wie eine bestimmte Art von Immunzellen in unserem Blut auf Eindringlinge reagiert, nämlich durch regelrechtes Verschlingen (heute würde man sagen, sie fressen solche Bakterien so wie Pacman die Punkte). Aus den altgriechischen Wörtern *phagein* (essen) und *cite* (Zelle) formte er den Namen, den er den mikrobenfressenden Zellen gab: *Phagozyten*. Mit diesen Pacman-Zellen hatte er einen wichtigen Immunabwehr-Mechanismus gegen pathogene Mikroben entdeckt und erhielt dafür einen Nobelpreis.

Gegen Ende seiner wissenschaftlichen Laufbahn beschäftigte sich Metschnikow besonders mit der Medizin des Alterns und Sterbens. Im Jahr 1908 veröffentlichte er seine Erkenntnisse in der Schrift *Beiträge zu einer optimistischen Weltauffassung*. Er war der Ansicht, dass Altern und Sterben von den im Körper im Laufe der Jahre angesammelten toxischen Abfallstoffen verursacht wird. Der Dickdarm war für ihn ein eher unnützes Organ, das lediglich als Abfallbehälter für die Fäkalien diente (wir, die wir den größten Teil unseres Erwachsenenlebens mit der Erforschung der Mikrobiota verbracht haben, versuchen, Metschnikows Ansichten einfach als etwas vereinfachend und nicht als beleidigend anzusehen). Metschnikow argumentierte, dass der Mensch bei der Jagd nicht ständig defäkieren konnte und deshalb ein solches „Zwischenlager" benötigte: „Ein fleischfressendes Säugetier, das bei der Verfolgung einer Beute mehrmals stehen bleiben muss, wäre entschieden im Nachteil gegenüber einem anderen, das ohne Unterbrechung laufen kann." Aber laut Metschnikow hatte diese Zwischenlagerung auch Nachteile. Einige der Darmbakterien „sind unschädlich, andere jedoch weisen schädliche Eigenschaften auf". Er war überzeugt, dass diese schädlichen Bakterien beim Menschen lebensverkürzend wirkten. Metschnikow hatte herausgefunden, dass die Zugabe von Säuren zu Nahrungsmitteln deren „Verwesung“ oder Verfaulen verhindern konnte. Daraus schloss er, auch der Mensch könne sich mittels Säuren, insbesondere Milchsäure, vor innerer Verwesung schützen.

Metschnikow gelangte zu der Überzeugung, dass Milchsäure produzierende Bakterien, wie man sie zum Beispiel im Joghurt findet, den Darm auf dieselbe Weise „konservieren“, wie sie es bei der Milch machen. Seine mechanistischen Erklärungen, warum fermentierte Nahrungsmittel gesund sind, hielten späteren Forschungen nicht hundertprozentig stand, aber seine Beobachtungen über die Langlebigkeit bulgarischer Bergbauern, die täglich saure Milch verzehrten, führten dazu, dass sich die Sicht auf die Rolle der Mikroben im menschlichen Körper allmählich veränderte. Metschnikows vor über 100 Jahren abgegebene Empfehlung, mit dem Essen mehr Bakterien aufzunehmen, ganz besonders Milchsäurebakterien, gab der wissenschaftlichen Gemeinde den Anstoß weiterzuforschen, wie der Verzehr von Sauermilchprodukten die Lebenserwartung eines Menschen verlängern kann. In seiner großen Weisheit schrieb Metschnikow: „Die Leser dieses Buches mögen vielleicht über meine Empfehlung überrascht sein, große Mengen von Mikroben aufzunehmen, da immer noch die allgemeine Auffassung herrscht, dass Mikroben schädlich sind. Dies stimmt so aber nicht.“

In dem Maße, in dem unser Verständnis für die Funktionsweise der probiotischen Bakterien im Darm gewachsen ist, ist klar geworden, dass Metschnikows These, der Nutzen dieser Bakterien bestehe darin, den Darm anzusäuern, noch nicht die ganze Wahrheit war. Die probiotischen Bakterien bilden nur einen kleinen Teil der im Darm lebenden Bakterien, aber sie können sich in einem überproportionalen Ausmaß auf die Gesundheit ihres Wirtsorganismus auswirken. Sie senden ihre Signale nicht nur an den Darm, sondern bis in die entferntesten Bereiche des Körpers, einschließlich des Gehirns.

DARMTOURISTEN: KURZE VERWEILDAUER, NACHHALTIGE WIRKUNG

Eine verbreitete falsche Vorstellung über die probiotischen Bakterien lautet, dass sie permanent in der Mikrobiota angesiedelt sind. In Wirklichkeit sind sie größtenteils nur auf der Durchreise und verlassen den Verdauungstrakt wieder. Die natürliche Heimat von *Laktobazillen* (Milchsäurebakterien) zum Beispiel sind laktosehaltige Umgebungen wie Milch und Milchprodukte, nicht der menschliche Darm. Wird ein Baby gestillt, verdaut und resorbiert es die Laktose der Muttermilch, sodass die Laktose den Mikroben im Darm nicht zur Verfügung steht.

Die meisten probiotischen Bakterien können im Darm überleben, eignen sich aber nur eingeschränkt für diese Umgebung. Sie sind nicht in der Lage, die für sie exotischen Inhalte unseres Darms zu verarbeiten, also unser Abendessen oder auch unsere Darmschleimhaut, und halten sich dementsprechend nur vorübergehend im Verdauungstrakt auf. Deshalb propagieren Befürworter von Probiotika deren regelmäßige Einnahme, ein kontinuierlicher Durchfluss soll gewährleistet sein. Probiotische Bakterien sind wie Reisende, die sich von der Heimat (Joghurt oder eine andere fermentierte Speise) in ein fremdes Land, nämlich unseren Darm, aufmachen.

Die Tatsache, dass diese Bakterien keinen ständigen Wohnsitz im Darm haben und im Vergleich zu den fest ansässigen Siedlern nicht sehr zahlreich sind, heißt nicht, dass sie im Darm ganz untätig sind. Es gibt Hinweise, dass das wenn auch nur vorübergehende Vorhandensein probiotischer Bakterien das körpereigene Abwehrsystem gegen pathogene Eindringlinge stärkt. Sie können quasi als „Platzhalter" dienen, mit denen das Immunsystem schon mal für gefährlichere Mikroben übt. Die Zellen, die unsere Darmwand auskleiden, sind dort direkt aneinandergereiht, so ähnlich wie Fliesen. Als Fugenmörtel dienen Proteine. Die geflieste Wand verwehrt der Mikrobiota und den Kleinstteilchen der sich noch im Verdauungsprozess befindlichen Nahrung den Zugang zum Körpergewebe und Blutkreislauf. Im Idealfall bleiben die Bakterien innerhalb dieser Abgrenzung, also im Darm. In Studien wurde festgestellt, dass Probiotika die Darmbarriere dadurch stärken, dass sie die intestinalen Zellen anregen, mehr Eiweiß-„Zement“ zu produzieren. Doch Probiotika festigen nicht nur die „Fliesenwand“, sondern fördern auch die Schleimabsonderung der Darmschleimhaut, der inneren Auskleidung des Darms, woraus sich ein weiterer Schutz gegen unerwünschte Eindringlinge ergibt.

Darüber hinaus sorgen probiotische Bakterien dafür, dass die intestinalen Zellen sogenannte Defensine freisetzen, organische Verbindungen, die der chemischen Abwehr von Krankheitserregern (Bakterien, Viren und Pilze) dienen. Welche probiotischen Stämme für diese Aufgabe zuständig sind und wie genau sie diese bewerkstelligen, muss noch genauer erforscht werden. Probiotika sind also vielleicht doch nicht mit einem Durchreisenden oder Touristen vergleichbar, sondern eher mit UN-Blauhelmtruppen, die Grenzen befestigen und Angreifer abwehren. Probiotika müssten aufgrund ihrer Fähigkeit, die Darmgrenzmauern zu verstärken und das Immunsystem abwehrbereit zu machen, effektive Verbündete im Kampf gegen Magen-Darm-Erkrankungen sein. Um diese Annahme zu überprüfen, führte eine Forschungsgruppe des Georgetown University Medical Centers eine Studie durch, bei der festgestellt werden sollte, ob die Einnahme von Probiotika Kinder vor gastrointestinalen Infektionen schützen konnte. Die Studienteilnehmer waren 638 Kinder von drei bis sechs Jahren, die eine Kindertagesstätte in Washington DC besuchten. Eine Hälfte der Kinder, willkürlich ausgesucht, trank 90 Tage lang ein Getränk aus fermentierter Milch mit probiotischen Bakterien. Die andere Hälfte erhielt während dieser Zeit täglich ein Placebo-Getränk ohne Bakterien. Die Eltern füllten jede Woche einen Fragebogen mit Fragen zum Gesundheitszustand ihrer Kinder aus. Darin wurde um Auskunft gebeten, ob die Kinder krankheitsbedingt in der Kita gefehlt hatten, ob sie an Beschwerden wie Übelkeit, Verstopfung und Bauchschmerzen litten und ob ihnen Antibiotika verschrieben worden waren. Nach Ablauf der drei Monate stellte sich heraus, dass die Kinder der Probiotika-Gruppe 24 Prozent weniger an gastrointestinalen Infektionen gelitten und auch weniger Antibiotika erhalten hatten als die Vergleichsgruppe.

Diese Studie ist nicht die einzige, die die Fähigkeit der Probiotika zum Schutz vor Magen-Darm-Infektionen dokumentiert. Es ist schon in mehreren Studien gezeigt worden, dass Probiotika ganz allgemein (also nicht nur bestimmte Bakterienstämme oder Produkte) sich bei Menschen mit einer infektiösen Durchfallerkrankung positiv auswirken, sowohl was die Heftigkeit als auch die Dauer des Durchfalls angeht. Diese nützlichen Mikroben sind in der Lage, Infektionen abzuwehren und in einigen Fällen deren Persistenz zu verringern, entweder indem sie unsere intestinale Barriere verstärken oder indem sie Pathogene ganz direkt abtöten (oder durch einen anderen Mechanismus, der uns noch unbekannt ist). Probiotische Bakterien sind keine dauerhaften Mitbewohner der Mikrobiota-WG, aber solange sie da sind, können sie eine wertvolle Hilfe bei der Abwehr pathogener Einbrecher sein.

NICHT NUR GUT FÜR DEN DARM

Auf intuitiver Ebene ist es durchaus nachvollziehbar, dass probiotische Bakterien Einfluss auf die Darmgesundheit nehmen. Ihre Reise führt sie schließlich unmittelbar durch den Darm und die Mikrobiota. Aber ähnlich wie die permanent im Darm angesiedelten Mikroben scheinen sich die probiotischen Bakterien auch über den Darm hinaus auf die Gesundheit des gesamten Körpers auszuwirken.

Bei der Studie mit den Kindern der Kindertagesstätte in Washington DC fiel den Wissenschaftlern auf, dass die Kinder, die Probiotika einnahmen, nicht nur seltener an Magen-Darm-Infektionen, sondern auch an Atemwegsinfektionen erkrankten. Weitere Studien mit insgesamt

Tausenden Menschen aller Altersstufen kamen ebenfalls zu dem Ergebnis, dass bei den Probiotika einnehmenden Teilnehmern eine geringere Anzahl an akuten Atemwegserkrankungen auftrat und sie insgesamt auch weniger Antibiotika verschrieben bekamen. Diese Forschungsergebnisse erhärten die These, dass probiotische Bakterien gut für das Immunsystem sind und sich nicht nur im Darm, sondern auf den ganzen Körper positiv auswirken.

Mehrere Studien mit gesunden Erwachsenen haben gezeigt, dass der Verzehr von Probiotika zu Veränderungen im Immunsystem führt und es für seinen Kampf gegen Infektionen stärkt. Das Immunsystem führt sozusagen ständig eine Volkszählung der Mikroorganismen im Darm durch. Sind probiotische Bakterien anwesend, geht das Immunsystem in einen Bereitschaftszustand, der in etwa der „Auf die Plätze“-Stellung entspricht. Wird nun der Körper mit einem Infektionserreger konfrontiert, und sei es auch im Atemwegstrakt, geht das Immunsystem in die Stellung „fertig“ und rennt dann „los“.

Aber Moment mal, wenn das alles stimmt, warum empfehlen dann nicht alle Ärzte, Probiotika zu schlucken? Es gibt einen Haken bei den durchgeführten Studien: Die meisten beziehen sich auf relativ kleine Gruppen von Menschen und die jeweiligen Ergebnisse wurden in anderen Studien nicht repliziert. Außerdem waren bisher nur wenige Studien beim Menschen in der Lage, bestimmte Wirkungen bestimmten Bakterienstämmen zuzuordnen. Die Tatsache, dass die Mechanismen oder spezifischen molekularen Wechselwirkungen und Gene in Zusammenhang mit spezifischen Auswirkungen auf das Immunsystem bisher nicht dokumentiert werden konnten, scheint den Probiotika-Skeptikern recht zu geben.

Warum sind probiotische Effekte so unberechenbar? Wenn ein Mensch probiotische Bakterien zu sich nimmt, interagieren sie mit den Mikroben in der Mikrobiota dieses Menschen. Da aber jede Mikrobiota einzigartig ist, hat das Probiotikum A bei Person 1 vielleicht andere Auswirkungen, als es sie bei Person 2 hätte. Person 2 müsste entweder das Probiotikum B oder die zehnfache Menge des Probiotikums A nehmen, damit sich genau die gleiche Wirkung wie bei Person 1 einstellt. Und da sich darüber hinaus die Mikrobiota eines Menschen auch noch von Tag zu Tag immer wieder etwas verändert, kann sogar dasselbe Probiotikum bei ein und demselben Menschen unterschiedliche Effekte haben. Wir verstehen die Vorgänge in der Mikrobiota schlicht und einfach noch nicht vollständig genug, um vorhersagen zu können, wie genau sich ein bestimmtes Probiotikum auf die Mikrobiota eines bestimmten Menschen auswirkt. Die größte Chance, sich mit Erfolg versprechenden Mikroben zu versorgen, hat man immer noch durch den Verzehr fermentierter Speisen, die eine Vielzahl verschiedener Mikroorganismen enthalten.

Die verbreitetsten probiotischen Nahrungsmittel in den westlichen Ländern sind fermentierte Milchprodukte wie Joghurt und Sauerrahm (allerdings ist nicht jeder im Handel angebotene Sauerrahm mit Milchsäurebakterien versetzt, achten Sie beim Einkauf darauf). Etwas weniger populär ist Kefir, der mit bis zu 100 verschiedenen Bakterienstämmen sowie Hefe fermentiert wird. Ähnlich wie Joghurt enthält ein Becher Kefir Milliarden von lebenden Mikroben. Diese Mikrobenvielfalt macht ihn besonders während der Erkältungssaison zu einem in unserem Haushalt immer vorhandenen Lebensmittel. Die Chance ist groß, dass die Mikrobiota jedes Mitglieds unserer vierköpfigen Familie mindestens auf eine der in diesem trinkbaren probiotischen Zoo enthaltenen Mikrobenarten anspricht.

Weitere populäre Lebensmittel, die durch Fermentationsprozesse entstehen, sind Sauerkraut, eingelegte Gurken sowie seit einiger Zeit auch Kombucha, ein mit dem Teepilz fermentierter süßer Tee. Zusätzlich zu diesen in der westlichen Welt fast überall im Handel erhältlichen Produkten gibt es in vielen Ländern traditionelle Gerichte, die durch hilfreiche Mikroben entstehen. Fermentiert kann schließlich so ziemlich alles werden, auch Bohnen, Früchte, Gemüse, Getreide und sogar Fleisch und Fisch. Hákarl, eine isländische Spezialität, besteht aus Haifischfleisch, das bis zu drei Monate in einer mit Sand und Kies gefüllten Grube fermentiert wurde. Diese Grube wird in einen Hügelabhang gegraben, damit die aus dem Fleisch entweichenden Flüssigkeiten abfließen können. Wir selbst haben dieses Gericht noch nie probiert, da wir vermuten, dass der Geschmack etwas gewöhnungsbedürftig ist.

WAS PROBIOTIKA VIELLEICHT KÖNNEN

Seit einiger Zeit gibt es eine regelrechte Probiotika-Industrie, die immer noch mehr probiotische Nahrungsergänzungsmittel und fermentierte Lebensmittelprodukte auf den Markt bringt. Die Hersteller versprechen uns große Vorteile für die Gesundheit durch die Einnahme probiotischer Bakterien mittels Nahrungsmitteln oder Nahrungszusätzen.

Das Internet ist voller Seiten, auf denen allgemein erklärt wird, warum Bakterien gut für die Darmgesundheit sind, und im Besonderen, warum Sie unbedingt ein ganz bestimmtes Probiotika-Mittel kaufen sollen. Auf diesen Werbe-Websites tummeln sich Schlagwörter wie „Synbiotika“, „Functional Food“ und „Nutrizeutika“. Sie sollen den Lesern Angst vor Krankheiten einjagen und gleichzeitig Hoffnung auf Besserung machen. Vielfach wird die Behauptung aufgestellt, man müsse die angepriesenen Nahrungsergänzungsmittel täglich und in großen Mengen zu sich nehmen. Wenn Sie gesund sind, könnten Sie mit diesen Mitteln Erkrankungen vorbeugen und wenn Sie Probleme mit dem Darm haben, kämen Sie um solche Mittel sowieso nicht herum, so heißt es. Mit Namen wie ProbioLife oder Bioflorin wird Ihnen eingetrichtert: „Wer gesund sein will, braucht mich!“

Zur allgemeinen Verwirrung um diese Produkte trägt bei, dass selbst in der Ärzteschaft wenig Konsens vorhanden ist, wer von der Einnahme von Probiotika profitieren kann. In den letzten Jahren häufen sich aber die wissenschaftlichen Erkenntnisse, dass in bestimmten klinischen Situationen die Anwendung von Probiotika angebracht ist. Mary Ellen Sanders, PhD, unabhängige Beraterin im Bereich Probiotika und Geschäftsführerin der International Scientific Association for Probiotics and Prebiotics (ISAPP), vertritt die Ansicht, dass hinreichende Belege für Probiotika als Mittel zum Beispiel bei Durchfall wegen Antiobiotikaeinnahme, akuten Durchfallerkrankungen, nekrotisierender Enterokolitis bei Frühgeburtkindern und auch einfach einer ganz normalen Erkältung vorliegen.

Nachdem es leider kaum wissenschaftlich reproduzierbare Schlussfolgerungen bezüglich bestimmter probiotischer Bakterienstämme gibt, gehen viele Ärzte nach dem Motto vor, dass Probiotika sicher nicht schaden und vielleicht nützen. Dies ist vielleicht sogar ein ganz vernünftiger Ansatz, da Probiotika ein sehr gutes Sicherheitsprofil aufweisen und andererseits bereits viele vielversprechende Vorstudien veröffentlicht wurden.

Dr. Purna Kashyap fungiert als stellvertretender Direktor des Microbiome Program am Center for Individualized Medicine der Mayo Clinic in Rochester, Minnesota. Er ist gelernter Gastroenterologe und arbeitete zwei Jahre lang in unserem Labor in Stanford mit, um Erfahrungen dazu zu sammeln, wie sich die Mikrobiota auf die Magen-Darm-Gesundheit auswirkt. Seine Praxis in Mayo ist auf Magen-Darm-Störungen wie Reizdarmsyndrom und Motilitätsstörungen spezialisiert. Zum Thema Probiotika vertritt er eher eine passive Haltung: „Wenn mich ein Patient danach fragt, rate ich ihm von der Einnahme nicht ab, aber ich selbst schlage sie nicht vor.“

Dr. Kashyaps Vorsicht beim Thema Probiotika ist bei Ärzten häufig anzutreffen. Viele zögern, Vorgehensweisen zu empfehlen, die noch nicht durch strenge klinische Studien beim Menschen bestätigt wurden, mit messbaren Ergebnissen und nicht lediglich mit Berichten über ein allgemeines Sich-besser-Fühlen von Patienten. Trotz seiner Skepsis trinkt Dr. Kashyaps aber regelmäßig Buttermilch, ein mit Bakterienkulturen versetztes Milchgetränk, das ihn an den selbst gemachten Joghurt seiner Mutter in Indien erinnert. Als er noch ein kleiner Junge war, bekam er ihn täglich vorgesetzt.

WAS ES MIT DEN NAMEN AUF SICH HAT

Die meisten Verbraucher verbinden mit dem Wort „probiotisch" etwas Positives, weshalb Hersteller ihre Produkte manchmal so etikettieren, obwohl es gar nicht gerechtfertigt ist. Im ISAPP-Konsumentenleitfaden für Probiotika steht dazu: „Nur weil ‚Probiotika' draufsteht, muss noch lange nicht Probiotika drin sein. Einige solchermaßen gekennzeichnete Produkte enthalten keine Bakterienstämme, deren Wirksamkeit bewiesen ist, oder weisen schon vor dem Mindesthaltbarkeitsdatum nicht mehr genug lebende Bakterien auf." Probiotika sind also zwar vielversprechend, aber man sollte bei Produktverpackungen mit der Aufschrift „probiotisch" durchaus kritisch sein.

Es gibt mehrere Bakterienarten, die als Probiotika vermarktet werden. Bevor wir näher auf diese eingehen, wollen wir uns noch etwas mit der Namensgebung für Bakterien befassen, da die Namen vielfach Informationen zu den Eigenschaften eines Bakteriums geben. Verbraucher sollten sich aber auch bewusst sein, dass von Herstellerfirmen vergebene Bakteriennamen pures Marketing sein können.

Bakterien werden mit zwei Namen benannt, einem Gattungsnamen und einem Artnamen. *Bifidobacterium* und *Lactobacillus* sind zwei Gattungen der häufigsten im Handel erhältlichen Probiotika. Der Gattungsname ist sozusagen der Nachname eines Bakteriums, auch wenn er an erster Stelle steht. Alle Bakterien einer Gattung sind nahe miteinander verwandt. Der an zweiter Stelle folgende Artname entspricht dem Vornamen eines Menschen und bezeichnet eine bestimmte Art der an erster Stelle genannten Bakteriengattung. *Bifidobacterium longum* und *Bifidobacterium animalis* sind zwei verschiedene Arten derselben Gattung. Sie ähneln sich mehr als *Bifidobacterium longum* und *Lactobacillus acidophilus*. Bakterien derselben Gattung und derselben Art können dann noch verschiedene Stämme umfassen. Das ist in etwa vergleichbar damit, dass wir alle der Art Homo sapiens angehören, aber doch individuelle Züge aufweisen, die uns von den anderen Mitgliedern dieser Art unterscheiden. Bakterienstämme werden oft mit einer Reihe von Buchstaben und Zahlen bezeichnet, die auf den Gattungs- und Artnamen folgen. Ein Beispiel hierfür wäre *Bifidobacterium animalis* DN-173-010. Manche von Firmen entwickelte Bakterienkulturen erhalten geschützte Markennamen, die meist so gewählt werden, dass sie Assoziationen mit Verdauungsgesundheit hervorrufen. Ein bekanntes Beispiel ist die von Danone gezüchtete probiotische Bakterienkultur *Bifidus regularis*, die zum Stamm des *Bifidobacterium animalis* gehört. Beim Design der Activia-Joghurtbecher wurde darauf geachtet, dass dieser Name den Kunden sofort ins Auge springt. In Großbritannien wird der gleiche Bakterienstamm als *Bifidus digestivum* vermarktet.

Wenn Sie glauben, dass es schon irgendwelche Vorschriften geben wird, die die Hersteller probiotischer Produkte davon abhalten, Konsumenten in die Irre zu führen, dann haben Sie damit nur teilweise recht. Der Begriff „Probiotika“ wird für zahlreiche Nahrungsmittel verwendet, die lebende Bakterien enthalten. Die FDA, die US-amerikanische Lebens- und Arzneimittelbehörde, hat komplexe Rahmenbedingungen zur Regulierung dieser Produkte in Abhängigkeit von deren Verwendungszweck erstellt. Da für die meisten Probiotika keine Werbeaussage gemacht wird, dass sie Krankheiten heilen können, unterliegen sie auch nicht den Vorschriften zur Genehmigung von Arzneimitteln. Dementsprechend sind für Probiotika keine gesundheitsbezogenen Aussagen erlaubt.

Man würde denken, dass Firmen, die umsatzträchtige (und möglicherweise gesundheitsfördernde) Probiotika herstellen, sich die Mühe machten, die nützlichsten Bakterienarten herauszufinden. In Wirklichkeit aber haben nur wenige Probiotika, ob in Lebensmitteln oder Nahrungsergänzungen, einen strengen Auswahlprozess durchlaufen (auch wenn ihre Hersteller vielleicht etwas anderes behaupten). Ein paar wenige Probiotika wurden aufgrund spezifischer Eigenschaften ausgewählt, die meisten Kulturen aber stammen von mehr oder weniger beliebigen, in fermentierten Nahrungsmitteln vorkommenden Bakterienstämmen.

Wir wollen mal die drei Hauptquellen von Probiotika betrachten. a) fermentierte Lebensmittel wie Joghurt; b) Lebensmittel, denen lebendige Bakterien hinzugefügt werden, ohne dass es zu einer Fermentierung kommt (zum Beispiel Müsliriegel) und c) probiotische Bakterien in Nahrungsmittelzusätzen. In allen Fällen ist entweder noch nie eine negative Auswirkung nach Einnahme der jeweiligen Bakterien festgestellt worden oder den Produkten wurde von der FAD der Status zuerkannt, dass sie grundsätzlich als sicher anzusehen sind (GRAS = Generally Recognized as Safe). Dafür muss eine Gruppe qualifizierter Experten übereinstimmend erklären, dass das Produkt unbedenklich verzehrt werden kann. Da die FAD aber nur über begrenzte finanzielle Ressourcen verfügt, ist diese GRAS-Registrierung von Probiotika in den USA im Wesentlichen freiwillig.

Nehmen wir mal an, ich wollte in den USA meine eigene Probiotika-Firma gründen, die ich „Immune Boosters“ nenne. Mein erstes probiotisches Zusatzpräparat, das ich herstelle, enthält *Lactobacillus casei*-Bakterien. Da diese üblicherweise in Joghurt vorkommen, weiß ich, dass sie sicher sind und bei der FDA keine Bedenken hervorrufen werden. Ich habe eine eigene Bakterienkultur davon herangezüchtet, die ich nun Lactobacillus ProHealthy nenne. Damit Drogerien und Apotheken mein Produkt verkaufen können, muss ich der FDA die genauen Zutaten sowie die Sicherheitsinformationen mitteilen. 90 Tage nach dem Abschicken dieser Mitteilung kann ich Lactobacillus ProHealthy vermarkten, die FDA muss dies nicht mehr ausdrücklich genehmigen. Nachdem also die Gewährleistung der Sicherheit von Nahrungsergänzungsmitteln auf die Herstellerfirmen abgewälzt wird, ist es kein Wunder, dass sich in den Verkaufsregalen inzwischen auch eine Menge dubioser Produkte befinden. In vielen Fällen stimmen Bezeichnung und Menge der lebenden Bakterien in einem Mittel nicht mit den Angaben auf der Produktverpackung überein. Und seine angeblich gesundheitsfördernden Eigenschaften sind auch nicht sicher bewiesen. Eine Flasche Lactobacillus ProHealthy kann ganz andere Bakterien enthalten, als die auf dem Etikett aufgeführten, oder sie kann überhaupt etwas ganz anderes als Lactobacillus ProHealthy enthalten. Meine Firma muss niemals auch nur einen einzigen Nachweis erbringen, dass Lactobacillus ProHealthy wirklich „pro Gesundheit" ist.

Da Unternehmen Probiotika verkaufen können, ohne deren Wirkung belegen zu müssen, sind sie nicht sehr motiviert, auch mal andere Zusammensetzungen auszuprobieren. Die im Handel erhältlichen Produkte weisen also größtenteils nur wenige probiotische Bakterienarten auf, meist die bekannten, die der Mensch schon seit ewigen Zeiten mit fermentierten Lebensmitteln verzehrt. Es gibt sehr wahrscheinlich noch viele weitere Bakterienarten aus allen möglichen Umgebungen, die gute Kandidaten für Probiotika wären (einschließlich derer aus dem menschlichen Verdauungstrakt). Da ihre Unbedenklichkeit aber noch nicht wissenschaftlich nachgewiesen ist, akzeptieren die Lebensmittelsicherheitsbehörden sie nicht als Inhaltsstoff. Sollte ich nun als Inhaber der Firma Immune Boosters ein neues probiotisches Nahrungsergänzungsmittel mit einem neu entdeckten Bakterium auf den Markt bringen wollen, dessen vielversprechende Wirkung durch Forschungsstudien untermauert wurde, müsste ich auf jeden Fall nachweisen, dass sein Verzehr unbedenklich ist, auch wenn ich gar keine gesundheitsbezogene Aussagen auf die Verpackung drucken lasse. Das würde bedeuten, ich müsste ausgedehnte und teure Forschungsstudien mit Tieren und Menschen in Auftrag geben, um mögliche Klagen zu vermeiden. Die meisten Unternehmen haben für sich beschlossen, dass dieser Aufwand nicht gerechtfertigt ist.

GESUNDHEITSBEZOGENE AUSSAGEN

Die amerikanische Probiotika-Industrie bewegt sich schon seit Längerem auf einem schmalen Grat. Sie macht gesundheitsbezogene Aussagen, die gerade noch nicht so eindeutig sind, als dass die FDA als wissenschaftlichen Beleg für die Aussagen zeit- und kostenaufwendige klinische Studien verlangen könnte. Dr. Sanders weist darauf hin, dass Probiotika-Hersteller in den USA ohne Genehmigung der FDA sogenannte Struktur/Funktion-Aussagen machen können, die ihr Produkt zur normalen Strukturfunktion des menschlichen Körpers in Beziehung setzen. Diese Aussagen müssen wahr und dürfen nicht irreführend sein, aber die Anforderungen an die entsprechenden Nachweise sind nicht sehr streng. In den USA überprüft die Federal Trade Commission (FTC), ob ein Produkt hält, was seine Werbung verspricht. Im Jahr 2010 übertrieb es die Firma Danone nach Ansicht der FTC mit ihrer Werbeaussage „Es ist klinisch nachgewiesen, dass Sie mit dem täglichen Konsum von Activia innerhalb von zwei Wochen Ihr Verdauungssystem regulieren können". FTC verklagte Danone wegen irreführender Werbung, worauf die Firma diese zurückzog. Seitdem lässt Danone das Wort „klinisch" ganz weg und in Werbung für Activia ist nicht mehr die Rede davon, dass dieser Joghurt bei einer gestörten Darmfunktion hilfreich sein kann.

Firmen, die probiotische Produkte verkaufen, wenden clevere Marketingtaktiken an, um Sie davon zu überzeugen, dass diese Produkte Ihre Gesundheit verbessern. Aber ist es fair zu sagen, dass all diese Behauptungen nicht stimmen? Leider ist die wissenschaftliche Forschung zu den Effekten der Probiotika auf die Darmmikrobiota und die Gesundheit eines Menschen in der öffentlichen Wahrnehmung ein wenig von pseudowissenschaftlichen Erkenntnissen aus unprofessionell durchgeführten Studien verdrängt worden. Viele dieser Studien wurden von Probiotika- und Joghurt-Herstellerfirmen mit offensichtlichen Interessenskonflikten finanziert. Je mehr aber über die Funktion der Mikrobiota bekannt wird, desto mehr wird die Rolle der probiotischen Bakterien bei der Aufrechterhaltung unserer Gesundheit ein Gegenstand von ernsthaften wissenschaftlichen Forschungen. Mary Ellen Sanders setzt nach wie vor große Hoffnungen in die Zukunft der klinischen Anwendungen von Probiotika. „Es gibt überzeugende Beweise für den klinischen Nutzen von Probiotika, die sich einige Klinikorganisationen schon zu eigen gemacht haben.“ In dem Maße, in dem mehr und mehr erforscht wird, wie sich probiotische Bakterien auf unsere Gesundheit auswirken, wird zunehmend anerkannt, welchen Einfluss Probiotika auf unsere Biologie haben.

PRÄBIOTIKA UND SYNBIOTIKA

Anders als Probiotika sind Präbiotika keine lebenden Organismen. Nichtsdestotrotz können Sie durch Einnahme von Präbiotika ebenfalls die Anzahl der guten Bakterien in Ihrem Darm erhöhen. Präbiotika sind Lebensmittelbestandteile und bestehen meistens aus langen Ketten miteinander verbundener Zuckermoleküle, die Polysaccharide oder komplexe Kohlenhydrate genannt werden. Präbiotika sind sozusagen Ballaststoffe in reiner Form. Sie werden erst nach Ankunft im Dickdarm verstoffwechselt und können so von der intestinalen Mikrobiota genutzt werden. Mit der präbiotischen Nahrung wachsen und gedeihen die Darmbakterien, was sich positiv auf unsere Gesundheit auswirkt. In den meisten Drogerien und Apotheken erhält man zum Beispiel Inulin, ein Polymer aus Fruktosemolekülen mit einer Kettenlänge von bis zu 60 Molekülen. Inulin kann als Nahrungszusatzstoff gekauft werden und ist in natürlicher Form in vielen Obst- und Gemüsesorten vorhanden (besonders in Zwiebeln und in Wurzelknollen wie Topinambur). Nachdem ja inzwischen sehr vor dem Verzehr großer Mengen an Fruktose gewarnt wird, vor allem in der Form des in Softdrinks verwendeten HFCS (eine besonders fruktosereiche Version von Maissirup), könnte man meinen, es sei kontraintuitiv, lange Polymerketten mit Fruktose zu sich zu nehmen, um etwas für seine Gesundheit zu tun. Hier liegt der Teufel im Detail. Da Inulin ein Polymer aus Fruktose ist, wirkt es sich nämlich im Verdauungstrakt anders aus als einzelne Fruktosemoleküle im Maissirup. Unser Verdauungssystem saugt solche einzelnen Fruktosemoleküle wie einen Schwamm auf und gibt sie in den Blutkreislauf ab. Bakterien sind eigentlich auch gut in der Lage, Fruktose zu fermentieren, aber weil wir sie bereits so früh im Verdauungsprozess absorbieren, kommen nur wenige in der Dickdarmmikrobiota an. Dagegen ist aber dem menschlichen Genom nicht die Fähigkeit eingeschrieben, chemische Verbindungen, durch die Fruktosemoleküle im Inulin aneinandergekettet sind, aufzulösen. Die solcherart fest verbundenen Fruktosemoleküle stehen also dem menschlichen Körper erst einmal nicht zur Verfügung. Sobald sie aber in der Mikrobiota ankommen, die über Werkzeuge zur Auflösung der Verbindungen verfügt, werden sie in einzelne Molekülkettenglieder aufgetrennt und die Bakterien freuen sich über das Festmahl in kleinen Portionen. Hätten wir keine Mikrobiota, würde das Inulin unverändert durch den Körper hindurchgehen.

Darmbakterien fermentieren Inulin und produzieren kurzkettige Fettsäuren. Wie in Kapitel 3 erwähnt, können solche kurzkettigen Fettsäuren zur Energiegewinnung absorbiert werden und unseren Darm vor Entzündungen schützen. Der schlechte Ruf der Fruktose ist also nur teilweise gerechtfertigt. Entscheidend ist die Art, in der Fruktose aufgenommen wird. In ihrer polymerischen Form wie zum Beispiel in Inulin kann sie die Mikrobiota sogar stärken.

Viele Präbiotika sind einfach Ballaststoffe in reiner Form und dementsprechend in hohem Maße in pflanzlicher Nahrung vorhanden. Zwiebeln, Knoblauch und Topinambur enthalten beispielsweise reichlich Inulin und Oligofruktose sowie weitere Kohlenhydratpolymere.

In der Obst-und-Gemüse-Abteilung des Supermarkts sollten eigentlich überall Schilder mit der Aufschrift „Enthält Präbiotika!“ angebracht sein. In unserer Familie essen wir sehr viel Obst, Gemüse und Hülsenfrüchte, vor allem deshalb, weil sie uns so gut mit Präbiotika versorgen. Präbiotika sind noch nicht so gut erforscht wie Probiotika, solide wissenschaftliche Daten zum gesundheitlichen Nutzen fehlen teilweise noch. Aber es spricht sehr viel dafür, dass eine ballaststoffreiche Ernährung eine sehr gesunde Wirkung auf die Mikrobiota hat.

Synbiotika sind Kombinationen aus Probiotika und Präbiotika, die die Vorteile beider synergistisch in sich vereinen, das heißt, die Wirkung von beiden zusammen ist größer als die Summe der Wirkungen jedes Teils. Die Präbiotika regen das Wachstum der probiotischen Bakterien im Dickdarm an. Synbiotika gelten wie Präbiotika nicht als Arzneimittel und es sind keine gesundheitsbezogenen Aussagen für sie erlaubt. Sie erhalten deshalb oft suggestiv wirkende Namen wie „Floramun“ und die Etikettentexte werden sehr vorsichtig formuliert, zum Beispiel mit „hilft bei der Wiederherstellung des Gleichgewichts der intestinalen Mikrobiota“. Synbiotika sind in zunehmendem Maße als Nahrungsmittelzusatz im Handel erhältlich, aber wir persönlich setzen eher auf selbst zubereitete Probiotika-Präbiotika-Mischungen. Ein einfaches Beispiel ist Joghurt (probiotische Bakterien) mit Bananenscheiben (Inulin enthaltende Präbiotika). Oder ein Salat mit Zwiebeln (präbiotisch) mit einem Sauerrahm- oder Kefir-Dressing (probiotisch). Denken Sie immer daran, dass Früchte und Gemüse hervorragende Präbiotika-Quellen sind.

DIE ZUKUNFT DER PROBIOTIKA

Mit der Verfeinerung bestimmter Bakterienstämme werden Probiotika irgendwann bei der Behandlung des Reizdarmsyndroms, entzündlicher Darmerkrankungen und sogar Fettleibigkeit und damit zusammenhängender Gesundheitsprobleme helfen können. „Ich bin mir sicher, dass es probiotische Arzneimittel geben wird und dass sie zehnmal so viel kosten werden wie Joghurt. Sie werden mit allen möglichen positiven Effekten beworben werden, aber vielleicht genau die gleichen Bakterien enthalten wie ein Joghurt“, meint Sanders. Aber erst einmal ist es noch Zukunftsmusik, ein bestimmtes Präparat empfehlen zu können, bei dem die erwünschte Wirkung einwandfrei belegt ist. Da ja jeder Mensch über eine ganz individuelle Mikrobiota verfügt, muss für Probiotika-Studien die Mikrobiota jedes Studienteilnehmers möglichst genau analysiert werden, und zwar vor, während und nach der Studie. Wenn in einer klinischen Studie mit 100 Teilnehmern nur zehn Personen das vorgegebene Ergebnis erreichen, wird das Probiotikum wahrscheinlich als nicht wirksam beurteilt. Sollten diese zehn Personen aber alle eine ähnliche Mikrobiota aufweisen, die sich von der der anderen 90 Teilnehmer unterscheidet, wäre eine Vorhersage möglich, wer am wahrscheinlichsten von dem Probiotikum profitiert. Aber während wir noch warten, dass die personalisierte Medizin auch in der Klinik in der Nachbarschaft Einzug hält, ist die Zukunft probiotischer Behandlungen wohl eher darin zu suchen, dass andere Bakterien als die aus fermentierten Milchprodukten isolierten zum Zuge kommen. Vielleicht stammen sie aus dem Stuhlgang von Menschen. Viele *Bifidobacterium*-Stämme in probiotischen Nahrungsmittelergänzungen oder in Joghurts wurden nämlich ursprünglich aus den Windeln von gesunden Kindern isoliert und schon vor langer Zeit zur Behandlung von Durchfall eingesetzt.

Die Explosion von Informationen über die Bewohner der menschlichen Mikrobiota gibt erste Hinweise darauf, welche Bakterienarten wirkungsvolle neue Probiotika sein könnten. Das *Faecalibacterium prausnitzii*, eine im menschlichen Darm häufig anzutreffende Bakterienart, ist bei Personen mit entzündlichen Darmerkrankungen wie Morbus Crohn, Colitis ulcerosa und Dickdarmkrebs oft kaum noch vorhanden. Bei Versuchsmäusen, denen solche Bakterien verabreicht wurden, entwickelten sich Darmentzündungen und andere positive Immunsystemmarker zurück, was bedeutet, dass diese Bakterien gute Kandidaten für wirksame Probiotika sind. Die Zukunft wird es zeigen, ob bestimmte Bakterien wie *Faecalibacterium prausnitzii*, die bei Vorliegen bestimmter Krankheiten aus dem Darm mehr oder weniger verschwunden sind, „nachgefüllt" werden können und dann die Krankheitssymptome mildern. Es liegt auf jeden Fall ein großes Gesundheitspotenzial darin, nützliche Bakterien zuzuführen, die nicht wieder aus dem Darm verschwinden, sondern sich dort dauerhaft ansiedeln.

Vielleicht verlassen wir uns in Zukunft auch eher auf probiotische Cocktails aus mehreren Bakterienarten. Bakterien können synergetische Beziehungen miteinander oder mit dem Menschen, auf dem sie angesiedelt sind, eingehen, und wenn nun kompatible Stämme miteinander kombiniert werden, kann dies einen unerwartet starken Effekt haben. Wird einer instabilen Mikrobiota nur ein Bakterienstamm hinzugefügt, ist das so, wie wenn Feuerwehrleute ohne Ausrüstung einen Großbrand bekämpfen müssen. Nur wenn man sie mit Feuerwehrleitern und -schläuchen sowie weiteren Rettungskräften verstärkt, werden sie den Brand löschen können. Eine sorgfältige Analyse der probiotischen Bakterien in einem gesunden Darm kann dabei helfen, besonders nützliche Stämme herauszufinden. Kombinationen, die sich gut miteinander vertragen, wären eine Basis für neue Probiotika-Mittel.

Außerhalb unseres Darms gibt es aber noch weitere Mikrobenansammlungen, in denen vielleicht der eine oder andere Rohdiamant versteckt ist: Erde.

Geophagie, das Fressen von Erde, ist in der Tierwelt weitverbreitet. Aber auch wir haben schon das eine oder andere Mal Erde zu uns genommen, entweder unbeabsichtigt von unseren Händen oder ungewaschenem Obst oder Gemüse oder absichtlich in Form von Tafelsalz. In einigen Kulturen wird Erde ganz bewusst gegessen, so zum Beispiel in Haiti, wo „Kekse" aus Butter, Zucker und Erde (*bon bons de terre*) eine verbreitete Mahlzeit sind. Laut dem *Diagnostic and Statistical Manual of Mental Disorders*, einem Klassifikationssystem in der Psychiatrie, gilt das Verzehren von Erde als Essstörung, auch wenn es bereits seit Hunderten von Jahren praktiziert wird.

Es ist noch nicht geklärt, warum manche Menschen ein Verlangen nach Erde verspüren. Die meisten Erklärungsversuche suchen die Ursache in Mangelerscheinungen oder in Giften im Darm, die von Erde, insbesondere Lehm, absorbiert werden. Geophagie ist auch tatsächlich ein Mittel gegen Übelkeit. Aber vielleicht sind ja nicht nur die Nährstoffe und die Entgiftungsfähigkeit, sondern auch die mit der Erde geschluckten Mikroben von Nutzen für den Menschen? Eine Firma behauptet genau dies und vermarktet ein Probiotikum, dessen Bakterien nicht aus fermentierten Milchprodukten oder durch Isolierung bei Menschen gewonnen wurden, sondern eine Mischung sind, wie sie normalerweise im Boden zu finden ist. Es gibt Hinweise darauf, dass der Verzehr von Erdbakterien Symptome des Reizdarmsyndroms lindern kann. Vielleicht ist der Mangel an „Dreck" in der heutigen modernen, superhygienischen Welt ein Problem und Probiotika aus Erde bieten eine Möglichkeit, evolutionär wichtige Wechselwirkungen wiederzuerlangen. Es ist noch nicht geklärt, ob der Verzehr von Erdbakterien einer strengen wissenschaftlichen Expertise standhalten wird, aber in Fällen, in denen Probiotika aus anderen Quellen keinen Erfolg bringen, sind sie allemal einen Versuch wert.

Eine spannende Möglichkeit für zukünftige Probiotika ist die Gentechnik bei Bakterien. Stellen Sie sich einmal vor, Sie litten an einer entzündlichen Darmerkrankung. Was wäre, wenn es ein genetisch erzeugtes „intelligentes" Probiotikum gäbe, das beim Durchgang durch Ihren Darm die entzündete Stelle exakt orten könnte und gezielt ein entzündungshemmendes Molekül abschießen würde – eine intelligente Bombe der Mikrobenwelt sozusagen. Das Probiotikum würde dann im Erfolgsfall auch merken, dass die Entzündung eingedämmt ist, und die Abgabe des Entzündungshemmers einstellen. Gentechnisch veränderte Bakterien könnten Diagnosetests durchführen und als Sensoren fungieren, die Krankheiten im frühestmöglichen Stadium entdecken. Solche mikrobiellen Signalanzeiger könnten sogar die unbeliebten Darmspiegelungen überflüssig machen.

ANLEITUNG FÜR PROBIOTIKA-NUTZER

Unsere Vorfahren nahmen Mengen an Bakterien zu sich, wie wir das kaum mehr schaffen. Einige dieser Bakterien waren nützlich, andere eher problematisch. Letztere haben zu dem Hygienewahn in der modernen Welt geführt. Wir sorgen dafür, dass unsere Lebensmittel, unser Wasser, unsere Wohnungen und die Küchengeräte fast keimfrei sind. Sogar antibakterielle Kleidung ist inzwischen erhältlich. Natürlich ist es an sich nichts Schlechtes, so viele Krankheitserreger wie möglich aus unserer Umgebung zu eliminieren, aber vielleicht ist unsere Vorgehensweise der kompletten Mikrobenausrottung nicht optimal. Statt ein mikrobielles Nichts zu schaffen sollten wir besser schädliche Bakterien durch nützliche ersetzen, zum Beispiel durch Probiotika.

Bevor Sie Probiotika anwenden, um ein gesundheitliches Leiden zu heilen, sollten Sie auf jeden Fall mit Ihrem Arzt Rücksprache halten. Er kann Ihnen sagen, ob ein bestimmtes Probiotikum für Sie geeignet ist. Auch wenn Probiotika schon seit Hunderten von Jahren problemlos von Menschen verzehrt werden, könnten sie für Patienten mit einer diagnostizierten Immunschwäche gefährlich sein. Probiotika unterstützen eher die Abwehr von Krankheiten, weniger die Heilung davon.

Verzehrbare, lebende Bakterien werden in verschiedenen Formen verkauft, darunter fermentierte, nicht pasteurisierte Lebensmittel (wie Joghurt, Sauerkraut, Kimchi oder Miso-Paste) und nicht fermentierte Lebensmittel, denen lebende Bakterien hinzugesetzt wurden (Fruchtsäfte bestimmter Marken zum Beispiel). Sauerrahm, Butter, einige Käsesorten und Ähnliches können fermentiert sein oder nicht, in jedem Fall enthalten sie lebende Bakterien. Solche Produkte weisen meist weniger Mikroben auf, als für das US-Label „lebende und aktive Kulturen" („live and active cultures") vorgeschrieben sind – mindestens 100 Million Bakterien pro Gramm – aber auf dem Etikett steht dann stattdessen vielfach der Hinweis „mit lebenden Bakterienkulturen versehen" („cultured"). Bestimmte traditionelle Nahrungsmittel, die früher immer fermentiert wurden, wie saure Gurken zum Beispiel, werden heute in Essig eingelegt, wodurch die Arbeit von Bakterien nicht mehr notwendig ist. Einige Lebensmittel werden nach der Fermentation pasteurisiert und die Bakterien dadurch abgetötet. Fermentierte Nahrungsmittel, die nicht eingefroren, sondern bei Zimmertemperatur in Dosen oder Gläsern gelagert werden (zum Beispiel Konservensauerkraut), enthalten wahrscheinlich keine lebenden Mikroben. Wenn Sie wirklich sichergehen wollen, dass ein Produkt Ihnen lebende Mikroben mitliefert, lesen Sie aufmerksam das Etikett. Die meisten probiotischen Produkte weisen deutlich darauf hin.

In unserer Familie werden regelmäßig Mikroben verzehrt, in der Regel in Form fermentierter Milchprodukte wie Joghurt und Kefir. Wenn ein Familienmitglied das Gefühl hat, eine Infektion kündigt sich an, kommen noch mehr Bakterien auf den Speisezettel. Unsere Vorliebe für Joghurt und Kefir ist rein persönlich und basiert nicht auf irgendeinem Wissen, dass die darin enthaltenen probiotischen Bakterien besser sind als die in anderen fermentierten Lebensmitteln. Wir essen gelegentlich Miso-Suppe oder Kimchi und legen unser Gemüse selbst ein. Wenn Sie sich aus dem Kühlregal Ihres Supermarkts Joghurt aussuchen, lassen Sie die Finger weg von den Zuckerbomben, die als „gesunde Kindersnacks" getarnt sind. Kinder können definitiv daran gewöhnt werden, auch ungesüßte Milchprodukte zu essen. Die Laktobazillen, mit denen Joghurt fermentiert wird, erzeugen diesen sauren, leicht herben Geschmack, den aromatisierte Joghurts mit Süßungsmitteln überdecken. Eine Möglichkeit, Kindern auch ungesüßten Joghurt schmackhaft zu machen, besteht darin, ihn zum Beispiel mit Honig oder Ahornsirup selbst zu süßen und dann die Menge dieser „Süßstoffe" allmählich zu verringern, bis sie gar nicht mehr notwendig sind. Naturjoghurt lässt sich außerdem mit frischen oder eingefrorenen Beeren aufpeppen – damit werden Süße ebenso wie weitere probiotische Bakterien hinzugefügt.

Probiotische Nahrungsmittelzusätze sind bei uns im Haushalt eher eine Seltenheit. Die Vielfalt von Bakterien in fermentierten Lebensmitteln bietet uns die beste Gewähr, dass auf jeden Fall irgendwelche für unsere Gesundheit nützlichen Mikroben dabei sind. Es gab aber bei uns schon Fälle, dass sich die Einnahme von Antibiotika nicht vermeiden ließ, woraufhin besonders viele fermentierte Lebensmittel und dazu auch noch probiotische Nahrungsmittelzusätze auf die Einkaufsliste gesetzt wurden, um den Schaden an der Mikrobiota wieder auszugleichen. Ein anderer Anlass, solche Ergänzungsmittel in Erwägung zu ziehen, wären für uns Durchfallerkrankungen. Antibiotikaeinnahme und Durchfall sind zwei Umstände, die opportunistische Erreger ausnutzen könnten, um Probleme zu verursachen. Die Extraladung probiotischer Bakterien kann schädliche Bakterien abwehren, die den verletzlichen Zustand des Darms ausnutzen wollen.

Da sich jede Mikrobiota von der anderer Menschen unterscheidet und keine Voraussage möglich ist, welche Probiotika in welcher Menge einem bestimmten Menschen nützen und bei welcher Krankheit sie ihm helfen, muss man selbst etwas herumprobieren. Ein probiotisches Produkt, das unangenehme Blähungen oder Kopfweh verursacht, ist nicht das richtige. Was sich auf jeden Fall einstellen sollte, ist regelmäßiger und leicht ausscheidbarer Stuhlgang. Testen Sie verschiedene Probiotika enthaltende Nahrungsmittel und Ergänzungsmittel aus, bis Sie das für Sie am besten geeignete finden.

Es gibt eine Reihe von probiotischen Lebensmitteln, mit denen Sie experimentieren können. Viele, aber nicht alle, sind Milchprodukte. Im Anhang dieses Buchs finden Sie eine Liste fermentierter Lebensmittel, probieren Sie sie mal aus! Verschiedene Onlinelieferanten haben Starterkulturen im Angebot, mit denen Sie eigenen Joghurt, Kefir und Kombucha ansetzen und sogar Sojaprodukte, Reis und Gemüse fermentieren können. Wenn Sie zu dem Schluss kommen, mit einem Ergänzungsmittel besser dran zu sein, denken Sie daran, dass diese von vielen verschiedenen Herstellerfirmen angeboten werden. Halten Sie sich an vertrauenswürdige Firmen, die Informationen zu den mit ihren Produkten durchgeführten Studien geben. Auf dem Etikett sollten auf jeden Fall die Namen der enthaltenen Bakterien sowie das Mindesthaltbarkeitsdatum aufgeführt sein. Von Produkten, auf denen lediglich das Herstellungsdatum steht, lassen Sie besser die Finger. Die Qualität der Probiotika ist im *Deutschen Arzneibuch* (DAB) geregelt.
Auf der Suche nach den richtigen Probiotika ist es wichtig, dass Sie systematisch verschiedene austesten, bis sich die erwünschte Wirkung einstellt. Und wie merken Sie das? Wenn Sie nicht an ausgeprägten Krankheitssymptomen leiden, die durch die Probiotika zumindest abgemildert werden sollten, merken Sie es am Stuhlgang. Ihr Stuhl sollte glatt und weich sein und leicht herauskommen, in einem langen schlangenähnlichen Stück, möglichst ohne Risse auf der Oberfläche. Wenn das Wasser im WC nicht spritzt, ist das optimal.

KAPITEL 5

BILLIONEN HUNGRIGER MÄULER

VERLUST DER ARTENVIELFALT IN DER MIKROBIOTA

Im Laufe der Menschheitsgeschichte haben sich die Nahrungsquellen verändert. Zuerst waren die Menschen Jäger und Sammler, dann Landbesteller und heute sind sie Supermarkteinkäufer. Die mikrobielle Gemeinschaft im Darm musste sich entsprechend anpassen. Durch die technologischen Innovationen in der Lebensmittelproduktion sind einige Bakterienarten ausgestorben und im Darm der modernen westlichen Menschen nicht mehr vorhanden. Mehrere Faktoren sind für den Verlust der Vielfalt in der Mikrobiota verantwortlich. Es gibt zum Beispiel weniger lebensmitteleigene Bakterien, was wir aber durch den bewussten Verzehr fermentierter Lebensmittel, wie im letzten Kapitel erwähnt, wieder wettmachen könnten. Außerdem enthält unsere Nahrung heutzutage weit weniger pflanzliche Ballaststoffe als früher. Pflanzen sorgen schon seit Jahrtausenden für eine vielfältige Mikrobiota und jetzt, nachdem sie kein wesentlicher Teil der täglichen Ernährung mehr sind, leiden unsere Mikroben.

Wenn wir mit nützlichen Mikroben und besseren Nahrungsmitteln die Diversität unserer Mikrobiota erhöhen, können wir etwas gegen den zunehmenden Verlust von Darmbakterienarten tun. Zusätzliche Bakterien erhalten wir einerseits durch fermentierte Lebensmittel wie Joghurt, eingelegtes Gemüse, Sauerkraut, Kimchi und Kombucha und andererseits zum Beispiel aus unserem Garten oder von unseren Haustieren. Indem wir keine Desinfektionsmittel als Haushaltsreiniger verwenden, erleichtern wir unseren Mikroben ebenfalls das Leben. Aber es nützt gar nichts, all den Mikroben Zugang zu unserem Körper zu gewähren, wenn wir nicht dafür sorgen, dass sie bleiben. Und da sind wir wieder beim Thema Ernährung.

Je höher der Anteil an Ballaststoffen in der Ernährung ist, desto artenreicher gestaltet sich die Mikrobiota. Darmmikroben laben sich an den komplexen Kohlenhydraten, aus denen Ballaststoffe im Wesentlichen bestehen. Diese komplexen Kohlenhydrate unterscheiden sich stark von den zu Recht geschmähten einfachen Kohlenhydraten in stärkehaltigen Lebensmitteln und Süßgetränken, die bereits im Dünndarm aufgenommen werden und kaum je bei den Mikroben im Dickdarm ankommen. Der Begriff „Ballaststoffe" für die „guten" Kohlenhydrate ist uns persönlich zu ungenau und wir bezeichnen sie in diesem Buch deshalb als MAKs, die Abkürzung für „von der Mikrobiota aufgespaltene Kohlenhydrate". MAKs sind die Bestandteile in den Ballaststoffen, von denen sich die Mikroben ernähren. Je mehr MAKs wir essen, desto besser nähren wir unsere Mikrobiota und unsere Darmbakterien und fördern damit die biologische Vielfalt im Darm. Eine solche Ernährungsweise erfordert aber eine massive Veränderung bei den pflanzenfaserarmen Essgewohnheiten, wie wir sie in der industrialisierten Welt üblicherweise pflegen. In unserer Familie leben wir gemäß der von uns scherzhaft so genannten „BIG MAK"-Diät. Das heißt, auf den Tisch kommen vor allem komplexe Kohlenhydrate aus Obst, Gemüse, Hülsenfrüchten und Vollkornprodukten. Damit sorgen wir für Vielfalt und Fülle in der Darmmikrobiota.

UNSERE MIKROBIOTA: UNÜBERTREFFLICHE RECYCLER

Es hat sich ja inzwischen herumgesprochen, dass der Zustand unserer Darmmikrobiota in vielerlei Hinsicht Einfluss auf unsere Gesundheit nimmt. Ein zentrales Thema in der Diskussion ist dabei, wie wir auf diesen Zustand einwirken können. Am unmittelbarsten funktioniert das über die Ernährung. Sowohl die Zusammensetzung der Darmgemeinschaft als auch ihre Funktionalität sind ein direktes Resultat dessen, was man isst. Wie sieht also eine mikrobiotafreundliche Ernährung aus? Enthält sie eher weniger Fett oder eher weniger Kohlenhydrate?

Sind Bioprodukte besser? Sollten Pommes frites möglichst vermieden werden? Die richtige Ernährung ist ja heutzutage sowieso ein großes Thema, wird jetzt also alles noch mal komplizierter, wenn man auch noch an die Mikrobiota denken muss? Nicht unbedingt. Der MAK-Anteil in Ihrem Speiseplan lässt sich schon durch die Beherzigung ein paar ganz einfacher Regeln erhöhen, und die Darmmikroben werden es Ihnen danken. Damit Sie Ihre Mikroben richtig füttern können, sollten Sie ungefähr wissen, was während der Reise des Essens durch den Verdauungstrakt eigentlich passiert.

Das Verdauungssystem funktioniert in etwa wie eine effizient operierende Abfallentsorgungsanlage. So wie dort die einzelnen Abfallbestandteile zum Sortieren auf ein Fließband entladen werden, so entlädt der Magen seinen Inhalt (unsere jeweils letzte Mahlzeit) in den Dünndarm, wo der Sortierungsprozess beginnt. Gesichtet und getrennt werden dort Fette, Proteine, Kohlenhydrate, Salz, Vitamine und zahlreiche weitere Bestandteile. Auf dem Fließband werden als Erstes Glas, Metall und andere Wertstoffe abgegriffen. Der Dünndarm absorbiert auf ähnliche Weise zunächst wertvolle „wiederverwertbare" Materialien wie einfache Kohlenhydrate, Aminosäuren aus Proteinen und Fettsäuren. Diese Nahrungsbestandteile verfügen über einen hohen Kaloriengehalt und können als Energiequelle oder auch von unseren Körperzellen zum Aufbau von neuem Gewebe genutzt werden.

Der nächste Schritt bei der industriellen Abfallbehandlung ist das Herausziehen pflanzlicher Materialien zum Kompostieren. In unserem Körper werden die noch nicht absorbierten Bestandteile unserer letzten Mahlzeit zur mikrobiellen Umwandlung an den Dickdarm weitergegeben. Viele dieser Überreste sind pflanzliche Fasern, die unsere Enzyme im Dünndarm nicht in verwertbare Kalorien oder Nährstoffe aufspalten können. Für unsere Mikrobiota sind diese Ballaststoffe aber ein wahres Festessen.

MIKROBIELLE WERTSTOFFE

Das Wohlergehen der Mikroben in unserem Darm hat mit unserer Nahrungsmittelauswahl zu tun. Einige Bakterienarten ernähren sich vorzugsweise von den MAKs in Bananen, andere von denen in Zwiebeln. Von dem, was wir essen, hängt es ab, welche Bakterien erfolgreicher sind und sich schneller vermehren. Auf der anderen Seite könnten wir die den Darmbakterien zuträglichen Nahrungskomponenten, die komplexen Kohlenhydrate nämlich, überhaupt nicht verarbeiten. Die Mikroben im Darm sind also keine Schmarotzer, sondern verbrauchen Wertstoffe, die sonst ungenutzt den Körper wieder verlassen würden.

Wie alle Lebensformen auf der Erde müssen Mikroben Moleküle absorbieren und metabolisieren, um für ihr eigenes Wachstum und ihre Vermehrung Energie zu gewinnen. Dies geschieht durch die Zellteilung der Bakterien. Für Arten wie uns, die sich geschlechtlich fortpflanzen, erscheint es vielleicht egoistisch, aber das Ziel jedes Bakteriums ist es, so viele Kopien oder Klone wie irgend möglich von sich in die Welt zu setzen. Die Arten, die sich in einer bestimmten Umgebung am effektivsten vermehren, bestehen fort und dominieren – ein Beispiel einer natürlichen Auswahl in reinster Form. In Kombination mit der Fähigkeit eines Bakteriengenoms zum Erwerb, Entfernen oder Verändern von Genen können Mikroben über Generationen hinweg ihre Fähigkeit entwickeln und verfeinern, sich im Darm zu behaupten.

Der Kampf um Nährstoffressourcen im Darm ist hart und die Mikroben sind gezwungen, unterschiedliche und kluge Stoffwechsel-Überlebensstrategien anzuwenden. Die erste besteht darin, trotz Abwesenheit von Sauerstoff Energie zu gewinnen. Der Darm ist eine sauerstofffreie (anaerobe) Umgebung. Menschliche Zellen nutzen Sauerstoff, um mittels eines aeroben Stoffwechsels molekulare Bausteine für Zellen und Energie zu erzeugen. Die Mikrobiota kann Energie und wichtige Moleküle aber nur mit einem anaeroben Stoffwechsel (Fermentierung) ohne Anwesenheit von Sauerstoff erzeugen. Die zweite Herausforderung, mit der es diese Mikroben zu tun haben, ist die erforderliche Stoffwechsel-Geschwindigkeit. Die Nahrung passiert unseren Verdauungstrakt sehr zügig, und ein „wettbewerbsfähiges" Ökosystem zwingt die Bakterien, vorbeikommende Nährstoffe schnellstmöglich aufzuspalten. Die Strategie, derer sich die meisten verbreiteten Darmbakterien bedienen, ist eine rasche Fermentierung der MAKs, eine der am reichlichsten vorkommenden Energieformen im Darm, Mikroben in einer Vielzahl von Umgebungen außerhalb des Darms führen ebenfalls Fermentierungen durch. So fermentieren zum Beispiel Joghurtbakterien die Laktose in der Milch zu Milchsäure. Bei der wohl populärsten Art der Fermentation, auch Gärung genannt, werden Stärke, Sucrose und andere Zuckerarten durch Hefe in Ethanol umgewandelt, den wir dann in Form von Bier oder Wein zu uns nehmen. Milchsäure und Gärungsalkohole entstehen bei den Fermentationsprozessen im Darm allerdings nur selten. Hauptsächlich werden während des Abbaus von Ballaststoffen im Darm kurzkettige Fettsäuren gebildet.

Kurzkettige Fettsäuren resultieren aus der mikrobiellen Verdauung pflanzlicher Kohlenhydrate. Ohne diesen Vorgang würden die Kalorien aus den Ballaststoffen verloren gehen. Die Mikrobiota presst aus den Kohlenhydraten, die sie abbaut, sozusagen jeden Kalorientropfen heraus, kann aber aus den kurzkettigen Fettsäuren keine Kalorien gewinnen. Dafür wäre Sauerstoff erforderlich und wie bereits erwähnt ist der Darm ja eine sauerstofffreie Umgebung. Wenn dann aber die Darmzellen die kurzkettigen Fettsäuren in unsere sauerstoffhaltigen Gewebe resorbieren, holt sich der Körper die letzten verbleibenden Kalorien von den ansonsten unverdaulichen Ballaststoffen. Die Urmenschen in der afrikanischen Steppe, in der Kalorien knapp waren, verzehrten viele pflanzliche Fasern in Form von wilden Beeren und Wurzeln. Die daraus in der Mikrobiota entstehenden kurzkettigen Fettsäuren lieferten einen wichtigen Beitrag zum Kalorien- und Energiebedarf der damaligen Jäger und Sammler.

Bei der heutigen kalorienträchtigen Ernährungsweise in der westlichen Welt tragen kurzkettige Fettsäuren noch zu etwa 6 bis 10 Prozent zur Kalorienaufnahme bei, das entspricht in etwa der Energiemenge von 20 Mandeln. Das scheint nicht viel zu sein, aber für die Menschen in den von Fettleibigkeit geplagten Industrienationen wäre ja jede Möglichkeit der Kalorieneinsparung ein Segen. Könnten wir eigentlich ohne Mikrobiota auch existieren? Wären wir mit einem keimfreien Darm schlanker? Vielleicht. Keimfrei lebende Labormäuse wiegen bei gleicher Futteraufnahme weniger als Mäuse mit Darmmikroben. Aber da Menschen ja schlecht ständig in einer sterilen Blase leben können, wäre die einzige Möglichkeit, die Mikrobiota abzutöten, das andauernde Schlucken von Antibiotika. Und selbst das wäre noch keine Garantie dafür, dass der Darm wirklich frei von Bakterien bleibt. Bakterien sind extrem anpassungsfähige Lebewesen; wahrscheinlich wäre unser Darm bald mit antibiotikaresistenten Mikroben besiedelt.
Vergessen wir also die paar Extrakalorien, die wir mit kurzkettigen Fettsäuren aufnehmen, und konzentrieren wir uns lieber auf ihre wirklich wichtigen Aufgaben im menschlichen Körper. Es gibt inzwischen zahlreiche Wissenschaftler, die sogar empfehlen, dass wir die Bildung kurzkettiger Fettsäuren durch die vermehrte Aufnahme von MAKs stimulieren sollten. Kurzkettige Fettsäuren sind wichtige Vermittler zwischen Körperfunktionen und nicht dafür verantwortlich, dass ein Mensch an Gewicht zulegt.

NICHT NUR LEERE KALORIEN

Es gibt immer mehr Erkenntnisse darüber, welchen Einfluss kurzkettige Fettsäuren auf unsere Gesundheit haben. Sie liefern zusätzliche Kalorien, aber trotzdem nehmen Menschen, die sich sehr ballaststoffreich ernähren und dementsprechend über viele kurzkettige Fettsäuren verfügen, eher ab als zu. Dieses Paradox ist ähnlich dem, dass in Frankreich viel Fett gegessen wird und die Menschen im Durchschnitt trotzdem nicht sonderlich übergewichtig sind. Ballaststoffe sind stark sättigend und dementsprechend isst man im Endeffekt wahrscheinlich weniger. Es kann also sein, dass wir durch die Produktion kurzkettiger Fettsäuren aus der Fermentation des Spinatsalats, den wir gerade gegessen haben, ein paar zusätzliche Kalorien abbekommen, aber dafür fühlen wir uns dann so satt, dass wir gut auf den Nachtisch verzichten können. Kurzkettige Fettsäuren sind nur eines der gesundheitsfördernden Elemente der Mikrobiota. Die in der Mikrobiota codierten Stoffwechselvorgänge sind extrem komplex und können eine Vielzahl chemischer Moleküle im Darm synthetisieren. Wissenschaftler haben mannigfaltige chemische Moleküle entdeckt, die von der Mikrobiota produziert werden, aber bei vielen davon ist die Wirkungsweise auf den Körper noch nicht bekannt.

Die Theorie, dass der Mangel an Ballaststoffen die Mikrobiota der modernen Menschen verändert hat und einen großen Teil der in der westlichen Welt verbreiteten Krankheiten verursacht, ist in der Mikrobiotaforschung derzeit sehr verbreitet. Würden die Menschen mehr pflanzliche Fasern zu sich nehmen, wären sie schlanker, litten weniger an Entzündungen und anderen Zivilisationskrankheiten und hätten eine stabilere, vielfältigere Mikrobiota. In vielen traditionellen Gesellschaften wird weit mehr pflanzliche Kost verzehrt. Dazu kommt, dass die in den westlichen Industrienationen angebotenen Pflanzen oft relativ ballaststoffarm sind und vor allem Stärke enthalten, die bereits im Dünndarm verwertet wird. Die Menschen in den erwähnten traditionellen Gesellschaften verfügen über einen viel größeren Reichtum an Darmmikroben (teilweise sind die Arten in der Mikrobiota von westlichen Menschen gar nicht mehr vorhanden) und leiden weniger an entzündlichen Krankheiten. Aber ist die Erkenntnis, dass ein hoher Ballaststoffkonsum vor vielen Krankheiten schützt, wirklich neu?

DIE IN VERGESSENHEIT GERATENEN VORZÜGE VON BALLASTSTOFFEN

Die Überlegungen, wie Einfluss auf die Mikrobiota genommen werden kann, um die Gesundheit der Menschen zu verbessern, stehen im Vordergrund der Forschung auf diesem Gebiet. Das Hauptaugenmerk wird dabei auf die Ernährung gelegt. Bereits vor rund 100 Jahren wurde in der wissenschaftlichen Fachzeitschrift *Journal of Medical Research* die Forschungsstudie „Die Regulierung der Darmflora von Hunden über die Ernährung" vorgestellt. Es war also schon damals ein Thema, dass die chemische Zusammensetzung der Ernährung – zum Beispiel die Kohlenhydrate – sich auf die Zusammensetzung der Darmmikrobiota (in diesem Fall von Hunden) auswirkt. Vielleicht kam man deshalb so früh auf diese Idee, weil der Mensch die Exkremente seiner treuen Vierbeiner entweder entsorgen muss oder sie zumindest zu sehen bekommt. Wenn es also bereits seit Langem Hinweise auf die Verbindung zwischen Ernährung und Mikrobiota gibt, warum erkennen wir dann erst jetzt allmählich, dass die Arten von Kohlenhydraten, die wir aufnehmen, sich genauso auf unsere Mikrobiota auswirken, wie das bei einem Hund der Fall ist?

Dr. Thomas Cleave war in den 1950er-Jahren einer der ersten modernen Ärzte, der eine faserreiche Nahrung propagierte. In seinem Buch *The Saccharine Disease* (1974) formuliert er die These, dass viele Zivilisationskrankheiten auf einer faserarmen Nahrung in Verbindung mit dem übermäßigen Verzehr raffinierter Kohlenhydrate beruhen. Cleave arbeitete im Zweiten Weltkrieg für die britische Marine als Schiffsarzt. Da es an Bord wenig Obst und Gemüse zu essen gab, litten die Matrosen häufig an Verstopfung, gegen die ihnen Cleave Weizenkleie verabreichte. Der schnelle Erfolg dieser Behandlung ermutigte Cleave, Kleie als Mittel gegen eine Vielzahl von Gesundheitsproblemen zu empfehlen, darunter Divertikulitis und Hämorrhoiden ebenso wie Karies und Kopfschmerzen. Sein Glaube an die Heilkräfte von Kleie verschaffte ihm den Spitznamen „Kleiemann" und den Ruf, ein übereifriger Befürworter von ballaststoffreicher Nahrung zu sein. Viele fanden es in jener Zeit noch lächerlich, dass moderne Krankheiten das Ergebnis von einem zu hohen Zuckerkonsum und einem zu niedrigen Anteil von Ballaststoffen in der Nahrung sein sollten. Cleave wurde von der Ärzteschaft eher gescholten als unterstützt.

Der britische Chirurg Dr. Denis Burkitt verbrachte viel Zeit in afrikanischen Krankenhäusern. Er beschrieb dort als Erster ein malignes Lymphom, das daraufhin nach ihm Burkitt-Lymphom genannt wurde. Burkitt hatte einige der Arbeiten von Dr. Cleave gelesen und beobachtete in Afrika, dass die sehr ballaststoffreiche Ernährung der Afrikaner sie vor Diabetes, Herzkrankheiten, Dickdarmkrebs, Hämorrhoiden und Verstopfung zu schützen schien. Wie Cleave begann sich auch Burkitt für den Einfluss von Ballaststoffen auf die menschliche Gesundheit zu interessieren. Burkitt und andere Wissenschaftler wie Alec Walker und Hugh Trowell fanden heraus, dass afrikanische Ureinwohner drei- bis fünfmal größere Stuhlmengen als Europäer zeigten und die Darmpassagezeit mehr als doppelt so schnell war. Die Afrikaner aßen drei- bis siebenmal mehr Ballaststoffe (60 bis 140 Gramm im Vergleich zu 20 Gramm bei den Europäern). Fortan widmete Burkitt seine akademische Laufbahn ganz der Erforschung der gesundheitsfördernden Wirkung von Ballaststoffen. Seinen Glauben an die Bedeutung einer faserreichen Ernährungsweise fasste er in dem Satz zusammen: „Wo kleine Stuhlmengen vorherrschen, müsse große Krankenhäuser gebaut werden."

Die Arbeiten von Cleave, Burkitt, Walker, Trowell und vielen anderen legten die Grundlage dafür, dass die amerikanische Lebensmittelbehörde (FDA) 1977 die Empfehlung gab, mehr Pflanzenfasern zu essen. Die Lebensmittelhersteller zogen schnell nach und bedruckten die Etiketten ihrer Produkte mit der Angabe des Ballaststoffgehalts. Im Jahr 1997 erlaubte die FDA für Nahrungsmittel, die bestimmte Faserarten enthalten, die Aussage, dass sie „das Risiko einer Herzerkrankung reduzieren können". In Städten, in denen Burkitt seine Vorträge hielt, war am nächsten Tag vielfach die Weizenkleie ausverkauft. „Ballaststoffe" wurde allmählich in allen Haushalten ein geläufiger Begriff.

Warum hat sich der Boom der ballaststoffreichen Ernährung im Laufe der Zeit wieder verflüchtigt? Weil bald darauf ein anderes Thema in den Mittelpunkt rückte, das die Ballaststoffe verdrängte: Fett in der Nahrung. Fett stand plötzlich am Pranger als Verantwortlicher für den Bauchumfang, für Herzkrankheiten und zahlreiche andere Zivilisationskrankheiten. Die Lebensmittelregale quollen über mit fettarmen Produkten und die Menschen lasen von den Etiketten weniger den Ballaststoffgehalt ab als vielmehr den Fettgehalt. Je weniger Fett, desto besser. Auf einer intuitiven Ebene war das durchaus sinnvoll. Wer Fett verlieren wollte, musste weniger Fett essen, so einfach schien das. Die Argumente für einen hohen Ballaststoffgehalt der Nahrung waren für den Normalverbraucher viel unklarer – irgendwie sollten Ballaststoffe das Risiko für Zivilisationskrankheiten senken, aber man wusste gar nicht so genau, warum.

Im Vorwort zu Cleaves Buch *The Saccharine Disease* räumte Burkitt ein, dass der Zusammenhang zwischen einem niedrigen Ballaststoffgehalt in der Nahrung und dem Auftreten von Krankheiten in den westlichen Gesellschaften bewiesen ist, der Grund dafür aber noch nicht. „Die Mechanismen (…) zur Erklärung, wie die Ernährungsweise das Auftreten einer Reihe von Krankheiten beeinflussen kann, werden mit dem Fortschreiten der Wissenschaft erst noch zutage treten." Heute sind wir nun so weit und verstehen immer besser, warum unsere Mikrobiota pflanzliche Fasern benötigt.

DER SCHLECHTE RUF DER KOHLENHYDRATE

Der Begriff „Kohlenhydrate" ist inzwischen nicht mehr ganz unbelastet. Jeder von uns kennt wahrscheinlich mindestens eine Person, die schon einmal eine kohlenhydratarme Diät gemacht hat (oder hat das selbst ausprobiert). Atkins-Diät, Sears-Diät oder Steinzeiternährung sind in aller Munde und manche Backwarenhersteller machen diesen Trend sogar für sinkende Umsätze verantwortlich. Aber anstatt Kohlenhydrate voreilig zu verteufeln, sollte man zunächst verstehen, was Kohlenhydrate eigentlich genau sind. Es handelt sich um eine Gruppe organischer Verbindungen mit Kohlenstoff, Wasserstoff und Sauerstoff, die für Tiere als die wichtigste Energiequelle dienen. Unter die Stoffklasse der Kohlenhydrate fallen zahlreiche Verbindungen, und für die Zwecke dieses Buchs wollen wir sie in drei Kategorien unterteilen: Die einen werden verdaut, bevor sie im Dickdarm ankommen, die anderen erst von der Mikrobiota, und eine Gruppe geht unverdaut durch den Körper hindurch.

Betrachten wir zunächst einmal die Kohlenhydrate, die ohne Hilfe von Mikroben im Dünndarm absorbiert werden. Monosaccharide sind die einfachsten Kohlenhydrate, sie enthalten ein einzelnes Zuckermolekül wie zum Beispiel Glukose oder Fruktose, und werden deshalb auch Einfachzucker genannt. Sie gelangen vom Verdauungstrakt direkt ins Blut. Zwei miteinander verknüpfte Monosaccharide heißen Disaccharide oder Zweifachzucker; zu dieser Gruppe gehören Laktose und Sucrose (Haushaltszucker). Der Begriff „Zucker" auf Lebensmitteletiketten bezieht sich immer auf den Gehalt an Monosacchariden und Disacchariden. Schließlich gibt es noch die Polysaccharide (Vielfachzucker), komplexe Kohlenhydrate aus mehreren miteinander verknüpften Monosacchariden. Stärke beispielsweise ist ein Polysaccharid. Die meisten Stärkearten werden aber wie die Mono- und Disaccharide bereits verdaut und absorbiert, bevor sie im Dickdarm ankommen. Viele nicht wegzudenkende Bestandteile unserer heutigen Ernährung enthalten Stärke: Aus stärkehaltigen Pflanzen wie Kartoffeln, Reis und Getreidearten werden Weißbrot und Nudeln gefertigt. Der größte Teil der so verzehrten Stärke wird in den Einfachzucker Glukose umgewandelt und in den Blutkreislauf aufgenommen, ohne dass die Mikrobiota Zugriff darauf bekommt. Metabolisch entspricht die Stärkemenge der gleichen Menge an Zucker. Auf Lebensmitteletiketten wird der Stärkegehalt aber nicht zwingend aufgeführt.

Die zweite Kategorie sind die von Mikroorganismen aufgespaltenen Kohlenhydrate (MAKs). In pflanzlicher Kost gibt es Tausende verschiedener Arten solcher MAKs. Oligosaccharide bestehen aus drei bis neun Monosacchariden. Man findet sie in Bohnen, Vollkornprodukten und vielen Obst- und Gemüsesorten. Die meisten Oligosaccharide werden nicht im Dünndarm verdaut, sondern an den Dickdarm weitergegeben, wo sie von den dort wartenden Bakterien schnell fermentiert werden. Nicht stärkehaltige Polysaccharide, wie Pektine in Obst oder das Inulin in Zwiebeln, umfassen zehn bis Hunderte miteinander verbundener Monosaccharide. Sie werden von der Mikrobiota zu kurzkettigen Fettsäuren abgebaut.

Die letzte Kategorie wird von den Kohlenhydraten gebildet, die den Verdauungstrakt unverändert passieren. Bei den meisten handelt es sich um Polysaccharide, die aufgrund einer bestimmten chemischen oder physikalischen Eigenschaft gegen die mikrobielle Verdauung bei Mensch und Tier resistent sind. Zu diesen widerspenstigen Polysacchariden gehört zum Beispiel Zellulose, der Hauptbestandteil pflanzlicher Zellwände. Die Darmmikroben anderer Lebewesen, zum Beispiel von Kühen oder Termiten, können Zellulose gut abbauen. Aber dafür benötigen sie viel mehr Zeit, als ein Verdauungsvorgang beim Menschen normalerweise dauert.

Ihren schlechten Ruf verdanken die Kohlenhydrate den zum Süßen genutzten Zuckern und den schnell abgebauten Stärken. Diese „schlechten" einfachen Kohlenhydrate sorgen dafür, dass der Blutzucker nach dem Verzehr schnell ansteigt. Der Körper reagiert auf den hohen Blutzuckerspiegel, indem er Insulin ausschüttet und es den Zellen in Leber, Muskeln und Fett ermöglicht, den zirkulierenden Zucker aufzunehmen. Insulin verhindert, dass der Körper Fett als Energiequelle anzapft, und zwar so lange, bis der gesamte Zucker verbraucht ist oder in Form von Glykogen gespeichert wurde. Wenn die Blutzuckerwerte ständig erhöht sind, zum Beispiel wegen einer Ernährungsweise mit vielen einfachen Kohlenhydraten, werden die auf Insulin reagierenden Körperzellen insulinresistent. Das heißt, diese Zellen sprechen immer weniger auf den konstant hohen Insulinspiegel an, bis sie ihn schließlich ganz ignorieren. Dies ist ein typisches Vorstadium einer Typ-2-Diabetes. Eine solche Desensibilisierung der Zellen führt zu einem gefährlich hohen Glukosespiegel, der einen Herzinfarkt, einen Schlaganfall oder Nierenversagen auslösen kann.

Das Maß dafür, wie schnell die Kohlenhydrate in einem bestimmten Nahrungsmittel nach dem Essen unseren Blutzuckerspiegel ansteigen lassen, ist der glykämische Index (GI). Monosaccharid-Glukose (Traubenzucker), die besonders schnell in das Blut aufgenommen wird, hat einen glykämischen Index von 100. Für den GI von Lebensmitteln kann folgende Einteilung verwendet werden: Hoch (mehr als 70), mittel (55 bis 70) und niedrig (weniger als 55). Mit der Anzahl leicht verdaulicher Kohlenhydrate steigt auch der glykämische Index. Weißbrot, geschälter Reis und geschälte Kartoffeln weisen zum Beispiel hohe Werte auf. Werden Reis und Kartoffeln nicht geschält, ist der GI schon etwas niedriger. Einen sehr geringen GI-Wert haben Bohnen, Samen und Vollkorn aufgrund ihrer minimalen Anteile von Monosacchariden, Disacchariden und Stärke und ihres hohen Anteils stärkefreier komplexer Kohlenhydrate.

Wichtiger noch als der glykämische Index ist die glykämische Last (GL). Der glykämische Index gibt an, wie schnell die Kohlenhydrate in einem Nahrungsmittel den Blutzuckerspiegel ansteigen lassen. Die glykämische Last berücksichtigt auch noch die jeweils verzehrte Menge (zum Beispiel eine Portion). Ein anschauliches Beispiel hierfür ist Kürbis. Eigentlich haben Kürbisse aufgrund ihrer Kohlenhydratarten einen hohen GI. Die tatsächliche Auswirkung von Kürbis auf den Blutzuckerspiegel ist aber sehr gering, was durch den niedrigen GL-Wert ausgedrückt wird. Die meisten Gemüsesorten weisen einen niedrigen GL-Wert und einen hohen MAK-Wert auf. Zu unseren Lieblingssnacks mit dieser erstrebenswerten Wertekombination zählen Edamame (gedämpft, gekocht oder notfalls auch in der Mikrowelle zubereitet), Joghurt mit frischen Früchten und Nüssen und Vollkornbrot mit Hummus. Man findet solche Ideen für (Zwischen-)Mahlzeiten mit einer geringen glykämischen Last ganz gut in diversen Onlinequellen.

WICHTIGE NÄHRWERTANGABEN FÜR DIE DARMMIKROBEN

Die Angaben auf Lebensmittelverpackungen können manchmal ganz schön verwirrend sein. Wenn wir beide im Supermarkt stehen, hoffen wir, dass wenigstens irgendetwas davon – Zutaten, Nährwerte, gesundheitsbezogene Angaben – eine Entscheidungshilfe für uns sein könnte. Gerade bei den gesundheitsbezogenen Angaben weiß man manchmal nicht, ob diese ernst zu nehmen oder Werbe-Blabla sind. Und selbst wir als Biochemiker verstehen manche Zutatenlisten nicht – was für uns immer ein klares Zeichen ist, dass wir das entsprechende Produkt zurück ins Regal stellen.

Eine standardisierte Nährwertkennzeichnung ist in der EU in bestimmten Fällen verpflichtend und erfolgt sehr häufig auch freiwillig. Im Wesentlichen gibt sie an, welche Mengen an Kalorien, Fett, Salz, Eiweiß und Kohlenhydraten ein Produkt enthält (in den USA kommt auch noch die Cholesterinangabe hinzu). Die meisten Menschen lesen nur die

Kalorienanzahl und vielleicht noch die Angaben zu Fett- und Zuckergehalt, der Rest wird seltener wahrgenommen. Leider sind die beiden Informationen zu den Kohlenhydraten in einem Lebensmittel, die wir als am wichtigsten erachten – glykämische Last und für die Mikrobiota nützliche Kohlenhydrate – auf Lebensmittelverpackungen meistens nicht zu finden.

Der Begriff „Ballaststoffe“ wurde von diversen amtlichen Organisationen unterschiedlich definiert. In einigen Definitionen spielt die Fermentation durch die Mikrobiota eine Rolle, so wie bei unserer Definition von MAKs, während bei anderen Definitionen von der Mikrobiota gar nicht die Rede ist. Die Begriffsverwirrung bei den Ballaststoffen hat auch damit zu tun, dass es keine Standardmethoden zur Bestimmung des Ballaststoffgehalts in Lebensmitteln gibt.

Laut der FAO gibt es mindestens 15 verschiedene Methoden zur Bestimmung des Ballaststoffgehalts für die Angaben zur Lebensmittelzusammensetzung auf Verpackungen. Je nach Art des Labortests variieren die Ergebnisse leicht. Es werden sicherlich noch bessere Methoden entwickelt werden, mit denen sich feststellen lässt, welche Kohlenhydrate in Lebensmitteln wahrscheinlich zu einer mikrobiellen Fermentation im Darm führen, also als MAKs gelten können. Aber denken Sie daran, dass die Zusammensetzung der Mikrobiota ja bei jedem Menschen unterschiedlich ist und sich im Laufe der Lebensjahre noch dazu verändert, weshalb solche Tests immer nur Schätzwerte ergeben. Bis ein mikrobiotaspezifischer Test entwickelt wird, der die MAKs in einem Lebensmittel quantifiziert, bleibt der Ballaststoffgehalt die bestmögliche Annäherung.

Das eine Problem ist also die unterschiedliche Definition und Messung von Ballaststoffen. Das andere besteht darin, dass viele der heutigen verpackten Lebensmittel, zumal jene, zu deren Zutaten Weißmehl und beträchtliche Mengen von Zuckern gehören, praktisch kaum noch

Ballaststoffe enthalten. Sie geben der Mikrobiota also kein Futter und die Darmbewohner leiden entsprechend Hunger. Die FDA empfiehlt eine Zufuhr von 38 Gramm Ballaststoffen pro Tag beim Mann und von 29 Gramm bei der Frau. *[Anm. d. Übers.: Die Deutsche Gesellschaft für Ernährung empfiehlt allen, täglich mindestens 30 Gramm Ballaststoffe zu sich zu nehmen.]* Der durchschnittliche Amerikaner aber nimmt lediglich 15 Gramm pro Tag zu sich. Eine solche Ernährungsweise trägt mit Sicherheit zum schlechten Zustand der menschlichen Mikrobiota in den westlichen Gesellschaften bei.

Wenn Ihnen jetzt Bilder von abgemagerten Mikroben vor dem geistigen Auge erscheinen, dann ist das nicht die ganze Wahrheit: Die Bakterien wissen sich nämlich schon auch zu helfen und wenden sich einer anderen Kohlenhydratquelle zu, der Darmschleimhaut. In Zeiten einer geringen Ballaststoffzufuhr ernähren sich die Darmbakterien von den Kohlenhydraten, die die Darmzellen kontinuierlich in die innere Auskleidung des Darms absondern, welche als Barriere zum Schutz der menschlichen Zellen vor dem Kontakt mit der Mikrobiota dient. Der Nachteil ist, dass die Darmschleimhaut leidet, wenn sie ständig angeknabbert wird. Durch Schleimmangel treten Lücken in der Barriere auf und nachfolgend kommt es zu Entzündungen. Die langfristigen Auswirkungen von zu wenig Darmschleimhaut sind noch unbekannt, aber erste Forschungsergebnisse legen nahe, dass dies eine Colitis auslösen kann. Die Mikrobiota ist jedoch flexibel: Sobald Sie ihr wieder ausreichend Ballaststoffe zuführen, wenden sich die Mikroben von der Schleimhaut ab und stürzen sich auf die leckeren pflanzlichen Fasern von Ihrem Gemüseteller.

MAKs

Da der Begriff „Ballaststoffe“ also nicht wirklich klar definiert ist, bevorzugen wir den Begriff „von der Mikrobiota aufgespaltene Kohlenhydrate“, abgekürzt MAKs. Das lässt einen eher daran denken, dass eine verzehrte Mahlzeit auch die Mikrobiota nährt. Wie schon oben erwähnt, sind MAKs Kohlenhydrate aus pflanzlichen Fasern wie Obst, Gemüse, Hülsenfrüchten und Getreide, die von der Mikrobiota fermentiert werden. Fasern in Nahrungsmitteln ebenso wie Ballaststoff-Ergänzungsmittel können auch Kohlenhydrate enthalten, die die Mikrobiota nicht aufschließen kann und die deshalb nicht fermentiert werden. Solche nicht fermentierbaren „Füllstoffe“ wirken Verstopfungen entgegen. Sie binden Wasser, weichen die Kotmasse auf und erleichtern so den Stuhlgang. Aber um Ihre Mikrobiota zu nähren und kurzkettige Fettsäuren zu erzeugen, müssen Sie MAKs konsumieren. Je mehr MAKs, desto mehr Fermentierungsprozesse im Darm und desto mehr kurzkettige Fettsäuren. Mit der Art der aufgenommenen MAKs bestimmen Sie, welche Mikroben besonders gut gedeihen, wie viele Bakterienarten Ihre Mikrobiota enthält (wie artenreich also die mikrobielle Wohngemeinschaft ist) und welche Funktionen sie ausübt. Wenn Sie viele Zwiebeln essen, werden sich Mikroben, die gut das Inulin in Zwiebeln fermentieren können, in Ihrer Mikrobiota wohlfühlen und sich vermehren. Äpfel fördern pektinabbauende Bakterien; Kleie solche, die Arabinoxylan aufspalten können. Durch den Verzehr von Pilzen unterstützen Sie Mikroben, deren Lieblingsspeise Mannane sind. Das sind einige Beispiele, aber jede Pflanze enthält zahlreiche verschiedene Kohlenhydrate, die die Mikroorganismen im Dickdarm anregen, sich zu vermehren (und ebenso Kohlenhydrate, die der mikrobiellen Zersetzung widerstehen). Es ist nicht möglich, die Menge an MAKs in einer Lebensmittelprobe auf dieselbe Weise zu messen wie den Proteingehalt. Da jede Mikrobiota unterschiedlich ist, haben nicht alle Menschen die gleichen MAKs. Im Jahr 2010 erforschte eine Gruppe Wissenschaftler eine Enzymart namens Beta-porphyranase. Dieses Enzym zersetzt einen Polysaccharid-Typ, den man in bestimmten Meeresalgen findet, bekannt unter dem Namen Nori. Nori dienen unter anderem dazu, Sushi-Rollen herzustellen. Es war nicht überraschend, dass bestimmte Meeresbakterien ein Gen für dieses Nori-zersetzende Enzym in sich tragen, damit sie Meeresalgen aufschließen können. Eine echte Überraschung aber war das Vorhandensein dieser Gene in der Darmmikrobiota von Menschen. Warum sollte eine Darmmikrobe Enzyme haben, mit denen sich Meeresalgen aufspalten lassen? Die Antwort wurde schnell klar, als sich herausstellte, dass sich diese Gene im Mikrobiom von Japanern, nicht aber in amerikanischen Mikrobiomen befanden. An irgendeinem Punkt in der Menschheitsgeschichte hatte sich die Mikrobiota der Algen essenden Japaner an diese neue Nahrungsquelle angepasst. Und wie passierte das? Die wahrscheinlichste Antwort ist, dass die Menschen beim Verzehr von Algen schlichtweg auch die Meeresbakterien auf den Algen zu sich nahmen – ein weiteres Beispiel dafür, wie natürliche Nahrung den Kontakt mit nützlichen Mikroben ermöglicht. Als die Bakterien dann den Dickdarm der Menschen passierten, übertrugen sie genetisches Material auf die bereits im Darm angesiedelten Bakterienstämme.

Das beschriebene Beispiel veranschaulicht zwei wichtige Punkte bezüglich der Mikrobiota. Erstens kann sich das Mikrobiom, anders als der Rest des menschlichen Genoms, innerhalb einer relativ kurzen Zeit an die Umgebung anpassen. Damit, wie viele und welche Pflanzen wir essen, beeinflussen wir die Zusammensetzung der Mikrobiota. Wenn die Japaner mit der Nori-verdauenden Mikrobiota keine Nori mehr essen würden, wäre diese Fähigkeit zur Aufspaltung von Nori in ihrem Darm nicht mehr vorhanden. Zweitens werden trotz der großen Anzahl von Genen im Mikrobiom nur Gene beibehalten, die ziemlich häufig zum Einsatz kommen und einen Nutzen für die Mikroben haben. Die Mikroben müssen die Gene unserer Mikrobiota bei jeder Zellteilung replizieren, was mit Energieaufwand verbunden ist. Deshalb achten sie darauf, dass ihre Genome übersichtlich bleiben und nur mit nützlichen Genen bestückt sind.

REICHE ODER ARME MIKROBIOTA

Wenn die Art und Anzahl der MAKs in der Ernährung die Zusammensetzung der Mikrobiota beeinflussen, ergibt es Sinn, dass sich die Mikrobiota der in der westlichen Welt lebenden Menschen an die geringere Anzahl von MAKs in der Ernährung angepasst haben. In einer 2013 veröffentlichten Studie hat eine multinationale Gruppe von Wissenschaftlern die Anzahl der Gene im Mikrobiom von 292 Dänen untersucht. Es stellte sich heraus, dass diese Personen in zwei Gruppen unterteilt werden konnten. Die Mikrobiome der einen Gruppe enthielten viele Gene und die der anderen relativ wenige Gene – es gab also „reiche“ und „arme“ Mikrobiome. In der reichen Gruppe wies der Darm mit einer höheren Wahrscheinlichkeit entzündungshemmende Bakterienarten auf und die Menschen waren eher schlanker. In der armen Gruppe gab es mehr Arten, die in Zusammenhang mit Entzündungen stehen, wie sie zum Beispiel typischerweise bei chronisch-entzündlichen Darmerkrankungen anzutreffen sind. Die Personen dieser Gruppe waren tendenziell übergewichtig, verfügten über eine höhere Insulinresistenz und ein größeres metabolisches Potenzial zur Bildung karzinogener Verbindungen. Mit anderen Worten: sie hatten ein Gesundheitsprofil, welches es wahrscheinlicher machte, dass sie einmal an Typ-2-Diabetes, Krebs, Herz-Kreislauf- oder Lebererkrankungen leiden würden. Die Personen mit dem reichen Mikrobiom besaßen mehr Gene, die an der Bildung gesundheitsfördernder kurzkettiger Fettsäuren beteiligt sind. Es ist also mehr als wünschenswert, über ein reiches Mikrobiom zu verfügen, aber wie schafft man das?

Bei einer ähnlichen Studie in Frankreich wurde ebenfalls ein solcher „Mikrobiom-Graben“ festgestellt. Die französischen Forscher befragten die Teilnehmer zu ihrer Ernährung und fanden heraus, dass diejenigen mit einem ärmeren Mikrobiom weniger Obst und Gemüse (und damit weniger MAKs) aßen als die der anderen Gruppe. Aber das Schicksal eines genarmen Mikrobioms ist nicht unabänderlich. Die Personen dieser Gruppe wurden sechs Wochen lang auf eine Diät mit weniger Fett und Kalorien und mehr Ballaststoffen und Proteinen gesetzt. Sie verloren nicht nur Gewicht, sondern vergrößerten auch den Genreichtum ihres Mikrobioms. Weitere Gesundheitsparameter verbesserten sich ebenfalls, darunter der Cholesterinspiegel und die Entzündungswerte. Diese beiden Studien liefern wichtige Hinweise, warum bestimmte Menschen trotz Übergewicht keinen Diabetes, Herzkrankheiten oder sonstige durch Fettleibigkeit bedingte Gesundheitsprobleme entwickeln. Und warum andere trotz Idealgewicht von solchen Krankheiten betroffen sind. Es geht daraus hervor, dass die Zusammensetzung des Mikrobioms eher Hinweise auf die Anfälligkeit für Zivilisationskrankheiten gibt als das Körpergewicht. In Zukunft wird Ihr Arzt vielleicht nicht mehr den BMI messen, sondern den Zustand Ihres Mikrobioms überprüfen und Ihnen wenn nötig eine Ernährungsweise verschreiben, die reich an MAKs ist.

Eine weitere Möglichkeit, ein armes Mikrobiom zu unterstützen, besteht darin, dass man der Mikrobiota Bakterienarten (und die zugehörigen Gene) zusetzt. Im Jahr 2013 leitete der an der Washington University lehrende Dr. Jeffrey Gordon eine Studie, bei der die Mikrobiota von mehreren Zwillingspaaren untersucht wurde, die eine unterschiedliche Körperstatur aufwiesen, das heißt einer war eher übergewichtig, der andere schlank. Im Laufe der Studie wurde die wenig vielfältige Mikrobiota eines übergewichtigen Zwillings in Labormäuse transplantiert, die daraufhin stark zunahmen. Die Mäuse dagegen, denen die artenreichere Mikrobiota des schlanken Zwillings übertragen wurde, blieben dünn. Als Nächstes wurde untersucht, was passiert, wenn nach den Transplantationen der Stuhlbakterien beide Mäusearten in denselben Käfig gesperrt wurden. Mäuse fressen Kot, und in dem Käfig nahmen die fetten Mäuse auch den Kot (und damit einhergehend die zugehörigen Bakterien) der dünnen Mäuse zu sich und umgekehrt. Das Experiment befasste sich mit der Frage, die wir oben schon einmal gestellt haben: Wenn Bakterien einer Mikrobiota mit einer geringen Vielfalt hinzugefügt werden, erhöht sich dadurch deren Vielfalt und verbessert das die Gesundheit des Menschen? In Gordons Experiment siedelten sich die „dünnen" Mikroben in der Mikrobiota der dicken Mäuse an und erhöhten damit den Artenreichtum der Mikrobiota. Auf diese Weise fungierten sie sozusagen als Schlankheitsmittel.

Aber bevor Sie Ihre schlankste Freundin um eine Stuhlprobe bitten, folgt jetzt hier noch der Haken an der Sache: Der bakterielle Schutz vor Übergewicht funktionierte bei den Mäusen nur, wenn ihre Futterrationen viel Obst und Gemüse und wenig Fett umfassten. Als die Forscher noch mal das gleiche Experiment wie oben mit der Zusammenführung der Mäuse durchführten, aber die Mäuse vermehrt mit Fett und weniger mit Obst und Gemüse fütterten, nahmen die dicken Mäuse weiter zu und die Bakterien der „dünnen" Mikrobiota siedelten sich bei ihnen nicht dauerhaft an. Will man also den Artenreichtum in einer Mikrobiota erhöhen, genügt es nicht, einfach weitere Mikroben dazuzugeben. Wir alle verspeisen regelmäßig Mikroben und einige kommen unvermeidbar aus der Mikrobiota anderer Menschen. Aber die gesundheitsfördernden bleiben nur dann, wenn wir uns so ernähren, dass sie sich wohlfühlen.

DIE MAKs IN UNSERER ERNÄHRUNG

Wo sind nur die ganzen MAKs in unserer Nahrung hin? Die Geschichte des Weizens ist dafür ein gutes Beispiel. Heute hat Weizen ein schweres Imageproblem, aber das war nicht immer der Fall. Menschen essen schon seit mehr als 10.000 Jahren Weizen, in einigen Kulturen in sehr großen Mengen. Warum wird ein einst unverzichtbares Grundnahrungsmittel heute so diffamiert?

Ein Weizenkorn besteht aus dem Endosperm (Mehlkörper), der Samenschale und dem Keimling. Das stärkehaltige Endosperm ist der Nährstofflieferant für den Keimling. Die harte Schale (Kleie) schützt das Korn. Der Keimling, der Embryo der Pflanze, besteht aus Fett und Fasern.

Vor Tausenden von Jahren mahlten die Menschen die Weizenkörner mithilfe von Mühlsteinen. Dieses mit Steinen gemahlene Mehl hatte allerdings wenig zu tun mit den industriell gefertigten Produkten von heute. Die industrielle Revolution brachte dampfbetriebene Mühlen, mit denen Mehl in viel größerem Umfang hergestellt werden konnte. Aber die Müller mussten sich nun überlegen, wie sie das Mehl auf dem manchmal monatelang dauernden Transport von der Mühle zum Abnehmer frisch halten konnten. Sie kamen dann darauf, dass, wenn sie den öligen Keimling vor dem Mahlen aus dem Weizen entfernten, die Haltbarkeit fast ins Unendliche stieg (allerdings gingen mit dem Keimling auch viele Ballaststoffe und andere gesunde Mikronährstoffe verloren). Irgendwann merkten die Mehlhersteller außerdem, dass sie die Samenschalen entfernen und so ein weißes, lockeres Mehl erzeugen konnten, das nur noch aus Endospermen bestand und bei den Verbrauchern gut ankam – es sah besser aus, war schmackhafter und leichter zu verarbeiten. Durch die neue Technologie konnte sich nun jeder „Mehl für Reiche“ leisten. Dass dadurch unsere Mikrobiota aber verarmte, wurde erst mal nicht bemerkt. Im Laufe der Zeit verfeinerten sich die Mahltechniken weiter und der Weizen konnte immer stärker zermahlen werden, bis hin zu dem ultrafeinen Mehl, wie wir es heute in den Supermarktregalen finden.

Es ist klar, dass das Entfernen der Kleie und des Keimlings die Anzahl der MAKs reduziert, aber warum beeinflusst die Feinheit des Mehls die Verfügbarkeit der MAKs? Weist eine bestimmte Menge eines Vollkornweizenmehls nicht dieselbe Menge an MAKs auf wie die entsprechende Menge intakter Weizenkörner? Nicht ganz. Einige MAKs überleben die Reise zur Mikrobiota deshalb, weil unser menschliches Genom nicht die Fähigkeit codiert hat, sie abzubauen. Wie ein Schloss, zu dem wir keinen Schlüssel haben. Andere MAKs erreichen die Mikrobiota, weil sie in Nahrungsbestandteilen eingebettet sind, die unser Körper aufgrund ihrer Größe vor der Ankunft im Dickdarm nicht verdauen kann. Er hat nicht genug Zeit dafür. In diesem Fall haben wir den Schlüssel zum Schloss, aber das Schloss ist sozusagen versteckt. Diese „versteckten" Kohlenhydrate enthalten Verbindungen, für die das menschliche Genom die Fähigkeit zum Verdauen codiert hat. Da sie jedoch von einer Art Schutzhülle umgeben sind, die zuerst aufgespalten werden muss, überleben Sie die Reise durch den Darm relativ intakt und liefern fermentierbare MAKs. Wird das Mehl hingegen in ein sehr feines Pulver gemahlen, können unsere Verdauungsenzyme viel mehr der Kohlenhydratverbindungen in aller Ruhe aufspalten und die daraus entstehenden Mono- und Disaccharide direkt in unseren Blutkreislauf einspeisen. Ist das Mehl gröber gemahlen, haben die Enzyme nicht genügend Zeit, um auf alle Kohlenhydratverbindungen zuzugreifen, sodass relativ viele unversehrt in unsere Mikrobiota gelangen. Vielleicht essen Sie die gleiche Menge an Brot wie schon Ihre Urgroßmutter, aber weil deren Brot noch aus gröberem Mehl gebacken war, aus Getreide mit Kleie und Keimlingen, enthielt es mehr MAKs als das heutige Brot. Ein Laib Brot aus fein gemahlenem Weißmehl entspricht in etwa dem Nährstoffgehalt eines Kuchens, wie ihn Ihre Urgroßmutter kannte. Solche Backwaren weisen praktisch keine MAKs mehr auf. Brot aus Vollkornmehl liefert pro Scheibe 2 Gramm Ballaststoffe. Wenn Sie eine Tasse gekochter, nicht gemahlener Weizenkörner verzehren, nehmen Sie damit rund 9 Gramm Ballaststoffe auf, also ungefähr ein Drittel Ihres Ballaststoffbedarfs pro Tag.

In der San Francisco Bay Area ist Sauerteigbrot allgegenwärtig. Viele backen sich dort inzwischen sogar ihr eigenes Brot und besorgen sich dafür am Anfang eine Sauerteigstarterkultur. Solche Starterkulturen sind wie die Darmmikrobiota komplexe Gemeinschaften von Bakterien, die sich auf eine bestimmte Aufgabe spezialisiert haben, in diesem Fall auf das Aufschließen von Mehl. In unserem Haushalt mahlen wir unser eigenes Mehl aus Weizenkörnern mit einer Getreidemühle, die manuell mit einer Kurbel betätigt wird. Indem wir auf industriell gefertigtes Mehl verzichten, stellen wir sicher, dass das Mehl etwas grobkörniger ist und Kleie und Keime enthält. Unser Brot versorgt uns also mit zahlreichen MAKs und schmeckt außerdem viel herzhafter als das schwammige, schneeweiße Brot, das es in Supermärkten gibt. Kleie und Keime verleihen ihm einen einmaligen Geschmack. Brot mit einer Sauerteig-Starterkultur herzustellen ist eine großartige Möglichkeit, die glykämische Last des Brots zu verringern, weil die Mikroben in der Starterkultur einen großen Teil der einfachen Kohlenhydrate abbauen. Und außerdem macht es Spaß, in der Küche mal mit einer mikrobiellen Gemeinschaft zu spielen. Sauerteigbrot ist aber auch in Bäckereien erhältlich. Kaufen Sie dann möglichst eines mit Vollkornmehl, damit der MAK-Gehalt höher ist.

UND WAS IST MIT DEN INUIT?

Trotz all der wissenschaftlichen Erkenntnisse, die die Vorzüge einer ballaststoffreichen Kost nahelegen, gibt es immer noch Skeptiker, die der Ansicht sind, dass eine stark proteinhaltige Ernährungsweise besser ist. Gerne werden die Inuit angeführt, die kaum pflanzliche Fasern zu sich nehmen und doch gesund sind. Es stimmt, dass die Menschen in den nordamerikanischen Polarregionen traditionell praktisch keine Pflanzen essen. Pflanzliche Ballaststoffe stehen nur im Sommer auf dem Speiseplan, in Form von Beeren, Knollen und Algen. Diese saisonale Ballaststoffaufnahme ist dann zunächst manchmal mit einigen Beschwerden verbunden. „Die Ammassalik-Eskimos bekommen

Bauchschmerzen, wenn sie nach langer Zeit wieder große Mengen Algen verzehren. Aber schon nach ein paar Tagen hat sich der Körper angepasst und das Bauchweh verschwindet", so berichtete die Schwedin Kerstin Eidlitz in ihrem 1969 erschienenen Buch *Food and Emergency Food in the Circumpolar Area*. Vielleicht waren diese Schmerzen das Ergebnis einer plötzlichen, sich durch die Ballaststoffe ergebenden Fermentation, bei der zusätzlich zu kurzkettigen Fettsäuren auch Gase produziert werden.

An diesem Punkt möchten wir auf eine häufiger gestellte Frage eingehen: Verursacht eine ballaststoffreiche Diät nicht Blähungen? In unserer Gesellschaft mit ihrer allgegenwärtigen Fertignahrung ist es ja sowieso eher schwierig, sich gesund zu ernähren. Warum sollte man das auf sich nehmen und dabei auch noch das Risiko eingehen, in der Öffentlichkeit in Peinlichkeiten zu geraten? Es stimmt, eine der Nebenerscheinungen bakterieller Fermentation ist die Entstehung von Gasen wie Wasserstoff und Kohlendioxid. Die Gase an sich sind geruchlos, aber wenn sie den Körper verlassen, nehmen sie eine Reihe von übel riechenden, flüchtigen Molekülen mit, die von bestimmten Mitgliedern der Mikrobiota produziert werden, darunter einige mit Schwefelverbindungen (die einen Geruch von faulen Eiern verursachen). Im komplexen Ökosystem des Darms, in dem der Abfall einer Mikrobe die Nahrung einer anderen ist, können jedoch die gasförmigen Fermentierungsprodukte einiger Arten von anderen Mikroorganismen „gefressen" werden, bevor sie den Darm verlassen. Zu diesen nützlichen Mikroorganismen zählen die Einzeller *Methanobrevibacter smithii*, die zur Gruppe der Archaeen (auch Archae- oder Urbakterien genannt) gehören. *M. smithii* bilden aus Wasserstoff und Kohlendioxid Methan, ein geruchloses Gas. Aufgrund der biochemischen Vorgänge bei der Methanbildung werden mehr Gasmoleküle verwertet als produziert, sodass *M. smithii* also dabei helfen, dass weniger Gase aus dem Darm hinausdrängen. Je größer die Mikrobenvielfalt im Darm ist, desto höher ist die Wahrscheinlichkeit, dass die durch Fermentation erzeugten Gase als Teil eines komplexen Nahrungsnetzes fungieren und von anderen Mikroben „aufgesaugt“ werden. Und Gase, um die sich bereits Mikroben gekümmert haben, können nicht mehr austreten.

Der nur saisonale Verzehr von Ballaststoffen war für die Inuit ausreichend. Die Mikrobiata konnte ihre Mikrobenvielfalt einmal jährlich wieder aufstocken, musste sich aber erst wieder ein paar Tage an die neue Kost gewöhnen, was mit etwas Unwohlsein verbunden war. Zu den traditionellen Gerichten der Inuit gehören fermentierte Robbenflossen, mit denen sie sich zwar keine MAKs zuführen, aber ihre Mikrobiota mit diversen Bakterienarten anreichern. Da die Mikrobiota traditionell lebender Inuit früher nicht untersucht wurde, werden wir ihre Zusammensetzung wohl niemals mehr eruieren können, denn inzwischen hat die westliche Ernährungsweise zumindest teilweise auch bei den Inuit Einzug gehalten. Was nicht vergessen werden darf, ist die Tatsache, dass sich Genom und Mikrobiom der Inuit aufgrund ihrer einstigen geografischen Isolation wahrscheinlich evolutionär angepasst hatten, sodass die Menschen mit einer fleisch- und fettreichen, aber ballaststoffarmen Ernährungsweise gesund bleiben konnten (ähnlich wie in dem oben erwähnten Beispiel der Nori essenden Japaner). In der Mikrobiota der Menschen in den westlichen Industrienationen gab es diese Art von Anpassung nicht. Aufgrund der fehlenden Daten können Inuit auf jeden Fall nicht als Gegenargument für die Notwendigkeit einer hohen Ballaststoffzufuhr herangezogen werden.

Es gibt zahlreiche Studien, die aufgezeigt haben, dass eine fleischlastige Ernährungsweise gesundheitsschädlich ist. Bei Personen, die im Rahmen einer Studie auf eine sehr eiweißreiche und kohlenhydratarme Ernährung umstellten, wurden nach vier Wochen dramatisch verringerte Werte an kurzkettigen Fettsäuren und pflanzlichen Antioxidantien und andererseits ein Anstieg von gefährlichen Stoffwechselprodukten im Darm festgestellt. Die Mikrobiota von Fleischfressern weist im Vergleich zu jener von Vegetariern und Veganern eine chemische Verbindung auf, die mit Herzkrankheiten in Verbindung gebracht wird, das Trimethylamin-*N*-oxid (TMAO). TMAO entsteht, wenn die Mikrobiota einen chemischen Stoff metabolisiert, der in großen Mengen in rotem Fleisch vorkommt. Die ständig zunehmenden wissenschaftlichen Belege beweisen, dass eine MAK-reiche Ernährung zu einer artenreichen Mikrobiota führt, die für unsere Gesundheit von Vorteil ist.

DIE „BIG-MAK"-DIÄT FÜR BIOLOGISCHE VIELFALT IM DARM

Bei uns in der Familie stehen durchaus auch gelegentlich Fisch, Milchprodukte und kleine Mengen Fleisch von Weiderindern auf dem Speiseplan. Zum größten Teil sind unsere Teller aber immer mit MAKs gefüllt, zum Beispiel in Form von Naturreis, Vollkorngerste, Bohnen oder bissfest gegartem Gemüse. Zum Nachtisch gibt es Obst und/oder etwas dunkle Schokolade. Wir begrenzen unseren Konsum an einfachen Kohlenhydraten, indem wir industriell gefertigte Nahrung vermeiden und zum Backen kein Weißmehl verwenden. Genügend Ballaststoffe aufzunehmen ist manchmal nicht so leicht. Eine simple Möglichkeit besteht darin, mehrmals pro Woche ein Linsen- oder Bohnengericht auf den Tisch zu bringen und immer einen Behälter mit gekochten Bohnen in der Küche parat zu haben, mit denen man zum Beispiel einen Salat anreichern kann. Die Bohnen bereiten wir lieber selbst zu, als solche aus der Dose zu nehmen. Am Wochenende kochen wir deshalb auf Vorrat einen großen Topf mit schwarzen Bohnen, Kichererbsen, Kidneybohnen oder anderen Hülsenfrüchten, die wir gerade im Haus haben. Einfach auf den Herd stellen und ein paar Stunden auf kleiner Flamme köcheln lassen. Ab und zu muss man mal nachsehen, ob noch genügend Wasser im Topf ist, das ist alles. Die so gekochten Bohnen bleiben in Glasbehältern im Kühlschrank die ganze Woche über genießbar. Man kann sie auch einfrieren, um sie noch länger aufzubewahren. Darüber hinaus haben wir immer Nüsse und Samen vorrätig, die wir über Salate, Hauptgerichte und andere Speisen streuen.

Sollte Ihnen diese Ernährungsweise irgendwie zu aufwendig erscheinen, können Sie erst einmal auch nur kleinere Schritte machen. Gewöhnen Sie es sich zum Beispiel an, vor jeder Mahlzeit die Menge an Ballaststoffen auf dem Teller abzuschätzen. Wenn Sie dann sozusagen nichts auf dem Teller haben, das nährend für Ihre Mikrobiota ist, überlegen Sie, wie Sie die Mahlzeit auf dem Teller beim nächsten Mal ballaststoffreicher gestalten können. Sollten Sie Befürchtungen wegen möglicher Blähungen oder anderer Beschwerden haben, die wie bei den Inuit mit einem plötzlichen Anstieg der MAK-Zufuhr einhergehen könnten, dann empfehlen wir Ihnen, die Ballaststoffzufuhr langsam, über Wochen und Monate hinweg, anzuheben, damit sich Ihr Verdauungstrakt allmählich daran gewöhnt. Beginnen Sie damit, im Lebensmittelladen oder im Restaurant bewusstere Entscheidungen zu treffen. Denken Sie einfach immer daran, auch Ihren Darmbakterien Futter zu geben – sie werden es Ihnen danken, indem sie Ihnen zu einer besseren Gesundheit verhelfen. Am Ende des Buchs finden Sie Rezepte für MAK-reiche Speisen, über die sich Ihre Mikrobiota freuen wird.

KAPITEL 6

EIN BAUCHGEFÜHL

DIE DARM-HIRN-ACHSE

Hirn und Darm stehen ständig in Kontakt. Wir sprechen von einem „Bauchgefühl“, wenn wir jemanden zum ersten Mal treffen. Manche Entscheidungen treffen wir intuitiv „aus dem Bauch heraus“. Oder es kann passieren, dass wir eine „Wut im Bauch“ haben. Die Verbindung zwischen Bauch und Kopf gibt es aber nicht nur im übertragenen Sinne. Das Gehirn und der Darm sind durch ein dichtes Geflecht aus Nervenzellen und eine Kommunikationsbahn aus Hormonen und anderen chemischen Botenstoffen miteinander verbunden, die ständig Informationen darüber austauschen, wie hungrig wir sind, ob wir unter Stress stehen oder ob wir einen Krankheitserreger aufgenommen haben. Diese Datenautobahn nennt sich Darm-Hirn-Achse und gibt konstante Updates über den Zustand an beiden Enden. Wenn Ihnen beim Blick auf die Kreditkartenrechnung nach den Ferien flau im Magen wird, so ist das ein gutes Beispiel für die Funktion der Darm-Hirn-Achse. Sie sind gestresst und Ihre Bauchregion erfährt das sofort.

Das enterische Nervensystem (ENS) wird oft auch als das „zweite Gehirn“ des Körpers bezeichnet. Es ist über mehrere hundert Millionen Neuronen mit dem Kopfhirn verbunden und hat die Aufgabe, den Magen-Darm-Trakt zu steuern. Dieses umfangreiche Netz von Verbindungen überwacht den ganzen Verdauungstrakt von der Speiseröhre bis zum Anus. Das Darmnervensystem kann vollständig unabhängig vom zentralen Nervensystem arbeiten, wobei beide Systeme in ständigem Kontakt stehen. Unser Bauchgehirn wird zwar niemals Symphonien komponieren oder ein Meisterwerk malen, aber es hat eine wichtige Funktion bei der Steuerung der Tätigkeiten unseres „Schlauches“. Das Geflecht von Neuronen im Darm ist ähnlich komplex wie das im Rückenmark. So viele Nervenzellen für das bisschen Verdauung? Wieso braucht der Darm ein eigenes Gehirn? Geht es nur darum, den Verdauungsprozess zu regulieren? Oder hat das Bauchgehirn vielleicht die Aufgabe, die Billionen von mikrobiellen Besiedlern im Darm zu „belauschen“?

Die Abläufe im ENS werden vom Gehirn und vom zentralen Nervensystem überwacht. Das zentrale Nervensystem kommuniziert über den Sympathikus und den Parasympathikus mit dem Darm. Beides sind Teile des vegetativen Nervensystems (VNS), das lebenswichtige Funktionen wie Herzschlag, Atmung und Verdauung steuert. Das VNS reguliert die Geschwindigkeit, mit der Essen durch den Darm transportiert wird, sowie die Produktion von Magensäure und von Darmschleimhaut. Die sogenannte Hypothalamus-Hypophysen-Nebennierenrinden-Achse ist ein weiterer Mechanismus, der der Kommunikation zwischen Gehirn und Darm dient. Durch Interaktionen mit Hormonen werden die Verdauungsprozesse im Körper reguliert.

Dieser Kreislauf aus Neuronen, Hormonen und chemischen Neurotransmittern sendet nicht nur Meldungen über den Zustand des Darms ans Gehirn, sondern ermöglicht es dem Gehirn, einen direkten Einfluss auf die Darmumgebung zu haben. Die Geschwindigkeit, mit der die Nahrung im Verdauungstrakt weitertransportiert wird, und die Menge an vorhandener Darmschleimhaut (beides kann vom zentralen Nervensystem kontrolliert werden) wirken sich direkt auf die Umgebungsbedingungen der Mikrobiota aus.

Wie jedes Ökosystem, das von konkurrierenden Arten besiedelt wird, gibt die Umgebung im Darm vor, welche Bewohner darin besonders gedeihen. So wie Tiere, die an ein Leben im Regenwald gewöhnt sind, in der Wüste aber Probleme hätten, haben es Mikroben, die auf die Darmschleimhaut angewiesen sind, in einem Darm mit einer sehr dünnen Schleimhaut schwer. Sobald die Schleimhaut wieder gestärkt wird, fühlen sich diese Mikroben wieder pudelwohl. Durch seine Fähigkeit, Einfluss auf die Darmpassagezeit und die Schleimhautabsonderung zu nehmen, bestimmt das Nervensystem mit, welche Mikroben im Darm ihren Wohnsitz nehmen. Das Kopfgehirn kontrolliert die Mikroben also, auch wenn dies unbewusste Vorgänge sind.

Was ist nun aber mit der mikrobiellen Seite? Wenn sich die Mikrobiota an die Veränderung einer Ernährungsweise oder an eine stressbedingte Verkürzung der Darmpassagezeit gewöhnt, bekommt das Gehirn diese Veränderung dann mit? Verläuft die Darm-Hirn-Achse nur in eine Richtung, schickt also nur das Hirn Signale an den Darm? Oder werden auch Informationen in die andere Richtung übermittelt? Kommt die innere Stimme, die jetzt unbedingt eine Süßigkeit will, vom Gehirn oder von den unersättlichen Mikrobenmassen im Darm? Neueste Erkenntnisse legen nahe, dass unser Gehirn sich der Darmmikroben nicht nur „bewusst" ist, sondern dass diese Bakterien unsere Wahrnehmung der Umgebung und unsere Verhaltensweisen steuern können. Es wird allmählich immer klarer, dass der Einfluss der Mikrobiota weit über den Darm hinausgeht und sich überraschenderweise sogar auf einen ganz anderen Aspekt unserer Biologie erstreckt – auf unsere Psyche.
Die größte Menge des Neurotransmitters Serotonin, der im Volksmund gerne als „Glückshormon" bezeichnet wird, kommt im menschlichen Organismus im Magen-Darm-Trakt vor. Viele Antidepressiva wie Prozac, Zoloft und Paxil erhöhen die Serotoninkonzentration im Körper. Sehr wahrscheinlich ist Serotonin aber nur einer von zahlreichen unter dem Einfluss der Mikrobiota stehenden Botenstoffen, die sich auf Stimmung und Verhalten auswirken.

MIKROBENFREIE MÄUSE: MUTIG, GEFRÄSSIG UND VERGESSLICH

Die Idee, dass Mikroben das Verhalten eines Menschen beeinflussen, ist nicht ganz neu. Viele Pathogene können sich auf die Psyche auswirken. Das schraubenförmig gewundene, sehr bewegliche Bakterium *Treponema pallidum*, der Erreger der Syphilis, befällt unter anderem das Rückenmark und das Gehirn des infizierten Menschen. Durch seinen zombiehaften Befall des Nervensystems kann *Treponema pallidum*

Depressionen, affektive Störungen und sogar Psychosen auslösen. Bestimmte Mikrobenarten kontrollieren das Bewusstsein anderer Lebewesen, um sich fortzupflanzen. Das Protozoon *Toxoplasma gondii* nistet sich im Gehirn infizierter Nagetiere ein und bewirkt dort, dass das Tier seine normale Scheu vor Katzen verliert und dementsprechend einfach zu fangen ist. Wenn eine Katze dann ein solches Nagetier frisst, profitiert das *Toxoplasma gondii* davon, indem es seinen Lebenszyklus in der Katze vollenden und sich über den Katzenkot weiter ausbreiten kann. Aus der Sicht der Mikrobe ist die „Bewusstseinskontrolle" über das Nagetier also extrem nützlich. In der Natur finden sich zahlreiche weitere Beispiele von solchen „schlechten" Mikroben, die zu ihrem eigenen Nutzen in das Gehirn des Wirtstiers eindringen und es manipulieren. Weniger bekannt ist, ob auch „gute" Mikroben im Darm zu solchen Manipulationen fähig sind.

Die ersten Hinweise darauf, dass die Darmmikrobiota mit der Gehirnfunktion verknüpft ist, ergaben sich aus Versuchen mit keimfrei gehaltenen Labormäusen. Wissenschaftler beobachteten, dass sich solche Mäuse tendenziell anders verhielten als Mäuse mit einer normalen Mikrobiota. Die Mäuse ohne Bakterien verfügten über eine größere Bewegungsaktivität und gingen in diversen Versuchsanordnungen mehr riskante Situationen ein. Auf freiem Feld legen solche „Extremsportler"-Mäuse längere Distanzen zurück, wodurch die Wahrscheinlichkeit steigt, dass sie von einem hungrigen Habicht entdeckt werden. Aus evolutionärer Sicht ist Risikofreudigkeit nichts Erstrebenswertes, denn es gefährdet das Überleben und die Fortpflanzung der jeweiligen Art. Eine Maus, die sich von freien Feldern fernhält, schützt sich und erhöht damit die Chance, dass ihre Gene und ihre Mikroben an zukünftige Generationen weitergeben werden.

Weiter stellten die Forscher fest, dass die Versuchsmäuse umsichtiger agierten, nachdem sie mit Darmbakterien kolonisiert worden waren. Das funktionierte aber nur, wenn es frühzeitig geschah, also sozusagen noch im Kindheitsalter der Mäuse. Erhielten sie die Bakterien erst als ausgewachsene Mäuse, änderte sich an ihrem risikofreudigen Verhalten nichts mehr. Es scheint, dass die Darmmikroben nur im jungen Alter eines Lebewesens dessen Risikotoleranz „einstellen" können. Bei Menschen wächst das Gehirn im Kindesalter sehr schnell und es wird eine Unmenge von Vernetzungen zwischen den Gehirnneuronen aufgebaut. Wenn Mikroben eine Rolle bei der Entwicklung der Persönlichkeit und des Verhaltens spielen, leuchtet es ein, dass sie ihre größte Wirkung am Lebensanfang entfalten.

In anderen wissenschaftlichen Versuchen stellte sich heraus, dass mikrobenfreie Mäuse nicht nur den Nervenkitzel bevorzugen, sondern auch Probleme bei der Merkfähigkeit haben. Zwei Gruppen von Mäusen, die eine mit einer Mikrobiota, die andere ohne, wurden einigen Gedächtnistests unterzogen. Beim ersten Test wurden ihnen fünf Minuten lang ein kleiner glatter und ein großer geriffelter Serviettenring in den Käfig gelegt, die sie ausgiebig beschnüffeln konnten. Dann wurden die Ringe 20 Minuten lang wieder entfernt. Als Nächstes wurde der geriffelte Ring zurückgelegt, zusammen mit einem für die Mäuse ganz neuen Gegenstand, einer sternförmigen Ausstechform für Plätzchen. Die Mäuse, die sich an den Serviettenring noch erinnerten, beachteten ihn nicht mehr groß, sondern wandten sich der noch unbekannten Ausstechform zu. Das waren die Mäuse mit Mikrobiota. Ihre Artgenossen ohne Mikrobiota verbrachten gleich viel Zeit mit der Erkundung des „alten" Serviettenrings wie der „neuen" Ausstechform. Sie hatten einen Gegenstand, den sie erst 20 Minuten vorher gesehen hatten, bereits komplett vergessen.

Es ist wichtig, im Gedächtnis zu behalten (die Mikrobiota hilft vielleicht dabei), dass die keimfreien Umgebungen bei den Versuchsmäusen für Menschen nicht herstellbar sind – wir tragen auf jeden Fall eine Mikrobenbesiedlung mit uns herum. Aber nichtsdestotrotz zeigen diese Versuche unter extremen Bedingungen, dass die Mikrobiota erhebliche

Auswirkungen auf Verhalten und Gedächtnis haben kann, wobei die Unterschiede unter normaleren Bedingungen sicherlich nicht so krass ausfallen.

Wir können spekulieren, dass die Mikrobiota die Überlebenschancen ihres Wirts erhöht, indem sie ihn vorsichtiger sein lässt oder sein Gedächtnis verbessert. Vielleicht ist der moderne Mensch das Ergebnis von Generationen von Mikrobiota, die seine Vorfahren dabei unterstützten, weise, lebensverlängernde Entscheidungen zu treffen. Die Rolle, die sie für unsere Persönlichkeit und Intelligenz spielen, ist immer noch unklar, aber ganz sicher tun Darmbakterien mehr, als unsere Verdauung zu fördern. Freuen Sie sich nicht zu früh, Sie werden auch weiterhin nicht den letzten Antibiotikazyklus dafür verantwortlich machen können, dass Sie Ihren Hochzeitstag vergessen haben. Aber wenn Sie gut lauschen, hören Sie vielleicht die biochemischen Einflüsterungen der Darmmikroben. Die Mikrobiota ist im Verdauungstrakt angesiedelt, ihr Einfluss geht jedoch weit darüber hinaus. Die von diesen Bakterien produzierten chemischen Stoffe können die Darmwände durchdringen und in den Blutkreislauf und sogar ins Gehirn gelangen. Forscher sind aktiv dabei herauszubekommen, um welche Stoffe es sich handelt und wie sie sich auf unser Seelenheil auswirken.

PERSÖNLICHKEITSTAUSCH

Durch eine Mikrobiotatransplantation lassen sich körperliche Merkmale vom Spender auf den Empfänger übertragen. Erhält eine schlanke Maus die Mikrobiota eines übergewichtigen Artgenossen, legt sie an Gewicht zu; im umgekehrten Fall nimmt die fettleibige Maus ab. Wenn die Mikrobiota die Gehirnfunktion beeinflussen kann, können transplantierte Mikroben sich dann auch auf die Stimmung oder die Persönlichkeit eines Menschen auswirken? Lassen sich Depressionen vielleicht mit „Glücksbakterien“ bekämpfen?

Eine Forschergruppe der McMaster University im kanadischen Ontario untersuchte 2011, ob sich Charaktermerkmale durch den Transfer von Darmbakterien ebenso übertragen lassen wie Körpermerkmale. Die Wissenschaftler arbeiteten mit zwei Mäuserassen. Die eine Rasse, Balb/c genannt, war eher ängstlich und nervös, der Woody-Allen-Labormaustyp sozusagen. Die Angehörigen der zweiten Rasse namens NIH Swiss entsprachen ihrem Wesen nach mehr dem italienischen Schauspieler Roberto Benigni, waren also gesellig und extraviert. Um ein Maß für die Ängstlichkeit beziehungsweise den Mut der Mäuse zu bekommen, setzte man sie auf eine erhöhte Plattform und stoppte die Zeit, bis sie heruntersprangen. Je mutiger eine Maus, desto schneller sprang sie. Die Woody-Allen-Mäuse brauchten durchschnittlich viereinhalb Minuten, bis sie sich vorsichtig von der Plattform herabgelassen hatten. Die Benigni-Mäuse hüpften ohne viel Federlesens herunter, innerhalb von Sekunden.

Als Nächstes wurden beiden Rassen Mikroben der jeweils anderen Gruppe verabreicht und der Plattformtest wurde wiederholt. Die vorher selbstbewussten Roberto-Benigni-Mäuse, die Woody-Allen-Bakterien erhalten hatten, zögerten nun plötzlich mehr als eine Minute, bis sie sich von der Plattform herunterwagten. Die schüchternen Woody-Allen-Mäuse sprangen dagegen nach Verabreichung der Benigni-Bakterien viel schneller. Mit anderen Worten: Durch den Transfer von Darmmikroben ließen sich Angst und Mut übertragen. Je nach der Mikrobenart in ihrem Darm verhielten sich die Mäuse unterschiedlich.

Die Forscher fanden heraus, dass die Mikrobiotatransplantate einen Einfluss auf die Menge des Wachstumsfaktors BDNF im Hippocampus hatten. BDNF ist ein Protein, das mit Krankheiten wie Depression, Schizophrenie und Zwangsstörungen in Zusammenhang steht. Menschen mit Angstzuständen und depressivem Verhalten weisen oftmals einen Mangel an BDNF auf. Nach der Übertragung der Woody-Allen-Mikrobiota auf die Roberto-Benigni-Mäuse wurde bei Letzteren nicht nur eine erhöhte Ängstlichkeit festgestellt, sondern auch eine messbare Veränderung ihrer Hirnchemie.

Aus wissenschaftlicher Sicht ist nicht klar, wie es zu Verhaltensänderungen wie oben beschrieben kommt. Irgendwie wirkt sich die Mikrobiota auf den BDNF-Spiegel (und wahrscheinlich auf weitere Botenstoffe im Gehirn) aus. Diese chemischen Veränderungen beeinflussen Psyche und Verhalten des Wirtsorganismus. Aber wie können Bakterien ganz unten am Ende des Verdauungstraktes Einfluss auf ein Protein ganz oben im Schädel ausüben? Wir wissen schon seit Langem, dass zwischen Gehirn und Darm chemische und physikalische Verbindungen bestehen, über die das Gehirn zum Beispiel über ein aufgetretenes Hungergefühl informiert wird – nachdem Essen überlebensnotwendig ist, eine wirklich sehr sinnvolle Information. Allmählich stellt sich nun immer mehr heraus, dass die Meldungen vom Darm aber noch um einiges nuancierter sind als einfach „Füttere mich".

UNBEAUFSICHTIGTE PHARMAFABRIK

Während die Bakterien in der Mikrobiota MAKs abbauen, produzieren sie kurzkettige Fettsäuren und darüber hinaus eine große Menge verschiedener Moleküle. Einige davon gelangen in den Blutkreislauf und werden im Körper verteilt. Teilweise sind die Moleküle toxisch; sie werden dann von unseren Nieren gefiltert und mit dem Urin ausgeschieden (Patienten mit chronischem Nierenversagen müssen sich regelmäßig einer Dialyse unterziehen, um diese von der Mikrobiota erzeugten chemischen Stoffe wieder loszuwerden). Einige der in der Mikrobiota erzeugten Stoffe sind arzneimittelähnliche Wirkstoffe, die den Aufbau der körpereigenen Botenstoffe replizieren. Viele dieser Moleküle können über den Darm absorbiert werden und mit unseren Nervenzellen (Immunzellen) im Darmgewebe interagieren, oder sie werden in eine

Blutbahn aufgenommen und fließen bis zum Gehirn. Diese bioaktiven chemischen Stoffe, von Darmbakterien produziert, umspülen unsere eigenen Zellen, geben Signale an die Nervenzellen weiter und beeinflussen möglicherweise unsere Psyche. Unsere Mikrobiota ist eine Art Pharmafabrik, von der die chemischen Stoffe direkt zum Gehirn transportiert werden.
Warum die Mikrobiota arzneimittelähnliche Wirkstoffe produziert, ist noch unbekannt. Vielleicht wird durch einige davon unser Appetit angeregt, damit die Darmbakterien Nahrung erhalten. Vielleicht kommen diese Stoffe auch auf irgendeine bisher noch nicht geklärte Weise den sie produzierenden Darmbakterien zugute und wirken sich auf die Darmperistaltik oder das Immunsystem aus. Es werden noch viele weitere Studien vonnöten sein, damit wir verstehen, was die chemischen Stoffe bewerkstelligen, und um ein besseres Verständnis von den Billionen von Apothekern zu bekommen, die diese Arzneimittel abgeben.

Wir dürfen nicht vergessen, dass diese Bakterien über kein Bewusstsein verfügen und keine Moleküle zu dem einzigen Zweck herstellen, uns irgendwie zu manipulieren. Aber das folgende hypothetische Beispiel mag verdeutlichen, wie eine von Bakterien angestoßene Verhaltensänderung noch verstärkt werden kann, um schließlich ein verwurzelter Teil unserer Biologie zu werden.
Stellen Sie sich eine Bakterienart vor, die hervorragend Pektin aufspalten kann, ein Polysaccharid, das in vielen Obstsorten, zum Beispiel Zitrusfrüchten, enthalten ist. Während das Bakterium die MAKs der Zitrusfrucht, die Sie gegessen haben, zerlegt, könnte eine Mutation seiner DNA eintreten. Solche biologischen Fehler bei der DNA-Replikation kommen bei Bakterien relativ häufig vor. In den meisten Fällen bedeuten sie für das jeweilige Bakterium nichts Gutes und verursachen sein Absterben. Manchmal aber können solche Mutationen zur Entstehung eines interessanten neuen Moleküls führen. Wenn eine der Milliarden

pektinabbauender Bakterien ein neues Molekül erzeugt, das zufälligerweise Ihren Appetit auf Zitrusfrüchte verstärkt, so hat es dieses Bakterium geschafft, Ihr Verhalten so zu ändern, dass es selbst und seine Nachfahren davon profitieren werden.

Eine solche Abfolge von Ereignissen ist natürlich extrem unwahrscheinlich. Die Chance ist gering, dass ein Bakterium genau den richtigen chemischen Stoff bildet, der Ihr Verlangen nach Zitrusfrüchten erhöht, und dass dasselbe Bakterium auch noch profitiert, wenn Sie Obst essen (weil es ein guter Pektinverwerter ist). Angesichts der sehr langen Zeiträume, in denen der Mensch mit Mikroben zusammenlebt, und den Billionen mikrobieller Zellen in uns, die ihre DNA alle 30 bis 40 Minuten erneuern, und den Milliarden von Menschen auf der Erde besteht allerdings schon eine gewisse Wahrscheinlichkeit, dass eine Mikrobe ab und zu mal den Jackpot gewinnt. Wenn es eine Mikrobe geschafft hat, einen Wettbewerbsvorteil zu erlangen, und sei es durch pures Glück, dann wird die Anzahl der Mikroben dieser Art rasch ansteigen. Solche cleveren (oder vom Glück begünstigten) Mikroben werden von Eltern an ihre Kinder weitergegeben, und das durch die Mikroben veränderte Verhalten des Menschen wird bestehen bleiben. Solche Szenarien spielen sich übrigens auch jetzt gerade, während Sie dies lesen, in Ihrem Körper ab.

DER GIFTMÜLL DER MIKROBIOTA

Da nur wenige Bakterien den Jackpot gewinnen, sind viele der chemischen Verbindungen, die in Ihrem Körper herumströmen, nur Stoffwechselabfälle der Darmmikroben. Selbst wenn diese Moleküle einen tief greifenden Einfluss auf die menschliche Biologie haben, bringt das den Bakterien nicht immer einen Selektionsvorteil. Einige dieser Moleküle, wie die kurzkettigen Fettsäuren, wirken sich positiv auf die Gesundheit aus, andere nicht.

Eine der zahlreichen Funktionen der Leber ist der Abbau der chemischen Abfallprodukte, die von den Mikroben erzeugt wurden. Sollte die Leber ihren Dienst nur unzureichend ausüben, können diese giftigen Stoffe eine hepatitische Enzephalopathie verursachen, die mit Funktionsstörungen des Gehirns einhergeht. Wenn sich die Moleküle im Blut ansammeln, durchbrechen sie die Schranke zum Hirn und richten verheerende Schäden in den normalen neurologischen Funktionen an. Zwei verbreitete Therapien von hepatitischer Enzephalopathie zielen auf die Mikrobiota. Sie reduzieren die Anzahl von Darmbakterien und damit auch die Menge an chemischen Stoffen, die diese produzieren. Eine Therapieart ist die Gabe von Laktulose. Sie hat eine abführende Wirkung und sorgt dafür, dass Mikroben und ihre Metaboliten schneller ausgeschieden werden. Ein anderes Therapeutikum ist das Antibiotikum Rifaximin, das die Darmmikroben abtötet. Bevor Laktulose und Rifaximin erhältlich waren, wurden die Gehirnfunktionsstörungen als Folge des Leberversagens durch die chirurgische Entfernung des Dickdarms (und damit der Darmmikrobiota) therapiert.

Die Nieren, das zweite Entgiftungsorgan, eliminieren zahlreiche Metaboliten der Mikrobiota über Urinausscheidung. Wissenschaftler können anhand des Urins Feststellungen zur Mikrobiota machen. Bei einem Nierenversagen sammeln sich die mikrobiellen Abfälle im Blut an, und in der Folge treten unter Umständen Funktionsstörungen im Gehirn auf. Durch regelmäßige Dialysen können die schädlichen Moleküle herausgefiltert werden. In der Zukunft wird es vielleicht möglich sein, die Mikrobiota neu zu programmieren oder ihre Funktion durch eine bestimmte Diät zu regulieren. Dann würden weniger giftige Abfälle produziert und die Notwendigkeit von Dialysen fiele weg.

Eines der am besten erforschten Moleküle, das beim Abbau von Nahrungsstoffen durch Darmbakterien entsteht, ist Trimethylamin-*N*-oxid (TMAO). Forscher der Cleveland Clinic in Ohio entdeckten dieses

Molekül, als sie nach chemischen Stoffen im Blut suchten, anhand derer sich Herz-Kreislauf-Erkrankungen vorhersagen ließen. Molekulare Marker für drohende Gesundheitsprobleme, wie zum Beispiel Herzinsuffizienz, können als wertvolles Alarmsystem dienen und Erkenntnisse zur Entstehung von Krankheiten liefern. Die Forschungsgruppe der Cleveland Clinic untersuchte die chemischen Stoffe im Blut von Menschen, die zur kardiologischen Abklärung in die Klinik gekommen waren. Sie fanden heraus, dass höhere Blutspiegel von TMAO mit der Gefahr von Herzinfarkten und Schlaganfällen korrelierten und darüber hinaus die Bildung von Arterienverstopfungen förderten. Wie entsteht TMAO und was können wir tun, um den TMAO-Gehalt im Blut niedrig zu halten?

Sie werden es schon geahnt haben, dass die Höhe der TMAO-Produktion von der Mikrobiota abhängt. So wie wir es von anderen Risikofaktoren für Herzkrankheiten kennen, spielt die Ernährung eine große Rolle. Rotes Fleisch und andere Nahrungsfette fördern die Entstehung der Zwischenstoffe, die für die TMAO-Synthese erforderlich sind. Dazu zählen der Fettbegleitstoff Phosphatidylcholin (bekannt auch unter dem Namen Lezithin) und der Fleischbestandteil Carnitin.

In Folgestudien fanden die Forscher heraus, dass einige Personen über eine Mikrobiota verfügten, die wenig Trimethylamin (TMA), das Vorläufermolekül von TMAO, produzierte, wodurch diese Menschen auch weniger TMAO im Blut hatten. Und genau diese Personengruppe wies ein geringeres Herzinfarktrisiko auf. Es überrascht nicht, dass der TMAO-Spiegel bei Vegetariern und Veganern viel niedriger war als bei Fleischessern. Als besonders interessanter Aspekt der Studie willigte ein fünf Jahre lang vegan lebender Mann ein, zum Wohle der Wissenschaft ein Steak zu essen. Bei der Blutuntersuchung danach wurde bei ihm ein nur sehr niedriger TMAO-Plasmaspiegel festgestellt, was darauf hinwies, dass seine Darmbakterien kaum in der Lage waren, TMA zu bilden. Die Forscher konnten den Veganer nicht zur Fortsetzung des

Experiments überreden (oder vielleicht versuchten sie es ja auch gar nicht), aber führten anschließend Versuche mit Mäusen durch, um festzustellen, ob regelmäßiger Fleischverzehr sich so auf die Mikrobiota auswirkt, dass sie viel TMA produziert. Für das Experiment erhielten Mäuse, bei denen vorher ein geringes Vorkommen an TMA gemessen worden war, eine stark carnitinhaltige Ernährung. Und tatsächlich gingen die TMA-Werte bei den Mäusen steil in die Höhe. Gleichzeitig veränderte sich die Zusammensetzung der Mikrobiota, und zwar vermutlich so, dass mehr TMA erzeugende Bakterienarten vorhanden waren.

Diese Studie lieferte einen wichtigen Beitrag zur Klärung der Frage, wie und warum der übermäßige Verzehr von rotem Fleisch zu Herzproblemen führen kann. Einer der gesundheitsschädigenden Faktoren ist das von der Mikrobiota aus Carnitin gebildete TMA. Auch die tief greifende Auswirkung der Ernährung auf zwei Aspekte der Mikrobiota wurde durch die Studie erhärtet: die in der Mikrobiota angesiedelten Bakterienarten und die chemischen Reaktionen zwischen ihnen. Nehmen wir an, zwei Menschen treffen sich zum Abendessen und essen ein Steak. Der eine isst auch sonst sehr häufig Fleisch, der andere ernährt sich vorwiegend von pflanzlicher Kost. Nun könnte man meinen, dass die chemischen Reaktionen im Darm der beiden Personen nach dem Verzehr des Steaks ähnlich, wenn nicht identisch sind. Es ist aber vielmehr so, dass die Mikrobiota der Person, die pflanzliche Nahrung bevorzugt, der des Veganers aus der Cleveland Clinic Studie ähnelt und dementsprechend sehr wenige TMA-Moleküle erzeugt. Bei dem regelmäßigen Fleischesser dagegen bildet die Mikrobiota mehr TMA. Gleiche Mahlzeit, unterschiedliche chemische Auswirkungen. Falls sich in den Wochen darauf die zweite Person vernünftigerweise ebenfalls dazu entschließt, nur noch wenig Fleisch zu essen, und die beiden treffen sich nach drei Monaten wieder im Steakhouse, wird die produzierte TMA-Menge bei beiden ähnlich sein.

Die verzehrten Speisen geben der Mikrobiota ihr Ausgangsmaterial. Bei fehlender Zufuhr von Carnitin wird auch eine Mikrobiota, die ansonsten effektiv TMA produziert, dies nach der Mahlzeit kaum tun. Wenn Sie über einen längeren Zeitraum kein Fleisch essen, wird Ihre Mikrobiota weniger gut imstande sein, TMA zu bilden, und ein gelegentliches Steak führt dann nicht zu einem Anstieg des TMAO-Spiegels im Blut. Die Tatsache, dass jeder Mensch über eine einzigartige Mikrobiota verfügt und jede Mikrobiota in Abhängigkeit von der Ernährungsweise des Menschen verschiedene Arten und Mengen bioaktiver Moleküle produziert, spricht für die Notwendigkeit der Entwicklung neuer Technologien, die es uns ermöglichen würden, die für die Gesundheit wichtigen Aspekte unserer Mikrobiota zu überwachen.

In einigen Jahrzehnten wird TMAO einer der wichtigsten Aspekte unserer routinemäßig untersuchten Mikrobiota sein. Oder vielleicht noch wahrscheinlicher wird dieses Aminoxid nur einer von Hunderten von Aspekten sein, die im Funktionsprofil der Mikrobiota einer Person betrachtet werden. Soweit bisher bekannt ist, scheint das TMAO in unserer Biologie nichts zum Erfolg der Mikrobiotabesiedler beizutragen, die an seiner Synthese beteiligt sind. Aber es ist ein sehr gutes Beispiel, wie der mikrobielle Stoffwechsel in unserem Darm außergewöhnliche und neuartige Verbindungen erzeugt, die sich sehr real auf unsere Gesundheit auswirken.

DIE KONFERENZVERBINDUNG DES GEHIRNS MIT BILLIONEN TEILNEHMERN

Die Kommunikation zwischen Gehirn und Mikroben im Darm ist gegenseitig. So wirkt sich die Mikrobiota beispielsweise auf Stimmungen und Gedächtnis aus, während das Gehirn sich bei der Frage einmischt, welche Mikroben den Darm besiedeln dürfen. Wird ein Labortier plötzlich von seiner Mutter getrennt, verändert sich die Zusammensetzung seiner Mikrobiota. Wie genau das passiert, weiß keiner so genau. Vielleicht liegt es an der Kampf-oder-Flucht-Reaktion des Körpers. Nimmt ein Tier eine Bedrohung von einem potenziellen Fressfeind wahr, schüttet sein Körper zahlreiche Hormone und Neurotransmitter aus, die es auf die jeweils angemessene Reaktion vorbereiten: Kampf oder Flucht. Zu den sich bei einer Kampf-oder-Flucht-Situation einstellenden körperlichen Symptomen gehören eine beschleunigte Herzfrequenz, Freisetzung von Adrenalin für einen erhöhten Muskeltonus, Zunahme des Blutdrucks und eine verminderte Magen-Darm-Funktion. Wenn sich die Verdauung aufgrund einer Bedrohung verlangsamt oder der Darm die Funktion einstellt, registrieren die Mikroben die Veränderungen in der Darmumgebung. Mikroorganismen, die mit dem verlangsamten Weitertransport der Nahrung gut zurechtkommen, werden mehr, und solche, die auf schnelle Darmpassagen eingestellt sind, werden weniger. Auf diese Weise verändert sich der Aufbau der Mikrobiota.

Stress, die Mikrobiota und das Immunsystem sind in einem komplexen Wirkungsgefüge miteinander verbunden. Stress bei Labortieren aufgrund der Trennung von der Mutter kann zu Veränderungen in der Mikrobiota führen, die noch bei den ausgewachsenen Tieren feststellbar sind. Unter Umständen haben stressbedingte Belastungen des Immunsystems dauerhafte Wandlungen der Mikrobiota zur Folge. Oder vielleicht wirken sich Störungen der Mikrobiota aufgrund von Stress langfristig auf das Immunsystem aus, was dann wiederum in weitere Veränderungen der Mikrobiota mündet. Junge Rhesusaffen, die der Mutter weggenommen werden, haben nicht nur eine andere Mikrobiota als vorher, sondern sind auch anfälliger für opportunistische Infektionen. Wenn die Immunantwort dann nicht richtig abgestimmt ist, kann sich der Zustand der Mikrobiota weiter verschlechtern. Eine Abwärtsspirale wird in Gang gesetzt.

Mäuse, die Krankheitserreger im Darm haben, sind ängstlicher als nicht infizierte Mäuse (auch hier zeigt sich wieder, wie Mikroben sich auf das Verhalten auswirken). Wenn diese Ängstlichkeit nun zu Veränderungen in der Mikrobiota führt, die eine stärkere oder langfristige Infektion mit Pathogenen ermöglichen, kann die Darmentzündung schlimmer werden. Entzündungen im Darm wiederum wirken sich negativ auf die Zusammensetzung der Mikrobiota aus – ein weiteres Beispiel für eine Abwärtsspirale. Wird eine Angstreaktion von einer veränderten Darmmotilität, wie Durchfall oder Verstopfung, begleitet, kann sich das Gleichgewicht im Darm so verschieben, dass die Krankheitserreger weiter gefördert werden. Möglicherweise sind Menschen, die an funktionellen Darmstörungen wie Reizdarmsyndrom und Motilitätsstörungen oder an chronisch-entzündlichen Darmerkrankungen leiden, Opfer eines solchen Ungleichgewichts. Dieses Szenario veranschaulicht die negativen Folgen einer nicht funktionierenden Darm-Hirn-Achse. Da die von der Mikrobiota abgegebenen chemischen Stoffe sich auf die Gemütslage auswirken können und die Gemütslage wiederum auf die Mikrobiota, ist es nur schwer feststellbar, was die Kette von Ereignissen auslöst. Sowohl Reizdarmsyndrom als auch chronisch-entzündliche Darmerkrankungen sind nicht nur durch Magen-Darm-Beschwerden wie chronischer Durchfall, Verstopfung und/oder Blähungen gekennzeichnet, sondern auch durch affektive Störungen wie Depressionen, Angstzustände und erhöhte Schmerzempfindlichkeit.

Was kam also zuerst? Hat eine belastende Situation eine schädliche Wirkung auf die Mikrobiota gehabt? Oder hat eine Störung in der Mikrobiota zu bedrückenden Angstzuständen oder einer Depression geführt? Das Verständnis für und die Behandlung von solchen Krankheitsbildern ist sehr komplex, weil mit ihnen eine Störung der Kommunikation zwischen unserem komplexesten Ökosystem, der Mikrobiota, und unserem komplexesten Organ, dem Gehirn, verbunden ist.

Eine Hilfe bei einer angeschlagenen Darm-Hirn-Achse könnte die Verabreichung nützlicher Bakterien sein. Sogenannte Psychobiotika wirken sich positiv auf psychiatrische Erkrankungen oder psychologische Symptome körperlicher Erkrankungen aus, indem sie psychoaktive Substanzen vom Darm ans Gehirn liefern. Erhält der Darm Bakterien, die chemische Stoffe synthetisieren können, mit denen Verhalten normalisiert wird, kann dies zu einer Gesundung der Darm-Hirn-Achse führen. In Versuchen wurden Tiere Situationen ausgesetzt, die Angst und Stress erzeugen. Nach der Zufuhr von probiotischen Bakterien verhielten sie sich weitaus „gelassener". Auch Vorstudien bei Menschen mit chronischem Erschöpfungssyndrom oder Reizdarmsyndrom haben vielversprechende Ergebnisse gezeigt: Die Gabe von Probiotika konnte die Symptome abmildern. Selbst gesunde Studienteilnehmer, die einen Monat lang täglich eine Mischung aus zwei probiotischen Bakterienarten einnahmen, fühlten sich hinterher insgesamt viel positiver gestimmt. Es gibt also Grund zum Optimismus, aber es ist auch wichtig, darauf hinzuweisen, dass es sich noch um Vorstudien handelt und dass noch viele placebokontrollierte Studien notwendig sein werden, um herauszufinden, wie probiotische Bakterien bei der Behandlung von Reizdarmsyndrom, chronisch-entzündlichen Darmerkrankungen und affektiven Störungen wie Depressionen und Angstzustände hilfreich sein können. Solche Studien erinnern auf jeden Fall immer wieder daran, dass unsere mikrobiellen Mitbewohner eine Rolle bei Krankheiten spielen, die Gehirn und Darm betreffen.

CHEMIEUNFÄLLE IM DARM

Autismus-Spektrum-Störungen (ASS), im allgemeinen Sprachgebrauch unter der Bezeichnung „Autismus" zusammengefasst, erreichen allmählich epidemische Ausmaße. Laut der US-amerikanischen Behörde Centers for Disease Control and Prevention ist inzwischen eines von 68 Kindern von Autismus betroffen. Diese Rate hat sich im letzten Jahrzehnt kontinuierlich erhöht. Zu den erkannten Risikofaktoren zählen das Alter und der Beruf der Elternteile sowie bestimmte genetische Faktoren. Aber die stetig länger werdende Liste der möglichen Ursachen von Autismus, die teilweise noch untersucht werden und teilweise bereits anerkannt sind, zeigt, wie schwierig die Ursachenforschung in diesem Bereich ist. Die Darmmikrobiota fand Eingang in die oben genannte Liste, nachdem Ärzte festgestellt hatten, dass viele Kinder mit Autismus auch an Magen-Darm-Problemen wie chronischem Durchfall, Verstopfung, Krämpfen und Blähungen und sogar schwerwiegenden Krankheiten wie chronisch-entzündlichen Darmerkrankungen leiden.

Es wurde schon viel Forschungsarbeit geleistet, um die Unterschiede in der Zusammensetzung der Mikrobiota von Kindern mit und ohne Autismus zu katalogisieren. Aber alle Versuche, Verzeichnisse „schlechter" Bakterien, die bei autistischen Kindern im Übermaß vorhanden sind, und „guter" Bakterien, die ihnen fehlen, zu erstellen, waren bisher ebenso zum Scheitern verurteilt wie die, andere eindeutige Ursachen herauszufinden. Zwar wurden tatsächlich deutliche Abweichungen bei der Mikrobiota von Kindern mit Autismus im Vergleich zu der von gesunden Kontrollgruppen gefunden, jedoch sind die Studien teilweise widersprüchlich. Eigentlich sollte es wenig überraschen, dass sich bisher noch keine typische Autismus-Mikrobiota herausgeschält hat, wenn man bedenkt, wie unterschiedlich die Mikrobiota der Menschen sind und wie viele Ausprägungen und Schweregrade von Autismus es gibt. Schon von daher ist kaum zu erwarten, dass sich die Mikrobiota-Störungen bei autistischen Personen auf identische Weise manifestieren. Es konnten also bisher keine reproduzierbaren Mikrobiota-Besonderheiten von Kindern mit Autismus bestimmt werden, und doch haben die entsprechenden Studien klar gezeigt, dass es bei ihnen Differenzen zu einer als „normal" erachteten Darmmikrobiota gibt. Es stellt sich nur die Frage, ob diese für die Ursachenforschung und die Verlaufskontrolle von Autismus relevant sind oder es sich lediglich um Begleiterscheinungen handelt. Könnte Autismus vielleicht durch eine Neuprogrammierung der Mikrobiota behandelt oder gar verhindert werden?

Eine Forschergruppe des California Institute of Technology (Caltech) machte 2013 einen großen Schritt vorwärts auf dem Weg zu einem besseren Verständnis der Beziehung zwischen Darmmikroben und Autismus. Die Forscher untersuchten eine Gruppe von noch jungen Mäusen, die von immunaktivierten Muttertieren geboren worden waren. Bei einer bestimmten Art menschlicher Autismuspatienten trägt nämlich anscheinend eine extreme Immunantwort der Mutter auf einen Infekt während der Schwangerschaft zum Ausbrechen dieser Krankheit bei. Wenn bei einer trächtigen Maus eine chemisch induzierte Immunantwort ausgelöst wird, zeigen ihre Nachkommen zahlreiche typisch autistische Verhaltensweisen und Magen-Darm-Probleme. Der Darm solcher Mäusejungen ist viel durchlässiger als normal, das heißt, der „Fugenkitt" zwischen den „Kacheln" der Darmzellen ist unvollständig und kleine chemische Moleküle, die von der Mikrobiota produziert werden, können hindurchschlüpfen. Die Mäuse sind ängstlicher und zeigen eine verringerte Kommunikationsbereitschaft sowie stereotype Verhaltensmuster. Wie bei menschlichen Autismuspatienten unterscheidet sich ihre Mikrobiota von der ihrer Artgenossen.

Das Caltech-Forschungsteam wollte nun wissen, ob sich die von diesen autistischen Mäusen an den Tag gelegten Verhaltensauffälligkeiten durch die Verabreichung nützlicher Bakterien verbessern würden. Sie fütterten die Mäuse mit *Bacteroides fragilis*, einem Bakterium, das zu den üblichen Darmbesiedlern des Menschen gehört. *B. fragilis* regt die Epithelzellen im Darm an, ihre eigene „Spachtelmasse" abzugeben, nämlich Moleküle, die die undichte Darmschleimhaut flicken. Die Forscher vermuteten, dass, wenn die Löcher auf diese Weise repariert werden könnten, weniger chemische Stoffe aus dem Darm in die Blutbahnen und ins Hirn gelangen würden, wodurch sich vielleicht auch die Schwere der Autismussymptome verringern würde. Und sie hatten tatsächlich recht. Nach der Applikation von *B. fragilis* normalisierte sich die Durchlässigkeit der Mäusedärme. Die Zusammensetzung der Mikrobiota war der von normalen Mäusen ähnlicher als vorher, wenn auch immer noch deutlich unterschiedlich. Und erstaunlicherweise verminderten sich nach der Behandlung mit *B. fragilis* die autistischen Verhaltensauffälligkeiten. Die Mäuse waren weniger ängstlich, ihr Kommunikationsverhalten verbesserte sich und die stereotypen Verhaltensmuster verschwanden fast ganz. Das Sozialverhalten der Mäuse war immer noch etwas auffällig, aber im Großen und Ganzen schwächten sich die Autismussymptome nach der Verabreichung von *B. fragilis* stark ab.

Bevor Sie jetzt in die nächste Drogerie eilen, um nach Ergänzungsmitteln mit *B. fragilis* zu fragen, sollten Sie zwei Dinge wissen. Zum einen ist *B. fragilis* nicht käuflich erwerblich, denn wie bei den meisten bekannten Darmbakterien wären dafür vorher Untersuchungen an Menschen erforderlich. Und zweitens fanden die Forscher heraus, dass nicht nur die Bakterienart *B. fragilis* bei Autismus hilfreich ist. Auch das *Bacteroides thetaiotaomicron*, das ebenfalls zur normalen Darmflora des Menschen gehört, linderte bei Versuchen Autismussymptome. Es könnte also durchaus sein, dass mehrere Bakterienarten ein ähnlich positives Ergebnis zeitigen. Möglicherweise hängt es von der Form des Autismus, von der Mikrobiota der Betroffenen und/oder ihrem Erbgut ab, welche Mikroben am besten helfen. Um sichere und effektive Bakterienstämme für Menschen bestimmen zu können, müssen noch die Ergebnisse derzeit durchgeführter klinischer Studien abgewartet werden. Sollten Mikroben an Autismus leidenden Menschen tatsächlich helfen können, wäre wahrscheinlich ein Mix aus vielen nützlichen Bakterienstämmen eine einigermaßen sichere Option.

Die Forschungsgruppe identifizierte bei den autistischen Mäusen auch spezifische von der Mikrobiota produzierte Stoffwechselprodukte. Eines dieser Moleküle, Ethylphenyl-Sulfat (EPS), trat in 40-fach höherer Konzentration auf als bei gesunden Mäusen. Nach der Behandlung der Mäuse mit *B. fragilis* sank die EPS-Konzentration im Blut auf einen Normalwert. Kann es also sein, dass EPS ebenfalls Autismussymptome wie ängstliches Verhalten verursacht? Um das zu überprüfen, verabreichten die Wissenschaftler gesunden Mäusen dieses Stoffwechselprodukt und beobachteten, dass diese Mäuse danach dieselben Verhaltensmuster wie die Autismus-Mäuse zeigten. EPS muss nun deshalb nicht der einzige oder der wichtigste chemische Stoff sein, der bei Autismus eine Rolle spielt, die genannten Studien wurden ja alle an Mäusen durchgeführt. Klar ist aber auf jeden Fall, dass die Mikrobiota in der Lage ist, spezifische chemische Stoffe im Darm zu synthetisieren, die das Verhalten beeinflussen. Ist der Darm poröser, als er sein sollte, können zu viele dieser von der Mikrobiota hergestellten Substanzen aufgrund der „Lecks" im Darm in die Blutbahn geraten.

Die unkontrollierte Pharmafabrik in unserem Darm produziert eine ganze Reihe von Wirkstoffen, über die wir noch wenig wissen. Einige davon können, wenn sie in zu hoher Konzentration ins Blut gelangen, zu ungewöhnlichen Verhaltensweisen und Stimmungen führen. Die nützlichen Bakterien in der beschriebenen Studie *B. fragilis*, „flickten" bei den autistischen Mäusen den undichten Darm. Daraufhin verringerte sich die Menge der von der Mikrobiota produzierten, im Blut zirkulierenden Stoffe. Genau genommen veränderte sich nach der Behandlung mit *B. fragilis* die Konzentration Hunderter verschiedener bakterieller Wirkstoffe im Blutkreislauf der Mäuse. Teilweise gingen sie auf einen Wert zurück, der dem gesunder Mäuse entspricht. Ob eine beschädigte Mikrobiota ausreichend ist, um bestimmte Autismusformen zu verursachen, wird derzeit noch untersucht. Aber auf jeden Fall scheint die

mögliche Rolle der Mikrobiota beim Auftreten von Autismus eine Erfolg versprechende Spur zu sein.
Eine ähnliche Verbindung wie zwischen Autismus und der Mikrobiota gibt es auch bei anderen Krankheitsbildern wie Schizophrenie, Depression und Zwangsstörungen. Mikroben im Darm beeinflussen über ihre Fähigkeit, neurologisch aktive Moleküle zu synthetisieren, diverse Aspekte unserer Biologie, die auf den ersten Blick überhaupt nichts mit dem Darmtrakt zu tun haben. Wenn Ihnen Ihr Bauchgefühl etwas einflüstert, ist das vielleicht in Wirklichkeit eine chemische Botschaft, die Ihnen von einem Ihrer mikrobiellen Mitbewohner ins Gehirn geschickt wird. Und je nachdem, welche Bakterienarten im Darm angesiedelt sind, können diese Botschaften sich mit der genetischen Disposition für eine erhöhte oder verminderte Wahrscheinlichkeit, eine Verhaltensstörung zu entwickeln, verquicken. Forschungen dazu, wie sich die Mikrobiota in der Darm-Hirn-Achse einmischt, geben zu Hoffnungen Anlass, dass Verhaltensstörungen in der Zukunft durch bewusste Interventionen in die Mikrobiota in den Griff zu bekommen sind. Die heutige Medizin ist nicht in der Lage, die Mikrobiota in einer vorhersagbaren Weise zu verändern. Aber wir kennen ja bereits viele Möglichkeiten, wie sich die Darmbewohner modifizieren lassen, zum Beispiel über Ernährung und Mikroben in der Umgebung. Diese Faktoren werden vielleicht Wege aufzeigen, wie das Gehirn über seine Verbindung mit dem Darm beeinflusst werden kann.

WIE SICH JOGHURT AUSWIRKEN KANN

Da die meisten Untersuchungen in Bezug auf die Mikrobiota-Gehirn-Achse bisher an Labortieren durchgeführt wurden, müssen wir bei der Interpretation der Ergebnisse vorsichtig sein. Tierstudien zeigen eindeutig, dass es eine bedeutsame Beziehung zwischen den Darmbakterien und dem Gehirn gibt, und diese Verbindung existiert mit großer

Sicherheit auch bei den Menschen. Aber nun zu versuchen, von besonderen Verhaltensweisen oder -änderungen, die in Verbindung mit bestimmten Darmmikroben bei Mäusen auftreten, auf das Verhalten bei Menschen zu schließen, wäre unangebracht. Das Gehirn und die Mikrobiota von Menschen unterscheiden sich von denen der Mäuse. Es müssen erst Studien mit Menschen durchgeführt werden, bevor wir genau verstehen können, wie sich die Mikrobiota auf die Persönlichkeit und die Stimmungen eines Menschen auswirkt und wie sie eventuell Autismus, Depressionen und Angststörungen hervorruft.

Im Jahr 2013 wollte ein Forscherteam an der University of California in Los Angeles (UCLA) herausfinden, ob sich das menschliche Gehirn von Darmbakterien beeinflussen lässt. Zwölf Frauen, alle frei von Magen-Darm- und psychiatrischen Erkrankungen, aßen über vier Wochen zweimal täglich Joghurt mit vier verschiedenen Bakterienstämmen. Die Frauen von zwei Vergleichsgruppen aßen entweder zweimal täglich Joghurt ohne Bakterien oder überhaupt keinen Joghurt. Es handelte sich um eine Doppelblindstudie, das heißt, weder die Teilnehmerinnen noch die die Studie durchführenden Forscher wussten vor dem Abschluss der Studie, wer von den Joghurtesserinnen Bakterien zu sich nahm und wer nicht. Davor und danach wurden die Gehirne der Frauen mit funktionaler Magnetresonanztomografie (fMRT) untersucht. Die Tomografien erfolgten erst im Ruhezustand und dann, während die Frauen einzelne Aufgaben lösten. Man ließ sie beispielsweise Bilder von angstvollen oder wütenden Gesichtsausdrucken nach Emotionen zusammenordnen, und zwar deshalb, weil Menschen, die an einer bestimmten Art von Angststörungen leiden, bei solchen Aufgaben veränderte Aktivierungsmuster im Gehirn zeigen.

Sowohl bei den in Ruhe aufgenommenen Bildern als auch bei denen, die während der Bildaufgabe aufgenommen wurden, zeigten sich Unterschiede zwischen den Frauen, die Joghurt mit Bakterien, und denen, die ihn ohne Bakterien verzehrt hatten. Sie wurden in mehreren bei der

Verarbeitung von Sinneseindrücken und Emotionen beteiligten Hirnarealen festgestellt, darunter Frontallappen, präfrontaler Kortex und Temporallappen sowie das periaquäduktale Grau. Diese Bereiche spielen bei Angststörungen, Schmerzwahrnehmung und Reizdarmsyndrom eine Rolle. Es ist kaum zu glauben, dass vier Milchsäurebakterienstämme, die den Hunderten von bereits im Darm vorhandenen Stämmen hinzugefügt werden, so eine große Wirkung haben und zahlreiche Hirnregionen beeinflussen können.

Wie die Studie gezeigt hat, sind also zwei Joghurts am Tag, einen Monat lang, ausreichend, um das Muster der Hirnaktivität messbar zu beeinflussen. Nach dem Nachweis einer Verbindung zwischen Darmbakterien und Hirn durch diese Studie stellen sich nun zahlreiche weitere Fragen: Was sagen die Unterschiede in den Gehirnscans über die psychische Gesundheit derjenigen aus, die die Probiotika geschluckt haben? Wie können diese vier probiotischen Bakterienarten Einfluss auf die Gehirnfunktion nehmen? Durch chemische Stoffe, die sie absondern, oder weniger direkt? Wirken sich die meisten Bakterientypen auf die Gehirnfunktion aus oder nur einige wenige Arten? Können Mikroben zur Therapie von psychischen Erkrankungen herangezogen werden, ohne dass man sich Sorgen über Nebenwirkungen machen muss, wie sie sich bei den derzeit angewendeten Medikamenten einstellen? Diese und andere diesbezügliche Fragen werden im nächsten Jahrzehnt sehr aktuelle Forschungsfelder sein.
Ob pathogene Bakterien bei Menschen Angstzustände auslösen oder probiotische Bakterien Depressionen bekämpfen können, wird sich erst herausstellen. Und auch die Frage, ob sich Autismus mithilfe von Bakterien therapieren lässt, muss erst noch wissenschaftlich geklärt werden. Es bleibt also viel Arbeit zu tun, bevor wir verstehen, wie die Bakterien in unserem Darm die Vorgänge in unserem Gehirn beeinflussen und wie wir sicherstellen können, dass sich diese Beziehung vorteilhaft auf

unsere geistige und seelische Gesundheit auswirkt. Die bisher durchgeführten Studien haben die Grundlagen für ein besseres Verständnis der diesbezüglichen Rolle der Mikrobiota gelegt. Wir haben jetzt eine Ahnung, wie wir auf die mikrobielle Gemeinschaft einwirken können, um uns gesund zu erhalten und unsere mentalen Funktionen zu stärken. Die Komplexität unseres Gehirns zu entschlüsseln ist für die Wissenschaft eine monumentale Aufgabe. Es kommen ja auch noch Billionen von Bakterien dazu, die es zu analysieren gilt. Die Enträtselung der Hirn-Mikrobiotika-Verbindung wird also noch einige Zeit in Anspruch nehmen. Aber auf jeden Fall wissen wir bereits, dass unser Gehirn und unsere Mikroben in einem fortlaufenden Dialog sind, der für unser psychisches Wohlbefinden von großer Bedeutung ist.

WIE SICH LEBENSLANGE DARM-HIRN-MIKROBIOTA FREUNDE BILDEN

Wenn Menschenbabys geboren werden, sind die Körpergewebe noch unterentwickelt und es dauert Jahre, bis sie ausgereift sind. Der Darm des Neugeborenen ist porös, das Immunsystem ist noch ahnungslos und die Verknüpfungen im Gehirn bilden sich erst im Laufe der Jahre. Da Babys ohne Mikrobiota geboren werden, formt sich die Darm-Hirn-Achse in der Zeit, in der sich auch die Darmmikrobiota heranbildet. Wie wirkt es sich auf die Darm-Hirn-Achse aus, welche Bakterienarten sich im Darm ansiedeln? Wir wissen, dass in der Mikrobiota im ersten Lebensjahr scheinbar Chaos herrscht. Hat die Zusammensetzung der frühen Mikrobiota eine Bedeutung für die spätere Arbeitsweise der Darm-Hirn-Achse? Und wenn am Anfang beim Aufbau der Mikrobiota etwas schiefgeht, kann das noch repariert werden, damit eine gesunde Darm-Hirn-Verbindung zustande kommt? Beeinflusst die endgültige, stabile Struktur der Mikrobiota eines Kindes die Funktionsweise des Gehirns im Erwachsenenleben?

Die Entwicklung des Gehirns wird in einem Menschenleben niemals ganz abgeschlossen sein. Die ersten Lebensjahre sind aber die kritischsten für seine Ausformung. Unsere Erfahrungen in der Kindheit haben eine nachhaltige Wirkung auf die physikalische Struktur unseres Gehirns ebenso wie auf unser psychisches Wohlbefinden und damit die Anfälligkeit für Depressionen, Angst- und andere psychische Störungen. Da der Beginn des Lebens so entscheidend für die Entwicklung des Gehirns und der Mikrobiota ist, ist beides vielleicht eng miteinander verknüpft. Das kindliche Gehirn ist wahrscheinlich noch viel empfänglicher für die Signale der im Blut zirkulierenden, von Mikroben produzierten Moleküle als das Hirn eines Erwachsenen. Während das Kind bezüglich der Ernährung verschiedene Wegmarken passiert (wie den Übergang von der Muttermilch auf feste Nahrung, das erste Fleisch, die ersten fermentierten Nahrungsmittel), verändern sich der Aufbau der Mikrobiota und damit die von der Mikrobiota gebildeten chemischen Stoffe, die im Körper im Umlauf sind. Andere wesentliche Ereignisse, gegebenenfalls zum Beispiel die erste Darmentzündung und die ersten Antibiotikaverabreichungen, können die Beziehungen zwischen Mikrobiota und Wirtsorganismus in eine neue Richtung lenken, zum Guten oder zum Schlechten. Die unkontrollierte Pharmafabrik nimmt bereits bei der Geburt eines Menschen die Arbeit auf und modifiziert begleitend zur Entwicklung des kindlichen Gehirns die Art und Dosierung der produzierten Wirkstoffverbindungen.

Wie die Mikrobiota eines Babys, so ist auch unser Verständnis, wie die Darmmikroben die Ausformung des Gehirns von Menschenkindern beeinflussen, noch unterentwickelt. Mäuse ohne Mikrobiota weisen eine gestörte Schmerzwahrnehmung und Angststärke auf. Beides lässt sich mit der Zuführung von Darmmikroben beheben. Allerdings muss diese Verabreichung einer Mikrobiota schon in einem frühen Lebensalter erfolgen, später lassen sich die Störungen auf diese Weise nicht mehr abstellen. Wie sich die Besiedlung mit Mikroben auf die Funktion eines menschlichen Kindergehirns auswirkt, muss erst noch mit Studien an Menschen geklärt werden. Es ist durchaus möglich, dass unsere Stressanfälligkeit, unsere Lern- und Erinnerungsfähigkeit und sogar die Feinheiten unserer Persönlichkeit das Ergebnis unserer Mikrobiota im Kleinkindalter sind.

Vielleicht können Menschen mit lähmender Angst oder irrationalen Phobien oder solche, die Extremsport betreiben oder andere riskante Tätigkeiten ausüben, diese Verhaltensweisen teilweise auf ihre Darmmikroben zurückführen. Bei einer Handvoll Krankheiten des zentralen Nervensystems wie ASD, hepatitische Enzephalopathie und multiple Sklerose führt eine Änderung in der Zusammensetzung der Mikrobiota zu einer Besserung der Symptome. Es könnte gut sein, dass die Mikrobiotastörungen von den Menschen in der westlichen Welt aufgrund der zahlreich verschriebenen Antibiotika und der Ernährungsweise mit wenig MAKs nicht nur zu Fettleibigkeit und Herzkrankheiten beitragen, sondern auch zu Autismus, Depressionen und Angststörungen. Wenn wir die Schäden an unserer Mikrobiota durch veränderte Ernährungsgewohnheiten und vermehrte Aufnahme von probiotischen Bakterien beheben, nicht so schnell zu Antibiotika greifen und antibakterielle Seifen und Putzmittel meiden, wird dies vielleicht auch unserer geistigen und seelischen Gesundheit förderlich sein. Aber sicher nachgewiesen ist derzeit noch nichts.

Wissenschaftlich basierte Empfehlungen, wie sich die Gesundheit der Darm-Hirn-Mikrobiota-Achse verbessern lässt, sind also noch nicht möglich. Dieser Forschungsweg öffnet sich erst allmählich, aber sein Potenzial, in der Zukunft äußerst nützliche Erkenntnisse zu bringen, ist sehr groß. Auch wenn noch keine Daten von placebokontrollierten klinischen Studien vorliegen, ist es nicht sehr weit hergeholt anzunehmen, dass die Gesamtgesundheit der Mikrobiota einen positiven Einfluss auf das psychische Wohlbefinden eines Menschen haben könnte. Eine Ernährungsweise mit zahlreichen MAKs, um die bakterielle Gemeinschaft im Darm zu stärken, sowie weniger Antibiotika, Stillen und mehr Kontakt mit den Mikroben in der Umgebung – all dies sind Möglichkeiten, den Zustand der Mikrobiota und damit auch den des Gehirns zu verbessern. Dr. Thomas Insel, Direktor des US-amerikanischen psychiatrischen Forschungsinstituts National Institute of Mental Health (NIMH), sieht das unglaubliche Potenzial der Mikrobiota bei der Behandlung von psychischen Erkrankungen. „Herauszufinden, wie diese Unterschiede in unserer mikrobiellen Welt die Entwicklung von Gehirn und Verhalten beeinflussen, wird eine der größten Herausforderungen der klinischen Neurowissenschaften im nächsten Jahrzehnt sein."

Die Verbindung zwischen Mikrobiota und Gehirn zeigt sehr gut, welch weitreichende Auswirkungen unsere Mikroben auf alle Aspekte unserer Gesundheit haben. Je besser wir die Mikrobiota verstehen, desto mehr wird klar, dass jeder Faktor der menschlichen Biologie von Mikroben direkt oder indirekt beeinflusst wird. Wir können heute unsere verschiedenen Organe und die damit verbundenen Krankheiten nicht mehr reduktionistisch betrachten. Noch vor ein paar Jahren war es unvorstellbar, dass Störungen im Gehirn vom Darm ausgehen könnten. Tatsache ist, dass unser Körper ein komplexes Ökosystem ist und dass all seine Teile miteinander verbunden sind. Eine Störung in einem Teil der Mikrobiota hat Folgen für den ganzen Körper. Positiv ausgedrückt: Indem wir einen Teil unseres Ökosystems stärken, unterstützen wir alle Teile und damit ganz allgemein unsere Gesundheit.

KAPITEL 7

NEUER STUHL, NEUES GLÜCK

WIE SIE IHRE MIKROBIELLE IDENTITÄT ÄNDERN

Das menschliche Genom bestimmt vieles im Leben vor. Die DNA eines Menschen lässt sich nicht verändern und manch einer muss sich mit einer Krankheit abfinden, an der er nur wegen seiner ererbten Gene leidet. Selbst wenn der genetische Defekt bekannt sein sollte, ist es extrem schwierig, mittels einer Gentherapie ein defektes Gen durch ein intaktes zu ersetzen, um eine Krankheit zu behandeln oder ihr vorzubeugen. Anders als das starre menschliche Genom verfügt die Darmmikrobiota über eine hohe Flexibilität. Sie bietet einen wirksamen Weg, um die Gesundheit zu stärken oder Krankheiten zu heilen. Die Darmmikroben haben mit den meisten Aspekten unserer Gesundheit etwas zu tun, und einige von ihnen verursachen sogar Krankheiten, aber die Mikrobiota ist viel wandelbarer als das menschliche Genom. Wenn zum Beispiel ein Pathogen in Ihrem Darm krank machende Toxine absondert, besteht Hoffnung, dass dieser Bösewicht aus Ihrem Ökosystem entfernt werden kann. Sollte andererseits ein Arzt feststellen, dass in Ihrer Mikrobiota eine wichtige Funktion oder eine wichtige Bakterienart fehlt, lässt sich dieser Mangel durch Hinzufügen neuer Darmbesiedler beheben. Aus dieser Formbarkeit der Darmmikrobiota – sie kann sozusagen „neu programmiert" werden – ergeben sich zukunftsträchtige und teilweise bereits angewendete Möglichkeiten zur Gesundheitsförderung.

UNGEBETENE GÄSTE

Gastroenteritis in Form einer Magen-Darm-Grippe, einer Lebensmittelvergiftung oder Reisedurchfall hat fast jeder von uns schon irgendwann einmal durchlebt. Von Durchfall begleitete Infektionskrankheiten zählen weltweit zu den am meisten verbreiteten Krankheiten bei Kindern und sind in den Entwicklungsländern eine der häufigsten Todesursachen bei Kleinkindern unter fünf Jahren. In der westlichen Welt stirbt fast niemand mehr an Gastroenteritis, was nicht heißt, dass wir immun dagegen sind. In den USA werden jedes Jahr mehr als eine Million Menschen wegen einer Durchfallerkrankung in eine Klinik eingeliefert und weitere Millionen werden ambulant dagegen behandelt. Man kann davon ausgehen, dass in den USA 200 Millionen Mal pro Jahr eine akute, mit Durchfall einhergehende Entzündung des Magen-Darm-Trakts auftritt; nur Erkältungen sind noch häufiger. Die mikrobiellen Schurken hinter diesen Erkrankungen heißen *Noroviren*, die gerne ab und zu auf Kreuzfahrtschiffen wüten, *Salmonellen*, die in nur halb garen Eiern ebenso wie in Erdnussbutter lauern können, oder Parasiten wie *Giardien*, die vielfach über verschmutztes Wasser aufgenommen werden. Da diese infektiösen Mikroben in unserer Umwelt angesiedelt sind, kommt man schnell mal mit ihnen in Kontakt und muss dann unter den Auswirkungen leiden. Besonders anfällig sind Kinder sowie ältere und immungeschwächte Menschen. Und genau diese Personengruppen halten sich in Einrichtungen mit vielen anderen Menschen auf (in Kindertagesstätten, Schulen, Altersheimen, Krankenhäusern), in denen sich Krankheitserreger rasch weiterverbreiten können.

Wenn Sie irgendwie einen Krankheitserreger aufnehmen, hängt es von einer Reihe von Faktoren ab, ob die entsprechende Krankheit bei Ihnen wirklich ausbricht. Viele pathogene Bakterien wandern durch den Verdauungstrakt bis zum Dickdarm, wo sie dann mit dem geschäftigen Treiben in der mit nützlichen Mikroben besiedelten Mikrobiota konfrontiert werden. Diese ungefährlichen Bakterien sind also bereits da, wenn die ungeladenen und nicht willkommenen Gäste *Salmonella* und *Clostridium difficile* ankommen.

Mit dem Begriff „Kolonisationsresistenz“ beschreiben Wissenschaftler, wie sich die Mikrobiota gegen Eindringlinge wehrt. Dieser Schutzmechanismus funktioniert direkt und indirekt. Einerseits halten die Mikroben den vorhandenen Platz und wertvolle Ressourcen besetzt, wodurch es für die Pathogene schwierig wird, Raum und Nahrung zum Wachsen zu finden. Zweitens können einige Darmmikrobiota chemische Waffen auffahren, die die Eindringlinge abtöten. Und schließlich gibt es noch die indirekte Abwehr, indem das Immunsystem angehalten wird, seine Verteidigungstruppen zu stärken, um beim Kampf gegen die Infektion zu helfen. Angesichts der Tatsache, wie es die Mikrobiota also schafft, die Ansiedlung von krankheitserregenden Bakterien zu verhindern, ist es nicht überraschend, dass Antibiotika durch ihre Zerstörung der wertvollen Darmmikroben den Pathogenen ein Einfallstor öffnen.

FEUER MIT FEUER BEKÄMPFEN

Die Einnahme von Antibiotika ist einer der größten Risikofaktoren für eine Infektion mit *C. difficile*, einem potenziellen Krankheitserreger, der schwerwiegende Durchfallerkrankungen und Darmentzündungen hervorrufen kann. Mit einem Antibiotikazyklus werden die mikrobiellen Ökosysteme sozusagen in Brand gesetzt. Wie bei einem Waldbrand wird man danach feststellen, dass zwar einige Teile überlebt haben, sich aber die Landschaft als Ganzes drastisch verändert hat. Nach dem Brand können sich neue Keimlinge, die vorher keinen Platz und keine Ressourcen zum Wachsen gefunden hatten, breitmachen. Einige dieser Jungpflanzen sind vielleicht produktive und gesunde Mitglieder der neu entstehenden Flora, andere sind Schädlinge. Im Laufe der Zeit wächst der Wald wieder und im optimalen Fall erlangt das Ökosystem eine Stabilität zurück, bei der ein Gleichgewicht gesunder Pflanzen entsteht, die harmonisch zusammenleben. Es kann aber auch passieren, dass sich ein neu eingedrungenes Unkraut unkontrolliert vermehrt, welches die Waldlandschaft für immer verändert. Und genau so nimmt oft die Geschichte einer *Clostridium difficile*-assoziierten Diarrhö, kurz CDAD, ihren Anfang.

CDAD verursacht in den USA jedes Jahr rund 14.000 Todesfälle; etwa zehnmal so viele Menschen kämpfen jetzt im Moment gegen eine *C. dif-*

ficile-Infektion an. Diejenigen, bei denen auch mehrere Antibiotikazyklen aufgrund von Antibiotikaresistenzen nicht helfen, haben eine Überlebenschance von etwa 50 zu 50. *C. difficile*-Bakterien sind besonders in Krankenhäusern verbreitet, tummeln sich aber auch in Swimmingpools, auf rohem Gemüse und Haustieren. Und falls Sie glauben, dass Sie den Kontakt mit *C. difficile* vermeiden können, wenn Sie literweise Chlor in den Pool gießen, das Gemüse mit antibakterieller Seife putzen und Ihre Haustiere mit Antibiotika füttern, so täuschen Sie sich gewaltig. Geschätzte 2 bis 5 Prozent aller Menschen tragen *C. difficile*-Bakterien in ihrer Mikrobiota mit sich herum, ohne etwas davon zu merken. In einem Krankenhaus sind es 20 Prozent aller Patienten und in Alters- oder Pflegeeinrichtungen sogar 50 Prozent. Nur weil jemand noch nie an CDAD gelitten hat, heißt das nicht, dass er oder sie keine *C. difficile*-Bakterien in sich trägt. Bei gesunden Menschen ist *C. difficile* nämlich ein ganz harmloses Darmbakterium. Erst, wenn das Gleichgewicht der Mikrobiota irgendwie gestört wird (durch Antibiotikagaben zum Beispiel) und andere Bakterienarten dadurch zurückgedrängt werden, kann es sich plötzlich unkontrolliert vermehren. Dann kann *C. difficile* zu lebensbedrohenden Durchfallerkrankungen und Darmentzündungen führen und ist nur sehr schwer in den Griff zu bekommen. Bis vor Kurzem bestand die Therapie bei wiederholt auftretenden *C. difficile*-Infektionen im Einsatz weiterer Antibiotika (was in dem oben beschriebenen Waldbrandbeispiel dem Anzünden eines zweiten Feuers entspräche), in der Hoffnung, dass sich wieder vermehrt natürliche Darmbakterien ansiedeln. Das Problem bei dieser Strategie ist, dass die *C. difficile*-Bakterien in aller Ruhe das Ende des Feuers abwarten können. Sie stellen sich einfach tot und verkapseln sich in Sporen, die resistent gegen Antibiotika sind. Sporen bildende Bakterien sind sehr schwer zu beseitigen, da sie über eine extrem hohe Widerstandsfähigkeit gegen lebensfeindliche Umgebungsbedingungen wie Temperaturen unter null, Austrocknung, Hitze und sogar das Vakuum des Weltraums verfügen.

Sobald der Angriff der Antibiotika vorbei ist, werden die Bakterien wieder aktiv. In einer praktisch unbesiedelten Darmlandschaft können sie dann keimen und sich weitervermehren. Manche CDAD-Patienten haben eine Mikrobiota, die zum größten Teil nur noch aus *C. difficile* besteht. Bei solchen Menschen hat das Pathogen für eine Massenausrottung Hunderter Bakterienarten gesorgt und den Darm für sich erobert. *C. difficile* enthält mehrere Gene, die Gifte (Toxine) produzieren. Solange nur relativ wenige *C. difficile* im Darm angesiedelt sind, schädigen sie den Verdauungstrakt nicht. Wenn sie sich aber stark vermehrt haben, setzen sie ihre Toxine frei, was zu einer teilweisen Auflösung der Darmwand und schmerzhaftem Durchfall führt.

Wer bis vor Kurzem an einer *C. difficile*-Infektion litt, die sich durch Antibiotika nicht therapieren ließ, musste sich damit abfinden, dass es kaum noch Heilungschancen gab. Wenn der erste Antibiotikazyklus nicht gewirkt hatte, wurden erst einmal weitere Antibiotika anderer Arten verabreicht. Hatte auch das keinen Erfolg, blieb dem Arzt oftmals keine andere Wahl, als das von den *C. difficile* befallene Körpergewebe chirurgisch zu entfernen. Mittels eines solchen chirurgischen Eingriffs kann man eine CDAD zwar therapieren, aber der Patient wird auch bei einem guten Gelingen der Operation lebenslang mit deren Folgen zu tun haben. Wie wäre es, wenn man anstatt alle Darmmikroben wahllos zu vernichten, lieber gesunde Mikroben in den Darm einbringen würde? Vielleicht könnte ja das wuchernde Wachstum der *C. difficile* dadurch gebremst werden, dass sich wieder vermehrt nützliche Bakterien im Darm breitmachen.

WIE BITTE? IST DAS ERNST GEMEINT?

Eine Gruppe von Medizinern am Academic Medical Center der Universität Amsterdam griff im Jahr 2013 die Idee auf, dass das Einflößen nützlicher Bakterien in den Darm den Teufelskreis wiederkehrender

Infektionen mit *C. difficile* unterbrechen könnte. Sie führten eine randomisierte kontrollierte Studie durch, bei der Personen mit immer wieder auftretenden *C. difficile*-Infektionen entweder nur mit Antibiotika oder mit Antibiotika gefolgt von einer Fäkalmikrobiotatransplantation (FMT) – gemeinhin Stuhltransplantation genannt – behandelt wurden. Bei einer FMT wird Stuhl eines gesunden Spenders in den Darm des Empfängers übertragen. Das kann „von vorne" oder „von hinten" erfolgen, also mittels einer Sonde, die durch einen Schlauch von der Nase in den Darm geführt wird, oder rektal mittels eines Klistiers oder eines Kolonoskops. Bei beiden Verfahren wird der Stuhl vorher in Flüssigkeit aufgelöst. Bevor Sie diese Behandlungsmethode als anrüchig abqualifizieren, denken Sie daran, dass Menschen mit CDAD an einer lebensbedrohenden Krankheit leiden. Lieber eine gewisse Unappetitlichkeit in Kauf nehmen und dafür gesund werden, meinen Sie nicht?

Die Teilnehmer an der Studie hatten sich alle bereits einer erfolglosen Antibiotikatherapie unterzogen. Nach nur einer einzigen FMT waren sage und schreibe 81 Prozent der wiederkehrenden Infektionen ausgeheilt, im Vergleich zu 31 Prozent bei den Patienten, die nur mit erneuten Antibiotikaverabreichungen behandelt worden waren. Bei den nicht geheilten 19 Prozent wurde eine weitere FMT mit dem Stuhl eines anderen Spenders durchgeführt, woraufhin die Erfolgsquote auf 94 Prozent stieg. Dieser Prozentsatz war so hoch, dass die Forscher es als unmoralisch empfanden, der Vergleichsgruppe die FMT weiterhin vorzuenthalten. Sie stoppten die Studie deshalb und boten auch den Teilnehmern dieser Gruppe eine FMT an. Der überwältigende Erfolg dieses scheinbar wenig appetitlichen Verfahrens zur Neubesiedlung der Mikrobiota wird dazu beitragen, es auch Skeptikern schmackhaft zu machen.

Die Dokumentierung des Erfolgs von Stuhltransplantationen in einer randomisierten kontrollierten Studie war ein wichtiger Schritt, um dem Verfahren zu einer breiteren Anerkennung zu verhelfen. Ein erster klinischer Fallbericht zu diesem Thema wurde allerdings bereits 1958 veröffentlicht. Demnach wandte Dr. Ben Eiseman, Leiter der Chirurgie des Denver General Hospital, eine Stuhltransplantation mittels Einläufen erfolgreich bei einem Patienten mit pseudomembranöser Kolitis an. Erst 20 Jahre später wurde *C. difficile* als Verursacher von pseudomembranöser Kolitis (alias antibiotikaassoziierter Kolitis) identifiziert. Dr. Eiseman und seine Kollegen in Denver wussten also noch gar nicht, was die Wurzel dieser belastenden Krankheit war. Aber sie nahmen intuitiv an, dass das „natürliche Gleichgewicht" im Darm ihrer Patienten irgendwie aus den Fugen geraten war und sich durch die Transplantation einer neuen bakteriellen Gemeinschaft wiederherstellen lassen müsste. In der Veterinärmedizin werden Tiere seit mehr als 100 Jahren mit Fäkaltransplantationen behandelt, zum Teil sogar zwischen unterschiedlichen Tierarten (dann wird der Prozess „Transfaunation" genannt). Und in der chinesischen Medizin sollen Berichten zufolge schon im 4. Jahrhundert schwere Durchfälle mit verflüssigten Fäkalien, dem sogenannten gelben Tee, behandelt worden sein.

Nach der Veröffentlichung der oben beschriebenen FMT-Studie herrschte in der medizinischen Fachwelt große Euphorie, denn Mikrobiotatransplantationen als Therapie eröffnen faszinierende Möglichkeiten für mikrobiotabasierende Anwendungen. Fäkaltransplantationen zeigen beispielhaft, wie wirksam Krankheiten durch die Reparatur der Mikrobiota positiv beeinflusst werden können. Mediziner untersuchen derzeit, in welchem Ausmaß das möglich ist und in welchen Fällen sich vielleicht sogar eine komplette Heilung erzielen lässt. Zurzeit laufen mehr als 40 klinische Studien zur Prüfung der Wirksamkeit von Stuhlverpflanzungen bei einer Reihe von Krankheitsbildern, darunter chronisch-entzündliche Darmerkrankungen und Adipositas. Können wir wirklich hoffen, dass solche Transplantationen auch bei anderen gesundheitlichen Problemen als CDAD erfolgreich sein werden? Und warum funktioniert es so gut, dass eine FMT die vorhandenen *C. difficile* ausrottet? Um eine Antwort auf diese Fragen finden zu können, müssen wir erst verstehen, was eigentlich passiert, wenn durch Verabreichung von Antibiotika die Kolonisationsresistenz überwunden wird und es *C. difficile* gelingt, den Verdauungstrakt zu besiedeln.

ANTIBIOTIKA TÖTEN WAHLLOS

„Antibiotikum" bedeutet wörtlich „gegen das Leben". Der Name lässt also eigentlich nichts Gutes erahnen, aber nichtsdestotrotz sind diese Arzneistoffe Lebensretter, weil sie Bakterien abtöten, die uns krank machen. Viele Menschen lassen sich und sogar ihren Kindern Antibiotika schon fast regelmäßig verschreiben, ohne sich viel dabei zu denken. Neueste Forschungen zeigen allerdings, dass sich Antibiotika stärker auf unsere Physiologie auswirken als früher gedacht. Sie können unsere Gesundheit schädigen, indem sie auch unsere nützlichen Besiedler lahmlegen.

Menschen nutzen Antibiotika schon seit Jahrtausenden. Selbst die alten Griechen machten sich die antimikrobielle Wirkung zunutze, als sie ihre Wunden mit einer Art Brei aus verschimmeltem Brot abdeckten. Aus einer Schimmelpilzart, dem *Penicillium*, wurde das berühmteste Antibiotikum entwickelt, das Penicillin. Aufgrund ihrer Fähigkeit, einstmals lebensbedrohliche Krankheiten zu heilen, können Antibiotika wohl als größter medizinischer Fortschritt in der Menschheitsgeschichte gelten. Die Effektivität von Antibiotika verbunden mit relativ wenigen Nebenwirkungen veranlassten die Pharmafirmen, verschiedene Antibiotika-Arzneimittel zur Behandlung zahlreicher Infektionskrankheiten auf den Markt zu bringen. Aber die Entwicklung neuer Antibiotika kann kostspielig sein, weshalb die Firmen ihre Forschungs- und Entwicklungsbemühungen inzwischen mehr und mehr auf sogenannte

Breitbandantibiotika mit einem höheren Wirkungsspektrum konzentrieren. Solche Mittel wirken auf eine Vielzahl unterschiedlicher Bakterien, können also zum Beispiel gegen Ohrinfektionen ebenso angewendet werden wie gegen Harntraktinfektionen. In fast keinem anderen Land der Erde werden mehr Antibiotika verschrieben als in den USA. Im Jahr 2010 wurden rund 258 Millionen Rezepte für Antibiotikazyklen ausgehändigt, das heißt achteinhalb Verschreibungen pro zehn Einwohner. Antibiotikaresistente Superkeime sind die gut dokumentierte, nicht erwünschte Folge dieser Entwicklung. Vielleicht aber noch wichtiger, auch wenn man viel weniger darüber liest, ist die Auswirkung dieser Medikamente auf unsere Darmbesiedler.

Die große Mehrzahl der Antibiotika wird oral eingenommen, egal, welche Krankheitserreger das jeweilige Problem verursachen. Auf den ersten Blick mag das durchaus sinnvoll sein. Einige Substanzen, die in den Blutkreislauf aufgenommen werden, gelangen auf diesem Wege irgendwann auch zum Ohr und töten die Bakterien ab, die die Ohrenschmerzen verursachen. Der Nachteil ist, dass durch die Ausbreitung der Antibiotika im ganzen Körper eigentlich alle Bakterien in die Schusslinie geraten. Über den Mund erreichen die Antibiotika schnell den Darm, wo sie dann die Darmmikroben ins Visier nehmen. Da die meisten Antibiotika dafür gedacht sind, viele verschiedene Bakterienarten auszumerzen, führt jede Gabe zu beträchtlichen Kollateralschäden in der Mikrobiota. Manche Darmlandschaften erholen sich erst nach Monaten von der „Schießerei", und während dieser Zeit ist man extrem anfällig für Durchfallerkrankungen.

David Relman und Les Dethlefsen, zwei unserer Kollegen an der Stanford University, waren neugierig, wie sich eine wiederholte Behandlung mit dem häufig verschriebenen Breitbandantibiotikum Ciprofloxacin auf die Mikrobiota eines Menschen auswirkt. Dieses Antibiotikum hemmt die DNA-Replikation von Bakterien und damit deren Vermehrung durch Zellteilung. Aufgrund seines breiten Wirkspektrums bekämpft es bakterielle Erreger von Infektionen ebenso wie fast alle anderen Bakterien, also auch die nützlichen, mutualistischen Bakterien im Darm. David und Les wollten nun wissen, wie nachhaltig schädigend eine fünftägige Behandlung mit Ciprofloxacin für die Mikrobiota sein würde.

Die Anzahl der Bakterienarten in den Därmen der Probanden nahm nach Beginn der Antibiotikagabe sehr schnell ab. Nach Abschluss der Behandlung waren zehn- bis 100-mal weniger Darmbakterien vorhanden und die Überlebenden waren wesentlich weniger artenreich. Das Mengenverhältnis hatte sich verändert, Bakterienarten, die zuvor 25 bis 50 Prozent aller Keimarten im Darm ausgemacht hatten, waren fast völlig ausgelöscht. Diese Ergebnisse konnten zwar nicht wirklich überraschen, aber das Ausmaß der Schäden an der Mikrobiota erstaunte dann doch. Wie alle Breitbandantibiotika nimmt auch Ciprofloxacin keine Rücksicht auf die Darmbakterien. Obwohl bekannt ist, wie wichtig die Darmbesiedler für unsere Gesundheit sind, werden Breitbandantibiotika nach wie vor viel zu häufig verschrieben, auch deshalb, weil angenommen wird, dass sich die Mikrobiota regenerieren kann. Stimmt es wirklich, dass sich nach einiger Zeit die ursprüngliche Bakterienbevölkerung wieder einstellt? Nicht ganz. Ein paar Wochen nachdem die drei Probanden mit der Ciprofloxacin-Einnahme aufgehört hatten, wurden Stuhlproben von ihnen untersucht. Bei einer Person war die ursprüngliche Zusammensetzung der Darmflora fast wiederhergestellt, aber die beiden anderen Probanden entpuppten sich als weniger resilient. Eine wies zwar fast wieder die ursprüngliche Bakterienpopulation auf, jedoch in stark dezimierter Anzahl. Bei der dritten Person hatte die Mikrobiota sogar nach zwei Monaten ihre ursprüngliche Zusammensetzung noch nicht zurückgewonnen.

Es kommt häufiger vor, dass Patienten innerhalb eines Jahres mehrere Antibiotikazyklen verschrieben bekommen. Relman und Dethlefsen untersuchten deshalb die Stuhlproben der Probanden auch nach der zweiten Behandlung mit Ciprofloxacin und dabei stellte sich heraus, dass dieses Mal der Schaden noch größer war. Wieder ging die bakterielle Menge und Vielfalt stark zurück, und zwar dieses Mal bei allen drei Personen. Selbst zwei Monate nach beendigter Antibiotikaeinnahme unterschied sich das Spektrum der Darmkeime bei allen dreien noch deutlich vom Ausgangszustand.

Keiner der Studienteilnehmer klagte über gastrointestinale Symptome, trotz der massiven Veränderungen im Darm. Symptome sind allerdings auch kein zuverlässiger Parameter für die Schäden, die Antibiotika in der Mikrobiota anrichten. Die Wissenschaftler konnten nicht a priori vorhersagen, wessen Darm am anfälligsten für Schäden durch Antibiotika sein würde. Niemand kann bei einem Arzt einen Test durchführen lassen, der anzeigt, wie schwerwiegend die Folgen von Antibiotikagaben für die Mikrobiota sein werden. Aber gehen Sie davon aus, dass sie sich auf jeden Fall negativ auswirken werden. Und ein zweiter Antibiotikazyklus macht dann alles noch schlimmer. Vielfach wird immer noch geglaubt, Antibiotika wirkten gegen Infektionen, ohne in anderer Weise irgendeinen negativen Einfluss auf den Körper auszuüben. Das ist leider nicht wahr. Die Mikrobiota erleidet Schäden und es dauert Wochen, bis sie sich zumindest teilweise wieder regeneriert hat. Einige nützliche Bakterienarten erholen sich von dem Angriff nie mehr ganz. Ein Teufelskreis ist die Folge: Die gestörte Mikrobiota führt zu einem geschwächten Immunsystem, wodurch sich die Anfälligkeit für neue Infektionen erhöht, die dann eventuell wieder mit Antibiotika bekämpft werden. Die Einnahme von Probiotika nach der Antibiotikabehandlung hilft bei der Schadensbegrenzung, aber der Zustand der Mikrobiota vor Behandlungsbeginn ist nicht wiederherstellbar.

IN DER MENGE LIEGT DIE KRAFT

Ein Krankheitserreger, der versucht, in den Darm einzudringen, ist wie ein fremder Invasor, der ein Land und dessen Armee (die Mikrobiota) attackiert. Wenn die einmarschierende Armee zahlenmäßig klein ist, hat sie kaum Chancen, die verteidigenden Truppen zu besiegen. Für eine erfolgreiche Invasion müssen die Angreifer zahlenmäßig überlegen sein und über leistungsstarke Waffen verfügen. Sind die Verteidigungstruppen allerdings geschwächt, kann auch die Offensive eines kleineren Heers erfolgreich sein. Wir kommen immer mal wieder mit pathogenen Bakterien wie Salmonellen in Kontakt, aber unsere Mikrobiota leistet Widerstand und es ist schon eine sehr große Anzahl an Pathogenen erforderlich, um uns krank zu machen. Die Billionen von nützlichen Bakterien in unserem Darm erschweren es den wenigen *Salmonella*-Mikroben in einem nicht ganz durchgekochten Ei, einen erfolgreichen Feldzug zu starten. Ist die Mikrobiota jedoch stark dezimiert, zum Beispiel durch Antibiotika, besteht ein viel höheres Risiko, dass sie auch von einer kleineren Dosis pathogener Organismen überwunden werden kann. Wenn man sich das vor Augen hält, ist die Einnahme von Antibiotika so etwas wie russisches Roulette. In den meisten Fällen passiert nichts, aber falls doch, dann ist es lebensbedrohend.

Metabolische Interaktionen zwischen verschiedenen Bakterienarten in der Mikrobiota führen zu einem komplexen Nahrungsnetz, dessen Ressourcen alle genutzt werden. Wenn er gut funktioniert, ist dieser Bioreaktor ein perfektes Ressourcenzuweisungssystem, das eine große Bakterienvielfalt ohne Störstoffe ermöglicht. Das von der Mikrobiota eng geknüpfte Netz hilft bei der Abwehr von Pathogenen, indem alle verfügbaren Ressourcen schnell verbraucht werden, sodass für die Krankheitserreger nichts übrig bleibt, von dem sie sich nähren könnten. In diesem Idealzustand ist der innere Bioreaktor stabil und widerstandsfähig gegen das Eindringen von Pathogenen. Wie die meisten von uns aber schon erlebt haben, gibt es Zeiten, in denen diese Widerstandskraft schwächer ist und sich pathogene Organsimen in das Nahrungsnetz hineinzwängen können, um sich im Darm auszubreiten. Dabei machen sie sich die gestohlenen Ressourcen zunutze.

Wenn normale Labormäuse *Salmonella* oder *C. difficile* ausgesetzt werden, kommt es zu keiner Infektion. Wurden die Mäuse aber vor dem Kontakt mit den Pathogenen mit Antibiotika behandelt, tritt eine Darminfektion auf. Salmonellen, die im Darm keine anderen Mikrobenarten antreffen, müssen sich auf die in ihrem eigenen Genom codierte Fermentierungsfähigkeit verlassen. Das *Salmonella*-Genom enthält jedoch nur wenige der scherenartigen Enzyme zur Aufspaltung von MAKs, wie zahlreiche nützliche Mikroben sie aufweisen. Wenn nützliche Darmbakterien ihre Mahlzeit aufspalten und verspeisen, hinterlassen Sie ein richtiges Abfallbuffet. In einer gesunden, kolonisationsresistenten Mikrobiota ist der Wettkampf um die Ressourcen sehr intensiv und Abbaustoffe von einer Mikrobe werden sehr schnell von einer anderen gefressen, sodass für Eindringlinge wie Salmonellen keine Nahrung übrig bleibt.

Das Klauen von Ressourcen funktioniert am besten, wenn die natürlichen Verbraucher dieser Ressourcen im Darm lahmgelegt sind – und genau dafür sorgen Antibiotika. Sie unterbrechen die Verbindungen innerhalb des komplexen Nahrungsnetzes, und die so entstehenden Lücken werden von eventuell darauf wartenden *Salmonella* und *C. difficile* ausgefüllt. Wenn Sie Antibiotika einnehmen, sollten Sie deshalb unbedingt alles vermeiden, was Sie in die Nähe von Salmonellen bringen könnte. Bestellen Sie also im Restaurant keine Eierspeisen, und falls es Ihre Kinder sind, die die Antibiotika schlucken müssen, lassen Sie sie nicht in einem öffentlichen Sandkasten spielen. Nach beendeter Antibiotikabehandlung kann sich die Mikrobiota dann allmählich wieder etwas erholen und erneut ein mehr oder weniger effizientes Nahrungsnetz aufbauen, um das Eindringen pathogener Organismen zu verhindern.

Die Pathogene bedienen sich einer ausgefeilten Strategie, wenn sie in das Ökosystem des Darms eindringen möchten, und verfügen auch über einen Plan, wie sie bleiben können. Denn was für einen Sinn hat es, uneingeladen zu einer Party zu kommen, wenn man nicht lang genug verweilt, um das kalte Buffet zu genießen? Salmonellen schaffen das, indem sie die Darmumgebung mittels Durchfall und Darmentzündung so durcheinanderbringen, dass sie nun selbst Zugang zu den Ressourcen haben. Diese veränderten Umgebungsbedingungen machen es den guten Bakterien schwer, sich zu behaupten und die von den *Salmonella*-Bakterien in Beschlag genommenen Ressourcen zurückzuerobern. Durch die Veränderung der Hausregeln des Darmökosystems gewinnen die Bösen einen anhaltenden Vorteil über die Guten.

In unserer Vorstellung helfen nach einem Angriff von Krankheitserregern die Immunantworten (Entzündungen zum Beispiel) dem Körper dabei, die unerwünschten Eindringlinge wieder loszuwerden. Es gibt aber auch Pathogene, die selbst eine Immunantwort zu ihren Gunsten erzeugen. Salmonellen müssen es zuerst einmal schaffen, sich innerhalb der Mikrobiota auszubreiten. Wenn diese durch Antibiotika bereits beschädigt ist, ist dies relativ leicht zu erreichen. Als Nächstes versuchen sie, Entzündungen im Darm auszulösen. Sobald dies gelingt, verändern sich die Lebensbedingungen im Darm zum Vorteil der Salmonellen. Wie so viele Pathogene sind auch die Salmonellen Meister darin, die Immunantwort und die Physiologie des Wirtsorganismus zu ihrem Nutzen zu modifizieren und zu unterwandern.
Die dichte Besiedlung mit nützlichen Darmbakterien ist nur eine der Schutzmaßnahmen der Mikrobiota. Je mehr wir darüber herausfinden, wie die Mikrobiota beim Regulieren des Immunsystems hilft, desto klarer wird es, dass es bei der Kolonisationsresistenz nicht nur ums Ausschließen geht. Die Mikrobiota führt einen fortdauernden Dialog mit dem Darm. Mikroben können das Immunsystem dazu bringen, eine

Antwort zu zeigen, die ausreichend ist, um die Bedrohung abzuwehren, aber nicht so stark ist, dass eine Autoimmunreaktion ausgelöst wird oder größere Schäden entstehen. Einige Darmmikroben spielen bei der Reaktion auf die Pathogene eine größere Rolle als andere, weil sie eigene, direkt auf die Krankheitserreger gezielte Antibiotika absondern. Anders als die Flächenbombardements durch die hohen Dosen oral verabreichter Antibiotika scheinen die von den Mikrobiotabesiedlern angewendeten Antibiotika kaum Kollateralschäden zu verursachen.

Neben der niedrigeren Kolonisationsresistenz besteht bei übermäßiger Antibiotikazufuhr noch eine weitere nicht zu unterschätzende Gefahr: die Entwicklung von antibiotikaresistenten Superbakterien. Der übertriebene Einsatz von Antibiotika hat dazu geführt, dass sich Pathogene gebildet haben, die über ein dickes Schutzschild verfügen und selbst die Angriffe der stärksten Antibiotika überstehen. Wie wurden diese mikroskopischen Frankensteins in die Welt gesetzt? Wenn eine Gruppe von Bakterien, wie beispielsweise die im Darm, mit einem Antibiotikum konfrontiert wird, verfügt ab und zu mal eine über eine genetische Eigenschaft, die sie resistent dagegen macht. Diese eine Bakterie kann sich dann trotz dieses Antibiotikums weitervermehren, sodass letztendlich eine ganze Armee mutierter, resistenter Bakterienarten im Darm sitzt. Da Bakterien sehr versiert darin sind, Gene auszutauschen (der entsprechende Prozess heißt fachsprachlich horizontaler Gentransfer oder lateraler Gentransfer), kann eine auf Antibiotika empfindliche Bakterienart, die sich sehr nahe bei einer antibiotikaresistenten Mikrobe befindet, eine Kopie des heiß begehrten Resistenzgens aufnehmen und dadurch eine vorteilhafte Eigenschaft erwerben: Überlebensfähigkeit trotz Antibiotika. In dieser Weise wäre es gut denkbar, dass sich durch die mehrfache Gabe von Antibiotika im Darm mehr und mehr resistente Gene bilden. Wenn nun ein pathogenes Bakterium in den Darm gelangt und eine oder mehrere der dort vorhandenen resistenten Gene aufnimmt, ist ein potenzieller Superkeim geboren.

Eine Infektion mit einer multiresistenten Mikrobe ist ein Albtraumszenario, für das noch keine Lösung in Sicht ist. Zum ersten Mal seit dem Aufkommen der Antibiotika sterben Menschen an bakteriellen Infektionen, die eigentlich therapierbar wären, wenn der jeweilige Krankheitserreger nicht resistent gegen die verfügbaren Medikamente wäre. Es können zwar neue Antibiotika entwickelt werden, aber die werden nichts mehr an dem Wettrüsten zwischen uns und den pathogenen Bakterien ändern. Wenn wir den Pathogenen immer ein Stück voraus sein möchten, müssen wir mehrgleisig fahren. Zum einen müssen konstant neue Antibiotika auf den Markt kommen, mit denen die Bakterien noch nicht konfrontiert waren und gegen die sie deshalb noch keine Resistenzen ausgebildet haben. Zweitens müssen wir mittels einer widerstandsfähigen und artenreichen Mikrobiota unser Abwehrsystem stärken, damit generell so wenige Antibiotika wie irgend möglich zum Einsatz kommen.

DARMPASSAGEN

Dr. Purna Kashyap von der Mayo Clinic hat oft Patienten mit gastrointestinalen Motilitätsstörungen wie chronischer Durchfall oder Verstopfung. Solche Darmmotilitätsprobleme manifestieren sich zum Beispiel in chronisch-entzündlichen Darmerkrankungen (CED) oder Reizdarmsyndrom (RDS). Dr. Kashyap befasste sich mit dem Problem, dass chronische Beschwerden die Mikrobiota des Patienten durcheinanderbringen und damit die Grunderkrankung verschlimmern könnten. Als er 2010 mit der Arbeit in unserem Labor begann, gab es nur wenige Informationen darüber, wie sich Veränderungen in der Darmpassage auf die Mikroben im Darm auswirken.

Wie bereits erwähnt, fungiert der Darm als innerer Bioreaktor. Er ist mit Nahrung und Wasser gefüllt und dieser Inhalt fließt durch den Schlauch hindurch und wird von den menschlichen Zellen und der Mikrobiota verarbeitet. Die Geschwindigkeit, mit der der Darminhalt transportiert wird, kann die Umgebungsbedingungen für die Mikroben deutlich beeinflussen. Ist die Fließgeschwindigkeit sehr hoch, haben die Mikroben nicht so viel Zeit, den Darminhalt aufzuspalten, und werden auch leichter mit der Flüssigkeit aus dem Darm herausgespült. Bei einer sehr langsamen Darmpassage ist die Mikrobiota vor andere Herausforderungen gestellt. In beiden Fällen einer starken Abweichung von einer normalen Darmpassagezeit besteht das Risiko, dass die Mikrobiota Schaden erleidet.

Dr. Kashyap überlegte sich, ob Menschen, die ständig an Durchfall (schnelle Fließgeschwindigkeit) oder Verstopfung (langsame Fließgeschwindigkeit) leiden, mit Problemen in ihrem inneren Bioreaktor rechnen müssen. Er fand heraus, dass sowohl Durchfall als auch Verstopfung die Umgebungsbedingungen im Darm verändern. Es gedeihen je nachdem entweder die Mikroben, die besser an schnell hindurchgehende Darminhalte, oder diejenigen, die besser an langsam transportierte Inhalte angepasst sind. Aber in beiden Fällen, bei langsamer wie bei schneller Fließgeschwindigkeit, wird der Artenreichtum in der Mikrobiota geringer, was sie destabilisiert und dadurch das Eindringen von Krankheitserregern ermöglicht. Die Kolonisationsresistenz wird also nicht nur durch Antibiotika beeinträchtigt.

Durchfall, Verstopfung und möglicherweise andere Darmprobleme können einen Teufelskreis in Gang setzen. Die Infektion mit einem Pathogen erhöht die Darmmotilität und destabilisiert die Mikrobiota noch mehr, wodurch die jeweilige Person anfällig für die Attacken weiterer Darmkeime wird. Für Patienten mit ansonsten unheilbarem *C. difficile*-Durchfall bieten Fäkalmikrobiotatransplantationen (FMTs) einen vielleicht nicht appetitlich scheinenden, aber sehr effektiven Ausweg. Wenn Sie sich für eine solche Stuhlverpflanzung entscheiden müssten, wen hätten Sie gern als Spender? Und welche Regeln müssen hinsichtlich Sicherheit und Wirksamkeit beachtet werden?

BITTE NICHT SELBST BEHANDELN

Im Jahr 2013 gab die US-amerikanische Arzneimittelbehörde FDA bekannt, dass sie Stuhltransplantationen auf ähnliche Weise regulieren würde wie experimentelle Arzneimittel. Daraufhin gab es Proteste von Patienten und Ärzten, die befürchteten, dass diese Entscheidung die Durchführung einer lebensrettenden Behandlungsmaßnahme unter Umständen verhindern könnte. Die FDA ruderte zurück und ließ FMTs wenigstens für Patienten mit *C. difficile*-Infektionen (CDAD) zu.

Dieser Fall von zu strengen behördlichen Vorschriften hat noch einen weiteren Aspekt. Während die FDA auf der einen Seite Stuhltransplantationen nur für *C. difficile*-Patienten zuließ, verzichtete sie auf der anderen Seite darauf, für die Transplantate standardisierte Voruntersuchungen auf Infektionen vorzuschreiben. Die meisten Ärzte überprüfen natürlich die Stuhlproben der Spender, aber was genau sie testen, bleibt letztlich ihnen überlassen. Es herrscht im Moment noch keine Einigkeit darüber, welche Tests unabdingbar sind. Selbstverständlich darf der Stuhl des Spenders keine infektiösen Pathogene wie HIV, Parasiten und andere mögliche Krankheitserreger aufweisen. Aber reicht das? Nachdem ja bei Versuchen mit Labortieren körperliche und psychologische Merkmale über die Mikrobiota übertragen werden konnten, was die Vermutung nahelegte, dass dies bei Menschen auch möglich wäre, könnte man theoretisch nur schlanke Menschen ohne Allergien und psychische Störungen als Stuhlspender zulassen. Wie wichtig ist es außerdem, dass der Spender mittels einer vaginalen Geburt das Licht der Welt erblickte, als Baby gestillt wurde, in seinem Leben möglichst wenig Antibiotika geschluckt hat und sich ballaststoffreich ernährt? Einen Spender oder eine Spenderin zu finden, der oder die all diese Anforderungen erfüllt, könnte sich schwierig gestalten.

Es gibt bereits Firmen, die Krankenhäusern vorgetesteten Stuhl für Stuhltransplantationen liefern. Ihre Dienstleistungen sind in etwa mit denen einer Blutbank vergleichbar. Sie sammeln Stuhlproben von voruntersuchten Spendern und verkaufen sie an Krankenhäuser, die FMTs durchführen. Das erspart den Krankenhäusern die Arbeit, potenzielle Spender selbst zu untersuchen und zu erfassen. Allerdings hat die FDA vor Kurzem Sicherheitsbedenken bezüglich solcher „Stuhlbanken" geäußert, sodass diesbezüglich wahrscheinlich bald neue Bestimmungen erlassen werden.

Stuhltransplantationen sind eine einfache Lösung für ein hochkomplexes Problem. Sie lassen sich mit einer Reset-Taste vergleichen, mittels derer eine erkrankte Mikrobiota wieder in einen gesunden Zustand zurückgesetzt werden kann. Warum sollte dies eigentlich nicht auch bei Krankheiten funktionieren, die mit einer geschädigten Mikrobiota einhergehen, wie chronisch-entzündliche Darmerkrankungen, Autismus, Autoimmunerkrankungen und sogar Fettleibigkeit? Stellen Sie sich vor, dass die Adipositas-Epidemie mit Stuhlverpflanzungen in den Griff gebracht werden könnte. Aber leider sind FMTs wohl doch nicht das von vielen ersehnte Allheilmittel.

Eine kleinere klinische Studie, mit der die Wirksamkeit von Stuhltransplantationen zur Linderung von Begleiterkrankungen von Adipositas untersucht wurde, hat einige vielversprechende, wenn auch nicht umwerfende Ergebnisse gezeitigt. Bei schwer übergewichtigen Menschen, denen Stuhl von einem schlanken Spender verpflanzt wurde, konnte eine temporäre Verbesserung der Insulinresistenz, nicht aber des Body-Mass-Index oder des Körperfettanteils nachgewiesen werden. Bei der Behandlung von chronisch-entzündlichen Darmerkrankungen mittels Stuhlverpflanzungen wurden nicht die hohen Heilungsraten wie bei der Behandlung von CDAD erzielt. Außerdem klagten einige Patienten, deren Krankheitsbild sich nach einer FMT nicht verbesserte, über unerwünschte Nebenwirkungen wie Fieber und schmerzhafte Blähungen. Diese Studien sind alle noch vorläufig und es bleibt abzuwarten, ob sich Stuhltransplantationen für einige Menschen mit Reizdarmsyndrom oder chronisch-entzündlichen Darmerkrankungen als vorteilhaft erweisen könnten. Derzeit werden in einigen großen klinischen Studien neben der ursprünglichen Indikation CDAD weitere Indikationen von Stuhltransplantationen untersucht.

Mit der Mikrobiota verknüpfte Krankheiten sind komplex und unterscheiden sich voneinander. Eine Mikrobiota, wie sie bei *C. difficile*-Infektionen auftritt, verfügt über eine geringe Biodiversität und ähnelt einer sehr kargen Landschaft. In diesen Fällen ist das Aussäen neuer Samen eine Erfolg versprechende Möglichkeit, den gesamten Lebensraum neu zu besiedeln. Ähnelt das Ökosystem hingegen eher einem Hinterhofgarten, der mit Unkraut zugewachsen ist, lässt sich das Problem kaum dadurch lösen, Saatgut wünschenswerter Pflanzen über das vorhandene Gewirr zu streuen. Man müsste vielmehr das Unkraut jäten oder die Umgebungsbedingungen neu gestalten, damit sich das Unkraut nicht mehr wohlfühlt. Übertragen auf den Darm hieße dies, die Wirksamkeit und Langlebigkeit einer neu verpflanzten Mikrobiota dadurch zu maximieren, dass vorher die unerwünschten Mikroben, das Unkraut sozusagen, mittels Antibiotika oder eines Einlaufs vernichtet werden. Die neuen und erwünschten Organismen könnten dann noch durch Gabe von speziellen Düngern, sprich mit der Nahrung zugeführten MAKs, gestärkt werden. Diese beiden möglichen Szenarien für die geschädigte Mikrobiota – karge Landschaft oder mit Unkraut überwucherter Garten – stehen stellvertretend für eine große Anzahl möglicher Zustände, in der sich eine nicht gut funktionierende Mikrobiota befinden kann. Je mehr über Krankheitsbilder bekannt ist, desto besser können die Strategien für Stuhltransplantationen zur Heilung der Krankheiten angepasst werden.

MODERNERE METHODEN

Was wäre, wenn es möglich wäre, heilsame, nützliche Mikroben in eine erkrankte Mikrobiota einzubringen, und zwar ohne die Gefahr, dass Infektionserreger mit übertragen werden und die Anfälligkeit für andere Krankheiten erhöht wird? Die noch etwas unausgereifte Form, in der Stuhltransplantationen heute durchgeführt werden, ist nur der Beginn einer Revolution bei der Behandlung von Krankheiten, zu deren Symptomen eine beschädigte Mikrobiota zählt. Wie sieht diesbezüglich die Zukunft aus?

Eine Möglichkeit, das Risiko in Verbindung mit Stuhltransplantationen zu verringern, bestünde darin, eigene – gesunde – Stuhlproben irgendwo lagern zu lassen, falls in der Zukunft der Fall eintreten sollte, dass eine Stuhltransplantation indiziert ist (so ähnlich wie ein Patient vor einer Operation Eigenblut für eine spätere Übertragung auf ihn selbst spenden kann). Bei einer FMT mit eigenem Stuhl müssten keine Befürchtungen hinsichtlich der Übertragung von Infektionserregern von einer Person auf die andere gehegt werden. Das North York General Hospital im kanadischen Toronto hat ein Pilotprojekt gestartet, bei dem jedem eingelieferten Patienten eine Stuhlprobe entnommen wird. Das ist so wie ein Back-up der Computerfestplatte – man braucht es wahrscheinlich nie, aber wenn der Computer doch mal abstürzt, ist es unglaublich wertvoll. Auch bei den Patienten ist die Wahrscheinlichkeit hoch, dass sie nie mehr mit ihrer Stuhlprobe in Kontakt kommen, aber da andererseits *C. difficile* häufige Krankenhauskeime sind, liegt eine *C. difficile*-Infektion (CDAD) durchaus im Bereich des Möglichen. Wenn der Patient nun vorher etwas Stuhl abgeliefert hat, kann ihm dieser transplantiert werden, ohne dass das Risiko einer Krankheitsübertragung besteht und Kosten für die Voruntersuchungen potenzieller Spender anfallen. Eine Stuhlbank für Patienten eines Krankenhauses wäre sicherlich eine vernünftige Maßnahme und wird vielleicht langfristig zum Standard in den Krankenhäusern werden.

Auch beim Vorhandensein einer Stuhlbank gibt es aber einiges zu beachten. Der Empfänger ist zwar durch die Eigenstuhlspende vor der Übertragung von Krankheiten geschützt, dafür besteht aber potenziell die Gefahr, dass sich Pflegepersonal, das mit der Stuhlprobe in Kontakt kommt, mit einem eventuell vorhandenen Infektionserreger ansteckt. Und dann – lassen wir hier mal alle billigen Scherze beiseite – gibt es das nicht zu unterschätzende Geruchsproblem. Beide Probleme ließen sich lösen, indem man statt menschlichen Stuhl künstlichen Stuhl übertragen würde, eine vordefinierte, im Labor herangezüchtete Mikrobenmixtur. Das würde den Prozess standardisieren und die Anwesenheit infektiöser Mikroben wäre ausgeschlossen.

Eine Gruppe von Wissenschaftlern hat bereits zur Behandlung von CDAD einen Cocktail von 33 Bakterienarten gezüchtet und diese Bakterienmasse „RePOOPulate“ (etwa: Wiederbevölkern mit Stuhl) genannt. Sie wählten nützliche Bakterienarten aus, die in der Mikrobiota von CDAD-Patienten tendenziell nur in geringer Zahl vorkommen. Die Bakterien wurden vorher auf etwaige Antibiotikaresistenzen untersucht, um sicherzustellen, dass sie keine Resistenzgene auf andere Darmmikroben übertragen. Erste Tests zeigten vielversprechende Ergebnisse. Zwei CDAD-Patienten wurden mit dem Cocktail behandelt und geheilt. Sechs Monate später waren sie immer noch beschwerdefrei und in ihren Stuhlproben konnten die 33 Bakterienarten weiterhin nachgewiesen werden. Sie machten etwa ein Viertel der im Darm vorhandenen Arten aus. Diese Bakterien hatten sich also nicht nur erfolgreich im Darm angesiedelt, sondern sie blieben auch dort wohnen. Besonders erstaunlich war es, dass die beiden Patienten zu einem späteren Zeitpunkt aufgrund neu auftretender Krankheiten mehrere Antibiotikazyklen erhielten und die CDAD trotzdem nicht mehr auftrat. Die neue RePOOPulate-Mikrobiota hielt entweder die *C. difficile* unter Kontrolle oder hatte sie komplett eliminiert.

Dieser erste Erfolg mit der Zufuhr einer ausgewählten Mikrobenmischung statt einer Stuhlprobe lässt hoffen, dass bald noch zielgerichtetere Behandlungen in dieser Art möglich sein werden. Eine Reihe junger Firmen steht in den Startlöchern, um spezifische Bakterienmischungen für Mikrobiotatransplantationen zusammenzustellen. Einige arbeiten sogar schon an Bakterienpillen, die im Vergleich zu einer Zufuhr mit Einläufen oder Nasensonden kostensparender und risikoärmer wären. Diese „crapsules“, wie sie manchmal genannt werden (aus *crap* = Mist, und *capsule* = Kapsel), könnten irgendwann einmal Teil einer routinemäßigen Nachbehandlung nach der Gabe von Antibiotika werden, um die Schäden an der Mikrobiota zu begrenzen.

Die direkte Verabreichung von Bakterien scheint zwar eine sauberere Sache zu sein als eine Stuhltransplantation, aber die Kontrollbehörden sind immer etwas zögerlich, wenn es um die Übertragung lebender Organismen geht. Es soll keine Büchse der Pandora geöffnet werden. Die Tatsache, dass die RePOOPulate-Bakterien sich auch sechs Monate nach der Behandlung noch im Darm befanden, könnte darauf hinweisen, dass es, falls etwas schiefgeht, nicht so einfach ist, sie wieder loszuwerden. Arzneimittelfirmen arbeiten eigentlich unter dem Paradigma, dass Moleküle und nicht lebende Organismen die beste Medizin sind. Moleküle lassen sich problemlos regulieren und patentieren und ihre Dosierung ist leichter zu steuern. Was wäre in der RePOOPulate-Studie passiert, wenn diese Bakterien die Hälfte oder mehr der Mikrobiota umfasst hätten? Könnte das ein Problem sein und wenn ja, wie ließe sich ihre Menge reduzieren? Diese Organismen vermehren sich nach ihrer Verabreichung an den Menschen von selbst, was ja wahrscheinlich die Voraussetzung für eine wirksame Therapie ist. Aber da nicht kontrolliert werden kann, wie stark sie sich vermehren, ist die Abschätzung der richtigen Dosierung schwierig. Darmmikroben sind synthetisierende Moleküle (denken Sie an unsere unkontrollierte Pharmafabrik), die sich unter anderem auf Entzündungen auswirken und Defekte an der Darmschleimhaut reparieren. Eine andere Möglichkeit statt der Verabreichung von lebenden Organismen wäre die Verwendung von chemischen Stoffen, die in der Mikrobiota produziert werden. Das wäre vergleichbar mit Erde, die in der Hoffnung instandgesetzt wird, dass die bereits vorhandenen Blumensamen erneut wachsen und gedeihen. In den nächsten Jahren werden sicherlich noch viele von der Mikrobiota herrührende Moleküle entdeckt werden.

UPDATE DES INTESTINALEN BETRIEBSSYSTEMS

Die ersten großen Erfolge von Stuhltransplantationen und mikrobiotabasierten Therapien haben noch mal frischen Wind in die Mikrobiotaforschung gebracht. Wissenschaftler und Klinikärzte befassen sich ausgiebig mit dem, was in den menschlichen Ausscheidungen, das heißt vor allem in ihren Bewohnern, steckt und wie sich damit auch hartnäckige Krankheiten heilen lassen. In den nächsten Jahren werden die Strategien zur Neuprogrammierung der Darmmikrobiota weit über Stuhlverpflanzungen oder spezielle Ernährungsweisen hinausgehen. Pharmaunternehmen entwickeln Arzneimittel, die sich nur auf bestimmte Bakterienarten in der Mikrobiota auswirken und die darauf abzielen, die Zusammensetzung und Funktionsweise der Mikrobiota zu verändern. Modifizierte Mikroben, die Krankheiten erkennen oder chemische Stoffe abgeben können, werden ebenfalls ein Teil des für die Neuprogrammierung der Mikrobiota verwendeten Arsenals sein.

Die Entwicklung von Werkzeugen ist also im Gang, aber derzeit liegt der Schwerpunkt weiterhin auf Stuhltransplantationen und vieles ist noch unklar. Man weiß zum Beispiel nicht, wie einfach sich eine gestörte Mikrobiota durch eine gesunde ersetzen lässt. Bei einer *C. difficile*-infizierten Mikrobiota ist es problemlos möglich, sie mit gesundem Stuhl neu aufzusetzen, aber beim Austausch der Mikrobiota einer fettleibigen Person gegen die einer schlanken Person stellen sich schon einige Fragen. Aus ersten Berichten geht hervor, dass die transplantierte Mikrobiota nur kurze Zeit vorherrscht und dass innerhalb von drei Monaten die Bakteriengemeinschaft wieder in ihrem Ausgangszustand ist. Ein Grund mag sein, dass die untersuchten an Adipositas leidenden Menschen es nicht schafften, ihre Ernährungsweise umzustellen. Es ist schon aus den Mausversuchen bekannt, dass eine „dünne" Mikrobiota durch eine Ernährung mit viel Obst und Gemüse unterstützt werden muss, damit sie nicht wieder von den Dickmachbakterien zurückgedrängt wird. Nahrung, die die schlankheitsfördernden Bakterien begünstigt, ermöglicht ihnen, die Adipositas-Mikrobiota zu durchdringen. Die Labormäuse konnten auf diese Weise vor Übergewicht geschützt werden. Hätten in den mit Menschen durchgeführten Studien die Stuhlempfänger ihren neuen Mitbewohnern durch die richtigen Nahrungsmittel geholfen, hätte diese die transplantierte Mikrobiota gestärkt. Es ist ja nichts Neues, dass eine Umstellung der Ernährung ein gutes Mittel ist, um abzunehmen und sich von den mit Übergewicht einhergehenden Beschwerden zu befreien. Eine Ernährungsumstellung in Verbindung mit einer Stuhltransplantation wäre vielleicht eine perfekte Hilfe für den Neustart eines gestörten Ökosystems. Ein solcher Doppelschlag für die Adipositas könnte eine Antwort auf ein scheinbar unlösbares Problem sein.

Aber auch ohne die Übertragung einer neuen Mikrobiota ist Ernährung ein Zaubermittel gegen Pathogene im Darm. Die Bakterienruhr (Shigellose), eine vor allem in Entwicklungsländern auftretende Infektionskrankheit, wird durch das Bakterium *Shigella* ausgelöst. Ein typisches Anzeichen für diese Krankheit ist blutiger Durchfall. In der Regel wird sie mit Antibiotika bekämpft. Forscher haben nun herausgefunden, dass sich die Patienten viel schneller erholen, wenn sie zusätzlich zu den Antibiotika gekochte grüne Bananen verzehren. Solche Bananen beziehungsweise vor allem die darin enthaltenen MAKs fungieren als Dünger für die dezimierte Darmlandschaft und fördern das Wachstum guter Bakterienarten. Ähnlich wie eine Stuhltransplantation hilft diese Behandlung, eine gesunde Mikrobiota wiederherzustellen und die Krankheitserreger abzutöten. Dies ist nur ein Beispiel dafür, welch ein wirkungsvolles und leicht zu praktizierendes Heilmittel die richtige Ernährung sein kann. Jeder Mensch kann damit die Mikroben, die ja so ein großer Teil unserer Biologie sind und unser Leben mitbestimmen, bis zu einem gewissen Maße programmieren oder neu programmieren.

KAPITEL 8

DIE ALTERNDE MIKROBIOTA

FREUNDE FÜRS LEBEN

Der Kampf gegen das Alter ist ein Wirtschaftsmotor der westlichen Welt. In der Hoffnung, jünger auszusehen, unterziehen wir uns mehr oder weniger schmerzhaften Behandlungen wie Botox-Injektionen, Säurepeelings und Schälkuren für die Haut. Mit Sudokus, Kreuzworträtseln und Onlinegehirntraining versuchen wir, geistig fit zu bleiben. Yoga soll uns beweglich halten und unsere Muskeln trainieren wir mit Gewichten. Alles, um den körperlichen Verfall zu stoppen und gesund zu bleiben. Neue Studien zeigen nun, dass es eine weitere wichtige Komponente zu berücksichtigen gibt, wenn man sich jugendlichen Elan bewahren möchte: die richtige Pflege der Mikrobiota. Wie alle körperlichen und geistigen Fähigkeiten nutzt sich auch die Mikrobiota mit zunehmendem Alter ab. Die Schnelligkeit dieser Abnutzung ist ein Frühindikator, wie rapide es mit der Gesundheit im Alter abwärts gehen wird. Aber so, wie es Maßnahmen gegen die Alterung von Haut, Körper und Geist gibt, können Sie auch etwas tun, um Ihre Mikrobiota jung zu halten.

Die Bakteriengemeinschaft im Darm bleibt im Laufe eines Menschenlebens erstaunlich konstant. Es kann zwischendurch immer mal wieder passieren, dass gut gedeihende Bakterien plötzlich verschwinden, was sich in der Regel durch äußere Faktoren wie Antibiotikaverwendung, eine veränderte Ernährungsweise oder sogar Fieber erklären lässt (manchmal sind die Ursachen auch rätselhaft). Aber unabhängig von solchen kleineren Abweichungen kann man sagen, dass, wenn Sie heute eine Stuhlprobe abgeben und dann in fünf Jahren erneut, Letztere immer noch eindeutig als Ihr Stuhl identifizierbar wäre. Jeder Mensch ist eine Heimstatt für bestimmte Bakterienarten, die ihm ebenso erhalten bleiben wie andere körperliche Merkmale, zum Beispiel Haar- und Augenfarbe. Der Zusammensetzung Ihrer Mikrobiota am ähnlichsten ist die Ihrer nächsten Verwandten. Auf diese Weise gibt es also auch eine innere Familienähnlichkeit. Die Hauptbakterienstämme in der Mikrobiota machen ein bis zwei Drittel aller dort vorhandenen Arten aus und bleiben jahrzehntelang bei uns. Wissenschaftler glauben sogar, dass viele der Hauptstämme unsere lebenslangen Begleiter sind, ähnlich wie die Nase, mit der wir geboren wurden (das Thema Schönheitsoperationen mal außer Acht gelassen). Und so, wie wir unsere Nase von unseren Vorfahren erben, gibt es Hinweise darauf, dass wir auch diese Bakterienarten zumindest teilweise von unseren Eltern übernehmen und sie wiederum an unsere Nachkommen weitergeben. Einige bekommen wir bei der Geburt oder in unserer frühen Kindheit und sie behaupten sich hartnäckig bei uns – mikrobielle Merkmale, ererbt von Generationen vor uns. Zusätzlich zu der fest mit uns verbundenen Stammbelegschaft gibt es noch fluktuierende Arten, die sich im Laufe der Zeit immer mal wieder verändern, so wie unsere Frisur oder unser Kleiderstil. Aber solche Fluktuationen ändern nichts an der langfristigen Unverwechselbarkeit der Mikrobiota eines Menschen. Die Mikrobiota von Familienmitgliedern mögen ähnlich, werden aber niemals identisch sein, und die von fremden Personen erst recht nicht.

Nachdem wir ständig so vielen verschiedenen Mikroben aus der Umgebung ausgesetzt sind und angesichts der diversen Diättorheiten und Antibiotikaverschreibungen im Laufe unseres Lebens ist es mehr als erstaunlich, dass ein Teil der Mikrobiota sich so eisern bei uns behauptet. Es scheint, dass einige Bakterienarten nach ihrem Einzug bei uns andere Arten abwehren können. Jede Bakterienart verfügt über eine Reihe von „Berufen“, die sie im Darm ausübt. Einige Arten zeichnen sich durch breit gefächerte Qualifikationen aus, das heißt, sie können mehrere Nischen im Darm besetzen. Einem Bakterium, das sich von Pektin ernährt, geht es richtig gut, wenn Sie immer wieder Äpfel essen. Kann nun dasselbe Bakterium aber darüber hinaus Kohlenhydrate aufschließen, die es an der Darmwand findet, wird es auch ohne Obstzufuhr leben und gedeihen. Solche Bakterien sind sehr anpassungsfähig und können je nach Nahrung oder im Darm vorhandenen Konkurrenten verschiedene Lücken ausfüllen. Es gibt aber auch spezialisierte Bakterienarten. Wenn Bakterien zum Beispiel nur Pektin abbauen, vermehren sie sich stark, nachdem sie den Apfel zerlegt haben, und lassen keinen Raum für andere pektinabbauende Bakterien, die vielleicht zusammen mit dem Apfel im Darm angekommen sind. In einem solchen Fall gewinnen also die Bakterien, die bereits ihre Zelte im Darm aufgeschlagen haben.

Selbst bei heftigen Herausforderungen wie pathogenen Infektionen oder Antibiotikabehandlungen können einige Darmbakterien in kleinen „Höhlen" in der Darmschleimhaut überleben, den sogenannten Krypten. Wenn die Bedrohung dann vorbei ist, dienen diese in Deckung gegangenen Mikroben als potenzielles Reservoir für die Wiederbesiedlung des Darms. Es sind also zwei Vorgehensweisen, die für ein widerstandsfähiges und stabiles Ökosystem im Darm sorgen: einmal das Ausfüllen von Nischen, um Bakterien mit ähnlichen metabolischen Strategien abzuwehren, und zum anderen sich in einer kleinen Vertiefung in Sicherheit bringen, wenn die Mikrobiotabewohner durch Einflüsse von außen dezimiert werden.

Aber Altern gehört nicht zu den akuten Stressfaktoren wie Krankheitserreger oder Antibiotika. Der allgemeine körperliche Verfall, wie er mit dem Älterwerden einhergeht, spiegelt sich auch in der Mikrobiota wider. Und die Abnutzungserscheinungen dort können sich auf unsere Gesamtgesundheit auswirken.

DIE SENIORENSIEDLUNG

Für die Mikrobiota kann der alternde Darm dramatische Veränderungen bei den Umgebungsbedingungen mit sich bringen. Die Nahrungsmittel passieren den Verdauungstrakt langsamer als früher, was im schlimmsten Fall zu chronischer Verstopfung führt. Durch die altersbedingte Abnahme des Geschmacks- und Geruchssinns und des Kauvermögens werden vielfach nur noch wenige Ballaststoffe aus pflanzlichen Fasern gegessen (und Fleisch wird auch eher weggelassen, weil es schwer zu kauen ist). Mit der Wahrscheinlichkeit, Zeit im Krankenhaus zu verbringen und/oder Antibiotika verabreicht zu bekommen, steigt auch die Gefahr von Infektionen mit *C. difficile*. All diese Faktoren führen dazu, dass im Darm eine Umgebung entsteht, die sich sehr von der in unseren jungen Jahren unterscheidet. Ein deutliches Zeichen für die Veränderungen in der Mikrobiota sind verstärkte Blähungen, über die viele ältere Menschen klagen.

Die wissenschaftlichen Erkenntnisse über das, was zum Lebensende hin in der Mikrobiota eines Menschen passiert, sind allerdings noch dünn gesät. Neuere Studien entwirren nun ganz allmählich das Geheimnis. Forscher des University College Cork in Irland starteten 2007 die ELDERMET-Studie. Sie untersuchten bei mehreren Hundert Personen über 65 Jahre, in welchem Zusammenhang Ernährung, Mikrobiota, und Gebrechlichkeit und Pflegebedürftigkeit stehen. Die Resultate liefern Hinweise darauf, wie die Mikrobiota altert, welchen Einfluss der Alterssabbau der Mikrobiota auf die Lebenserwartung und Gesundheit eines Menschen hat und wie die Mikrobiota in dieser kritischen Lebensphase neu belebt werden kann.

Laut der ELDERMET-Studie unterscheiden sich die Mikrobiota von älteren Personen viel stärker als die von jungen Menschen. Dies hängt mit der Situation am Beginn des Lebens zusammen, wenn es in der sich in einem Neugeborenen langsam bildenden Mikrobiota noch etwas chaotisch hergeht. Stellen Sie sich die Mikrobiota von Menschen wie die Sandkörner in einer Sanduhr vor. Im oberen Kolben der Sanduhr ist zunächst sehr viel Sand vorhanden und einzelne Körner sind durch einen großen Abstand getrennt. Diese Abstände entsprechen den erheblichen Unterschieden zwischen den Mikrobiota zweier Babys. Ab etwa dem Lebensalter von fünf Jahren bis ins Erwachsenalter nähern sich die Zusammensetzungen der beiden Mikrobiota an, so wie in der engen Verbindungsstelle zwischen den Glaskolben die Körner zusammengepresst werden. Im höheren Alter entwickeln sich die Mikrobiota wieder auseinander, ähnlich den im unteren Kolben breit verstreuten Sandkörnern.

Als die Forscher die Zusammensetzung der Mikrobiota genauer untersuchten, stellte sich heraus, dass die Unterschiede zwischen den Probanden nicht zufällig verteilt waren. Es schälten sich drei Gruppen von Mikrobiota heraus. Die Mikrobiota von älteren Menschen, die noch zu Hause lebten, ähnelte der von jüngeren Menschen im selben Wohnviertel. Die beiden anderen Gruppen waren die von Rentnern in einer Tagesklinik und in einem Seniorenheim. Offensichtlich spielt der Wohnort für die Zusammensetzung der Mikrobiota eine wichtige Rolle. Aber um welche Faktoren geht es dabei genau? Beim Umzug in ein Heim ändert sich die Ernährung. Der Gemüse- und Obstanteil, der bei Daheimlebenden und auch Klinikaufenthaltern noch relativ hoch ist, sinkt bei diesen Personen stark. Warum in solchen Heimen wenige Ballaststoffe auf dem Speiseplan stehen, ist nicht ganz klar. Es ist wohl ganz allgemein so, dass in kantinenähnlichen Verpflegungseinrichtungen nicht faserreich gekocht wird und bei Alters- und Pflegeheimen kommt vielleicht noch dazu, dass die Speisen leicht zu kauen sein sollen. Der geringe Ballaststoffgehalt der Nahrung spiegelte sich bei den in der Studie untersuchten Heimbewohnern in einer geringeren Diversität der Darmbesiedlung wider. Bei den zu Hause lebenden Senioren wurden mehr gesundheitsfördernde kurzkettige Fettsäuren und weniger Entzündungsmarker festgestellt. Und auch sonst war ihr Gesundheitszustand generell besser.
Die erkannten Unterschiede hängen eventuell auch damit zusammen, dass Menschen mit sowieso schon schwacher Gesundheit schneller in einer Pflegeeinrichtung landen. Welche Korrelationen gibt es zwischen

Ernährung, Mikrobiota und Gesundheit? Ist eine ungünstige Zusammensetzung der Mikrobiota die Ursache oder die Folge eines schlechten Gesundheitsbildes? Kann es sein, dass Menschen mit einer nicht so stabilen Gesundheit in ein Heim überwiesen werden, wenig Obst und Gemüse essen und daraus die Verarmung ihrer Mikrobiota resultiert? Dies ist mal wieder ein Henne-Ei-Problem, dessen Klärung weiterer Studien bedarf. Was wir bereits über die Bedeutung der Mikrobiota für die Gesundheit wissen, legt jedenfalls die Vermutung nahe, dass, wenn die Mikrobiota erst aufgrund gesundheitlicher Probleme des Menschen aus dem Gleichgewicht gerät, dies die Gebrechlichkeit weiter verstärkt. Die ELDERMET-Forscher vermuten, dass die geringere Qualität der Ernährung am Anfang der Problemfolge steht. Im Rahmen der Studie analysierten sie bei den Probanden nämlich auch die Reihenfolge der drei Aspekte Ernährungsumstellung, Mikrobiotaveränderung und Gesundheitsverschlechterung. Bei ihrem Eintritt in das jeweilige Heim ernährten sich die Bewohner zunächst noch anders als die Heimbewohner, die sich schon mehr als ein Jahr dort aufhielten. Nach einem Monat veränderte sich die Ernährungsweise und wurde der der Alteingesessenen ähnlicher. In der Mikrobiota der Neuankömmlinge wurde aber erst nach bis zu einem Jahr eine Angleichung an die von Personen festgestellt, die schon länger im Heim lebten.

Eine Nahrungsumstellung kann zwar zu raschen Veränderungen in der Mikrobiota führen, aber die mikrobiellen lebenslangen Stammbewohner gehen erst langsam verloren, wenn die Zufuhr von MAKs abnimmt. In einem solchen Fall kommt also der veränderte Speiseplan vor dem Verfall der Mikrobiota. Und besonders bedeutsam: Mit größeren Änderungen in der Mikrobiota geht eine verstärkte Gebrechlichkeit einher. Die Daten aus der ELDERMET-Studie weisen auf eine Ereigniskette hin, die mit der minderen Ernährungsqualität beginnt, gefolgt von der Veränderung der Mikrobiota und schließlich einem verschlechterten Gesundheitszustand.

Man könnte meinen, die Pharmafirmen hätten ein Interesse daran, eine Pille mit „jungen" Mikroben herzustellen, die einer alten, abbauenden Mikrobiota zugeführt werden könnten. Leider sind aber bei einer komplexen Gemeinschaft wie der Mikrobiota die Antworten auf Probleme ebenfalls sehr komplex. Bei Studien in Italien, Frankreich, Deutschland und Schweden wurden wie bei der ELDERMET-Studie in Irland Unterschiede in der Mikrobiota zwischen jungen und alten Menschen festgestellt, aber nicht die gleichen Unterschiede. Ältere Iren hatten nicht die gleichen Bakterien im Darm wie ältere Menschen in den anderen europäischen Ländern. Auch die Bakterienarten der jungen Menschen unterschieden sich.

Es ist also nicht so einfach, eine universal gültige Suche-Ersetze-Strategie zum Erhalt einer jugendlichen Mikrobiota zu entwickeln. Menschen verschiedener Länder und Kulturen verfügen über unterschiedliche Mikrobiota, schon allein aufgrund der länderspezifischen Essgewohnheiten und Umgebungsbedingungen. Wahrscheinlich altert jede mikrobielle Gemeinschaft auf andere Weise. Eine wertvolle Schlussfolgerung aus all diesen Studien ist auf jeden Fall, dass sich die Mikrobiota älterer Menschen mit einer entsprechenden Ernährung jung erhalten lässt.

ENTZÜNDUNGSALTERN

Wir wissen, dass es im höheren Alter eine Verbindung zwischen dem Zustand der Mikrobiota und dem Fortschreiten von Gebrechlichkeit gibt. Eine vielfältigere Mikrobiota führt zu vorteilhafteren Gesundheitsparametern wie weniger Entzündungen, mehr Muskelmasse und einem geringeren Abbau kognitiver Fähigkeiten. Es ist aber noch nicht richtig klar, wie diese Verbindung genau funktioniert. Wie nimmt die Mikrobiota Einfluss auf das Älterwerden? Wenn wir das verstehen könnten, wären wir auf dem richtigen Weg, um uns Mikroben beim

Kampf gegen altersbedingte Gesundheitsprobleme zunutze zu machen. Fast alle Organfunktionen lassen nach, wenn der menschliche Körper altert: die Filtrationsrate der Nieren nimmt ab, das Herz zollt vielen Jahren mechanischer Beanspruchung Tribut und wird schwächer und auch das Gedächtnis funktioniert nicht mehr so wie früher. Aber eine der auffälligsten Veränderungen im Alter betrifft das Immunsystem. Das Immunsystem wird im Laufe eines Lebens schwer beansprucht. Es hält rund um die Uhr Wache, um mögliche Pathogene abwehren zu können, und von den entsprechenden Scharmützeln trägt es Blessuren davon. Einige dieser Schäden werden nie repariert und akkumulieren sich – mit dem Ergebnis, dass die Gesamtfunktion des Immunsystems geschwächt wird. Eine solche langsame Verschlechterung des Immunsystems bei älteren Menschen heißt in der Fachsprache Immunoseneszenz. Wir sind alle früher oder später davon betroffen, sogar unsere Haustiere. Gegen eine altersbedingte Immunschwächung ist niemand immun. Die sehr komplexe Immunoseneszenz betrifft alle Teile des Immunsystems.

Eine ihrer Erscheinungsformen sind leichte chronische Entzündungen, „Entzündungsaltern" oder fachsprachlich auch „inflamm-aging" genannt. Beim Entzündungsaltern verschiebt sich im Immunsystem das Gleichgewicht zwischen anti- und proinflammatorischen Antworten zugunsten der proinflammatorischen, also der entzündungsfördernden Antworten. Diese chronischen Entzündungsprozesse werden in Verbindung gebracht mit Alterskrankheiten wie Demenz, Alzheimer und Arthritis und können sich auch negativ auf die Mikrobiota auswirken. Da viele Mikroben, die sich in einem leicht entzündeten Darm wohlfühlen, in der Lage sind, den Entzündungszustand aufrechtzuerhalten, könnte dieses altersbedingte Ungleichgewicht einen sich selbst erhaltenden Kreislauf des Mikrobiotaverfalls einleiten, der Entzündungsaltern und allgemein eine nachlassende Gesundheit fördert. Kommen dann noch ein geringerer Verzehr von Ballaststoffen und mangelnde Bewegung hinzu, ist die Wahrscheinlichkeit groß, dass eine alternde Mikrobiota eine Verschlechterung der Gesundheit nach sich zieht.

Eine Gemeinsamkeit aller älter werdenden Mikrobiota ist die wachsende Anzahl von Pathobionen, das heißt von Bakterien, die unter bestimmten Umständen gefährlich werden. Bei allen Menschen lungern ein paar Pathobione in der Mikrobiota herum. Unter normalen, gesunden Umständen verhalten sie sich gutartig oder sind schlichtweg nicht in ausreichender Menge vorhanden, um Unheil anrichten zu können. Wenn nun aber der Darm entzündet ist, breiten sich die Pathobione aus und sorgen dafür, dass die Entzündung bestehen bleibt. Diese erhöhte Menge an Pathobionen ist in der Regel ein Merkmal der Mikrobiota älterer Personen, aber je nach Ernährungsweise können auch jüngere Menschen davon betroffen sein. Bei Labormäusen, die mit einem hohen Anteil gesättigter tierischer Fettsäuren ernährt werden, steigt die Anzahl der Pathobione an. Werden die Mäuse stattdessen mit der gleichen Menge mehrfach ungesättigter Fettsäuren pflanzlicher Herkunft gefüttert, lässt sich eine solche Zunahme an Pathobionen nicht feststellen.

Wie kann man als Einzelner diesen Teufelskreis aufbrechen und das Entzündungsaltern minimieren? Indem man sich für eine Ernährungsweise mit zahlreichen MAKs und nur wenigen gesättigten Fettsäuren tierischen Ursprungs entscheidet. Gerade bei älteren Menschen korrelieren eine hohe Ballaststoffzufuhr und eine geringe Fettaufnahme mit einer erhöhten Produktion von kurzkettigen Fettsäuren und weniger Entzündungsherden im Darm. Während Mikroben MAKs aus pflanzlichen Fasern fermentieren, erzeugen sie gleichzeitig kurzkettige Fettsäuren, die Entzündungen vermindern können. Eine fettreduzierte Ernährung hält das Entzündungsrisiko klein, indem die Ausbreitung von Pathobionen eingedämmt wird. Das beste Mittel gegen Pathobione, die Entzündungen fortbestehen lassen, weil sie sie brauchen, um gedeihen zu können, ist eine gesunde Darmumgebung.

FITNESS FÜR DIE MIKROBIOTA

In der westlichen Welt pflegen wir zum großen Teil die viel zitierte sitzende Lebensweise. Wir pendeln mit dem Auto ins Büro und verbringen die Abende auf dem Sofa, die Fernbedienung in der Hand. Gelegentliche Besuche im Fitnessstudio sind eine gute Sache, aber reichen bei Weitem nicht aus, um den Bewegungsmangel unseres modernen Lebensstils zu kompensieren. Mit zunehmendem Alter wird es immer schwieriger, genügend Bewegung zu bekommen. Der Körper ist weniger belastbar und beweglich und unsere Motivation sinkt entsprechend. Es gibt aber eine lange Reihe von Anhaltspunkten dafür, dass körperliche Fitness auch in höherem Alter sehr wichtig ist. Training verlangsamt den Alterungsprozess und reduziert das Risiko für viele zehrende Krankheiten, darunter Adipositas, Herzschwäche, Krebs, Diabetes und sogar Depressionen. Körperliche Aktivität ist ein Regulativ zum Essen, durch das Verbrennen von Kalorien, die Stärkung des Herzens, das Aufhellen der Stimmung und das Abschwächen des Altersabbaus. Außerdem scheint es, dass Bewegung dabei hilft, die nachteiligen Folgen von Immunoseneszenz und Entzündungsaltern zu verringern, und dass sie sogar Auswirkungen auf die Mikrobiota hat.

Durch den zunehmenden Bewegungsmangel lässt bei älter werdenden Menschen die Peristaltik des Darms nach. Wie Sie ja bereits wissen, wirkt sich die Darmpassagezeit auf die Darmumgebung und die Zusammensetzung der Mikrobiota aus. Es ergibt also Sinn, dass eine schnellere Darmpassage aufgrund körperlicher Aktivität Veränderungen in der Mikrobiota zur Folge haben könnte. Ein wissenschaftlicher Nachweis dafür ist aber kompliziert, da Menschen, die sich viel bewegen, sich meistens auch gesünder ernähren, und es dann schwierig ist herauszufinden, welcher Lebensstilfaktor maßgebend für den Zustand der Mikrobiota ist. Studien an Labormäusen, bei denen eine unabhängigere Kontrolle von Ernährung und Bewegungsverhalten möglich ist, haben gezeigt, dass auch jeder Faktor alleine den Zustand der Mikrobiota verbessern kann. Die Kombination aus einer gesunden Ernährungsweise und körperlicher Aktivität hat das größte Potenzial, die Mikrobiota und damit unsere Gesundheit positiv zu beeinflussen.

UNSERE MIKROBIELLEN VERBÜNDETEN BEIM KAMPF GEGEN DEN KREBS

Krebs ist durch unkontrolliertes Zellwachstum gekennzeichnet und in vielerlei Hinsicht eine Krankheit des Immunsystems. Krebszellen bilden sich spontan; normalerweise entdeckt sie unser Immunsystem und merzt sie aus. In Fällen, in denen diese Suche-und-Zerstöre-Strategie nicht funktioniert, kann der Krebs wachsen und sich ausbreiten. Je länger die bösartigen Zellen wuchern, desto „klüger" können sie werden. Sie probieren verschiedene Strategien aus, um sich vor dem Immunsystem zu maskieren und sich ungehemmt zu vermehren. Tumore können sich einen sicheren Lebensraum schaffen, indem sie Mikroumgebungen errichten, zu denen die Immunzellen, die den Körper nach bösartigen Wucherungen durchsuchen, keinen Zugang haben. Diese geschützten Mikroumgebungen ermöglichen den Krebszellen ein ungestörtes Wachstum, unbehelligt vom Immunsystem.
Bei einigen Krebsbehandlungen wird das Immunsystem auf Touren gebracht, um die versteckten Krebszellen besser aufspüren zu können. Eine solche Behandlung ist eine Chemotherapie mit Cyclophosphamid. Dieser Arzneistoff stärkt das Immunsystem und blockiert die Fähigkeit des Tumors, Blutgefäße zu besetzen, die unverzichtbaren Versorgungsleitungen zum Transport von Nährstoffen. Zu den Nebenwirkungen der Substanz gehört, dass die Darmschleimhaut etwas porös wird, wodurch Darmbakterien sich aus dem Verdauungstrakt davonmachen. Als bei einer Laborstudie Cyclophosphamid an Mäuse verabreicht wurde, wurden hinterher Darmmikroben in der Milz und in den Lymphknoten der Mäuse gefunden. Auf den ersten Blick scheint dies ein katastrophales

Ergebnis einer Chemotherapie zu sein – losgelassene Mikroben, die sich irgendwo im Körper herumtreiben und in andere Gewebe eindringen. Aber bei den Versuchen stellte sich heraus, dass diese verirrten Mikroben sich im Endeffekt vorteilhaft auswirkten. Durch ihre Anwesenheit in Geweben, in denen sie eigentlich nichts zu suchen hatten, alarmierten sie das Immunsystem, das daraufhin einen Angriff startete. Und aufgrund der unvermeidlichen Ungenauigkeit des Angriffs richtete sich ein Teil davon auch gegen die Krebszellen, worauf die Tumoren schrumpften. Wurden den Mäusen vor dem Cyclophosphamid Antibiotika verabreicht, war der Erfolg der Behandlung abgeschwächt. Die Antibiotika legten unabdingbare Komplizen lahm, die Darmmikroben nämlich, wodurch die Immunsystemaktivierung und die Antikrebs-Immunantwort weniger stark waren.

Welche Bedeutung hat diese Studie für die Therapie von Krebs bei Menschen? Viele Therapien, die auf die Zerstörung von Krebszellen abzielen, verursachen zahlreiche Kollateralschäden, ganz besonders im Immunsystem. Folglich werden Patienten sehr anfällig für opportunistische Infektionen. Um dies zu verhindern, geben Ärzte den Patienten im Rahmen der Krebstherapie oft prophylaktisch Antibiotika. Aber vielleicht überdenken Klinikärzte diese Praxis bald, nachdem die bei einem Menschen angesiedelten Mikroben so eine positive Rolle bei der Immunsystemstimulierung spielen. Wenn Arzneimittel durch eine Stärkung des Immunsystems wirken, muss der Zustand der Mikrobiota berücksichtigt werden. Die Unterschiede in der Mikrobiota würden zumindest teilweise erklären, warum Menschen auf eine Immuntherapie gegen Krebs und andere Erkrankungen unterschiedlich reagieren.

Bei Therapien, die auf das Immunsystem abzielen, darf die Mikrobiota also nicht aus den Augen verloren werden. Nicht alle Krebstherapien funktionieren jedoch über eine Immunsystemaktivierung. Durch Bestrahlungen und bestimmte Arten von Chemotherapien werden Zellen abgetötet, die sich schnell teilen, was für Krebszellen typisch ist. Wie sich aber inzwischen überraschend herausgestellt hat, spielt die Mikrobiota auch bei solchen Therapieformen eine Rolle.

Eine Gruppe von Forschern untersuchte zwei Arzneistoffe für Chemotherapien, Cisplatin und Oxaliplatin. Die Wirkung dieser Platinkomplexe zur Behandlung von beispielsweise Dickdarmkrebs, Lymphomen und Sarkomen beruht auf einer Hemmung der DNS-Replikation und damit der Zellteilung. Bösartige Krebszellen reproduzieren sich besonders schnell und die Arzneistoffe bremsen ihr ausuferndes Wachstum (leider auch das von anderen schnell wachsenden Zellen, zum Beispiel jenen, die für die Haare zuständig sind). In der zweiten Wirkphase der Arzneien vernichtet das Immunsystem die stagnierenden Zellen. Dafür muss es aber in der Lage sein, auf die Zellen zuzugreifen, die in der vom Tumor gebildeten Mikroumgebung versteckt sind.

Die Mikroumgebung des Tumors ist stabil, aber keine uneinnehmbare Festung. Ein Immunsystem, das auf einen aggressiven Sollwert eingestellt ist, kann in diese Umgebung eindringen. Wenn es etwas gibt, worin die Mikrobiota Meister ist, dann ist es die Justierung des Immunsystems. Einige Wissenschaftler wollten wissen, ob die Mikrobiota das Immunsystem antreibt, Krebszellen in der Mikroumgebung des Tumors auszumerzen. Sie fanden heraus, dass Mäuse, die Antibiotika erhalten hatten, eine Tumormikroumgebung aufwiesen, die wesentlich einladender für bösartige Zellen und weniger offen für den Zugriff des Immunsystems war. Als sie den tumorbefallenen Mäusen dann eine Chemotherapie mit Platinkomplexen verabreichten, wirkten die Arzneistoffe bei den Mäusen, die vorher mit Antibiotika behandelt worden waren, nicht so gut. Anders als bei einer Behandlung mit Cyclophosphamid wanderten keine Mikroben vom Darm in andere Gewebe. Stattdessen steuerten sie die Immunantwort auf den Krebs vom Darm aus. Bei Vorhandensein einer vollständigen, gesunden Mikrobiota konnte das Immunsystem die Mikroumgebung des Tumors wirksam infiltrieren und den Krebszellen den Garaus machen.

Da diese Studien nur an Mäusen durchgeführt wurden, ist noch weitere Arbeit vonnöten, um festzustellen, inwiefern sich die Ergebnisse auch auf Menschen übertragen lassen. Der Einfluss der menschlichen Mikrobiota auf die Wirksamkeit von Krebsmedikamenten ist auf jeden Fall wert, weiter untersucht zu werden. In dem Ökosystem aus unseren menschlichen Zellen und unseren Mikrobenzellen greift vieles ineinander. Wird ein Teil des Systems durch die Verabreichung von Arzneimitteln gestört, kann dies unvorhergesehene Folgen haben.

Die chemotherapiebegleitende Gabe von Antibiotika zur Minderung des Infektionsrisikos ist unter Umständen nicht immer vernünftig. Vielleicht werden in Zukunft den Patienten statt bakterienvernichtender Antibiotika eher therapieverstärkende Bakterien verabreicht, um die Wirkung einer Chemotherapie zu verbessern. Mit zunehmendem Wissen über die individuellen Unterschiede in der Zusammensetzung der Mikrobiota könnte es möglich sein, eine Chemotherapie nicht nur an der Krebsart auszurichten, sondern auch am Mikrobiotatyp der jeweiligen Person.

Es ist auch durchaus möglich, dass die Mikrobiota durch ihre Verbindung mit dem Immunsystem die Anfälligkeit für Krebs oder sein Fortschreiten beeinflusst. Gibt es Mikroben, die als Risikofaktor für Krebs gelten können? Kann eine gesunde Mikrobiota dazu beitragen, dass wir weniger anfällig für Krebs sind oder dass ein vorhandener Krebs weniger aggressiv ist? Die Antworten auf diese Fragen kennen wir noch nicht. Aber wenn es darum geht, unseren Körper vor Krankheiten wie Krebs zu schützen beziehungsweise uns davon zu befreien, sollten wir eine Herangehensweise wählen, die die nützlichen Aspekte unserer Biologie, wie zum Beispiel die Mikrobiota, möglichst wenig schwächt. Stellen Sie sich vor, Sie haben zu viele Ameisen am Haus und wollen diese loswerden. Anstatt nun ein Breitbandpestizid zu wählen, mit dem jedes Insekt im Umkreis von zwei Metern vernichtet wird, könnten Sie nur wenige und gezielte Insektenvernichtungsmittel einsetzen und darüber hinaus eine Umgebung schaffen, die ameisenfressenden Insekten wie Spinnen, Wespen und Käfern förderlich ist. Dann wird die Ameisenplage im Laufe der Zeit von selbst verschwinden. Entsprechend könnte es bei Krankheiten wie Krebs langfristig gesehen sehr sinnvoll sein, Behandlungsarten wie Chemotherapie und Bestrahlungen mit Maßnahmen zu verbinden, die die Mikrobiota und damit das Immunsystem stärken.

MIKROBIOTA UND ARZNEIMITTEL

Die Mikrobiota beeinflusst die Wirksamkeit einer ganzen Reihe von Arzneimitteln. Diese Liste wird immer länger, je mehr das Zusammenspiel von Mikrobiota und Medikamenten erforscht wird. Die Zusammensetzung der Mikrobiota hat einen direkten Einfluss auf die Heilkraft gewisser Medikamente, was erklärt, warum sie bei den einen Menschen besser und bei den anderen schlechter wirken. Andere Therapeutika werden von der Mikrobiota auf indirektere Art beeinflusst. Die Einzigartigkeit der Mikrobiota eines Menschen und ihre Wechselwirkung mit bestimmten Arzneimitteln können ein Grund sein, warum Effektivität und Nebenwirkungen von Medikamenten je nach Patient unterschiedlich sind.

Mit zunehmendem Alter steigt die Wahrscheinlichkeit für Gesundheitsprobleme, die mit Medikamenten therapiert werden. Es ist wichtig zu verstehen, dass wir durch die Einnahme von Arzneimitteln eine Variable in ein hochkomplexes System einführen, das aus zahlreichen, bisher noch nicht charakterisierten Interaktionen zwischen menschlichen und mikrobiellen Zellen besteht.

Paracetamol, entwickelt in den 1950er-Jahren, ist ein schmerzstillender und fiebersenkender Arzneistoff. Paracetamol-Präparate wie Contac oder Contra-Schmerz gehören zu den meistverkauften Arzneimitteln. Die Wirkmechanismen dieses Arzneistoffs auf molekularer Ebene im menschlichen Körper sind im Großen und Ganzen bekannt, nicht aber, warum Menschen unterschiedlich auf ihn reagieren und warum die zahlreichen möglichen Nebenwirkungen nur bei einigen Menschen auftreten. Die Überdosierung von Paracetamol ist in den USA (dort wird dieser Arzneistoff Acetaminophen genannt) die häufigste Ursache für akutes Leberversagen, aber in 20 Prozent der Fälle konnte nicht herausgefunden werden, was letztendlich der Grund für die Leberschädigung war. Um das Risiko für lebertoxische Effekte zu reduzieren, wäre es sehr wichtig, das fehlende Puzzleteil zu finden. Eine Variable für die richtige Arzneimitteldosierung ist die Geschwindigkeit, mit der die Wirkstoffe im Körper abgebaut werden. Erfolgt der Abbau relativ rasch, ist eventuell eine höhere Dosis erforderlich, damit ausreichende Mengen im Zielorgan beziehungsweise im Blutkreislauf vorhanden sind. Verweilen die Substanzen aber länger im Körper als erwartet, steigt das Risiko schädlicher Nebenwirkungen und sogar einer Überdosis.

Wie schnell ein Arzneistoff wieder aus dem Körper ausgeschieden wird, hängt unter anderem davon ab, wie schnell er in der Leber abgebaut wird. Die Leber ist das Entgiftungsorgan. Chemische Stoffe in unserem Körper aus Nahrungsmitteln, Medikamenten, dem Metabolismus unserer eigenen Zellen oder dem unserer Mikrobiota werden quasi wie am Fließband verarbeitet. In der Leber wird potenziell schädlichen Substanzen eine chemische „Markierung“ angehängt, um die Entfernung aus dem Körper zu erleichtern. Die Abbaugeschwindigkeit hängt vom Erbgut eines Menschen und von der Menge weiterer im Körper vorhandener Chemikalien ab. Wenn viele von ihnen eine Markierung benötigen, kann es zu einem Rückstau kommen. Allerdings warten die Stoffe nicht schön brav in einer Schlange, bis sie an der Reihe sind, sondern zirkulieren in der Zwischenzeit im Blutkreislauf. Und je länger sie dort verweilen, desto länger können sie auch ihre Wirkung entfalten. Medikamentenhersteller und Ärzte berücksichtigen die Ausscheidungszeit bei ihren Arzneimittelformulierungen und Dosierungsempfehlungen. Wird ein Wirkstoff normalerweise schnell verarbeitet und ausgeschieden, ist eine höhere Dosis erforderlich, damit er den gewünschten Effekt hat. Individuelle Besonderheiten, wie Arzneimittel chemisch markiert und ausgeschieden werden, können dazu führen, dass eine Person eine höhere oder niedrigere Dosis erhält als vorgesehen. Nehmen wir an, Ihnen wird ein Medikament zur Behandlung einer bestimmten Krankheit verschrieben. Wenn Ihr Körper nun den Arzneistoff langsamer als üblich markiert und ausscheidet, ist die normale Dosis zu viel für Ihren Körper und das Risiko für schädliche Nebenwirkungen ist höher. Wenn Sie aber die Substanzen zu schnell ausscheiden, wird Ihre Erkrankung eventuell nicht wirksam bekämpft. Auch äußere Faktoren haben einen Einfluss auf die Verarbeitungsgeschwindigkeit im Körper. Ein typisches Beispiel ist, dass ein Patient, der Statine (Cholesterinsenker) einnimmt, möglichst keine Grapefruits essen sollte. Natürliche Wirkstoffe in Grapefruits können nämlich mit dem Statinabbau in der Leber konkurrieren, wodurch die Statinausscheidung verlangsamt wird und eine potenziell gefährliche Überdosierung eintritt. Chemische Substanzen in Lebensmitteln sind jedoch nicht die einzige Variabilitätsquelle. Auch von der Darmmikrobiota produzierte Stoffe können Einfluss darauf nehmen, wie der Körper Arzneimittel metabolisiert.

Bei der Untersuchung, wie schnell Paracetamol aus dem Körper eliminiert wird, fanden Forscher heraus, dass dies auch von der Konzentration von *p-Kresol*, einem Stoffwechselprodukt der Mikrobiota, abhängt. Die Menge des in einer Mikrobiota produzierten *p-Kresol* ist bedingt von der Art der im Darm angesiedelten Bakterien und der Anzahl konsumierter Aminosäuren (den Bausteinen des Proteins). Darmbakterien metabolisieren Aminosäuren und bilden *p-Kresol* als Abfallprodukt. Vom Darm aus gelangt *p-Kresol* in den Blutkreislauf und muss von der Leber chemisch markiert und dann ausgeschieden werden. Da das

Leberenzym, das *p-Kresol* markiert, auch für den Abbau von Paracetamol zuständig ist, kann eine höhere Menge von *p-Kresol* zur Folge haben, dass die Verarbeitung von Paracetamol erst einmal warten muss. Eine Person, deren Mikrobiota viel *p-Kresol* produziert, bekommt bei gleicher Aufnahmemenge somit eine höhere Dosis Paracetamol ab als eine Person mit einer niedrigen Blutkonzentration von *p-Kresol*. Selbst wenn sich nun feststellen ließe, ob eine bestimmte Mikrobiota in der Lage ist, viel *p-Kresol* zu produzieren, hängt die an einem bestimmten Tag gebildete Quantität jeweils auch von der zugeführten Nahrung, insbesondere den Proteinen, ab.

Die Mikrobiota wirkt sich also indirekt auf die Bioverfügbarkeit von Paracetamol aus, indem sie den Abbau hemmt oder fördert. Es gibt aber auch Arzneimittel, die von den Darmbakterien direkt beeinflusst werden. Die Substanz Digoxin wird zur Behandlung von Herzinsuffizienz eingesetzt. Dabei handelt es sich um eine Variante von Digitoxin, das aus den Blättern des Roten Fingerhuts gewonnen und bereits seit Hunderten von Jahren als Herzmittel angewendet wird. Die Dosierung von Digitoxin-Präparaten ist problematisch, da nur eine geringe Differenz zwischen wirksamer und toxischer Dosis liegt. Von Vincent van Gogh wird angenommen, dass er unter einer Digitoxin-Vergiftung litt; zu hohe Dosen davon können zu Störungen des Farbsehens führen, alles Wahrgenommene ist dann in einen gelbgrünen Farbton getaucht. Van Goghs Vorliebe für Gelb zeigt sich beispielsweise in seinem Gemälde „Porträt des Dr. Gachet". Auf dem Tisch vor dem porträtierten Arzt ist eine Fingerhutpflanze dargestellt. Vielleicht hatte van Goghs Arzt ihm zu viel Digitoxin verschrieben oder in seiner Mikrobiota fehlten bestimmte Bakterien, die ihn vor den Nebenwirkungen des Arzneimittels hätten schützen können.

Das Bakterium *Eggerthella lenta*, das in der Mikrobiota von manchen Menschen vorkommt, enthält eine Genfolge, die Digoxin inaktivieren kann. Menschen mit *Eggerthella lenta* im Mikrobiom brauchen deshalb wahrscheinlich eine höhere Dosis als jemand ohne diese Mikroben. Allerdings baut *Eggerthella lenta* nicht nur Digoxin, sondern auch die Aminosäure Arginin ab. Bei Mäusen mit *Eggerthella lenta* im Darm, die eine stark proteinhaltige Ernährung erhielten, blieb das verabreichte Digoxin weitgehend verschont, weil die Bakterien so mit der Aufspaltung von Arginin beschäftigt waren, dass sie keine Kapazitäten mehr hatten, um sich auch noch um das Digoxin zu kümmern. In so einem Fall wirken sich also sowohl die Zusammensetzung der Mikrobiota als auch der Proteingehalt der Nahrung auf die Bioverfügbarkeit des Digoxin aus.

Lassen Sie uns einen Moment darüber nachdenken, was all dies für die Zukunft der personalisierten Medizin bedeutet und wie unser Wissen über die Mikrobiota medizinische Behandlungen beeinflussen wird. Stellen Sie sich ein Szenario vor, in dem eine Person von der Einnahme von Digoxin profitieren könnte. Bevor der Arzt das Medikament verschreibt, wirft er einen Blick auf die Auflistung der Gene im Mikrobiom des Patienten. Wenn er dieser Auflistung entnimmt, dass das Mikrobiom digoxininaktivierende Gene aufweist, wird er das Präparat in einer höheren Dosierung verschreiben und noch dazu den Patienten anweisen, sich möglichst proteinarm zu ernähren. Das Ergebnis wäre eine präzis individualisierte Digoxindosis mit maximaler Effizienz und geringstmöglichen Nebenwirkungen.

DER JUNGBRUNNEN IST MIT BAKTERIEN GEFÜLLT

Eine altersbedingte Verschlechterung des Gesundheitsbildes manifestiert sich zum Teil auf ganz offensichtliche Weise – die Beweglichkeit, die Seh- und Hörschärfe und vielleicht auch die Denkschärfe nehmen ab. Zu den unsichtbaren Abbauprozessen im Inneren des Körpers gehören Immunoseneszenz, Entzündungen und Veränderungen in der mikrobiellen Darmgemeinschaft. Den Tücken des Alterns kann man nur

schwer entgehen, aber zumindest lassen sich Gesundheitsschäden aufhalten oder wenigstens stark verlangsamen. Die Mikrobiota ist untrennbar mit dem menschlichen Stoffwechsel verbunden, und das Immunsystem beeinflusst Alterungsprozesse. Wenn wir uns die Gestaltbarkeit der Mikrobiota zunutze machen und sie so lange wie möglich gesund erhalten, kann das unsere Lebensqualität im hohen Alter entscheidend verbessern. Vielleicht kann eine gut gepflegte Mikrobiota dem alternden Immunsystem neues Leben einhauchen. Und wenn das Immunsystem jung bleibt, bleibt es auch der Körper.
100-jährige Menschen weisen ein anderes Mikrobiotaprofil auf als 70-jährige. Liegt es also an der Mikrobiota, dass manche Menschen so alt werden? Oder ist es so, dass ihre Gene oder ihr Lebensstil eine ganz bestimmte mikrobielle Gemeinschaft stärken? Die Antworten auf diese Fragen kennen wir noch nicht. Aber vielleicht liegt das Geheimnis eines langen Lebens darin, dass menschliche Zellen und Mikroben eine optimale Symbiose eingehen, sich helfen und sich immer wieder anstupsen. Das Ergebnis ist eine dauerhafte Partnerschaft zum gegenseitigen Nutzen.

DIE MIKROBIOTA JUNG ERHALTEN

Es gibt viele Möglichkeiten, sich jung zu erhalten. Eine nährstoffreiche, ausgewogene Ernährung, genügend Bewegung und ein stabiles soziales Netz sind wissenschaftlich erwiesene Faktoren einer guten Gesundheit. Sie tragen auf vielerlei Weise zu einem besseren Altern bei – vom Erhalt der Muskelmasse bis dahin, weiterhin einen echten Sinn im Leben zu sehen. Während Wissenschaftler noch dabei sind, die molekularen Mechanismen zu analysieren, um erklären zu können, wie genau diese gesunden Lebensgewohnheiten das Leben verlängern, zeigt sich immer mehr, dass die Mikrobiota ein ganz besonders wichtiger Akteur bei den Alterungsprozessen ist.

Ein wichtiger Aspekt der Vorzüge einer gesunden Ernährungsweise sind die Stärkung der Mikrobiota und die damit verbundenen Gesundheitswirkungen. Die Studie mit den irischen Senioren zeigte, wie eine Ernährung mit vielen Ballaststoffen (oder MAKs) und wenig Fett die Mikrobiota vor Altersabbau schützt. Eine hohe Ballaststoffzufuhr in der Altersgruppe von 76 bis 95 Jahren führte direkt zu einer erhöhten Produktion kurzkettiger Fettsäuren. Solche Fettsäuren hemmen Entzündungen und damit deren schädliche Auswirkungen. Nahrhafte Lebensmittel werden im Alter immer wichtiger, da andererseits nicht mehr so viele Kalorien benötigt werden. Jede aufgenommene Kalorie sollte deshalb sehr nährstoffdicht sein. Forscher der Tufts University haben eine Ernährungspyramide für ältere Menschen veröffentlicht. Darin ist der geringere Kalorienbedarf berücksichtigt, und der Schwerpunkt bei der Ernährung liegt auf Obst und Gemüse, Vollkornprodukten und Bohnen, alles sehr ballaststoffreiche Produkte.

Probiotika bieten eine weitere Möglichkeit, die alternde Mikrobiota über die Ernährung aufzupeppen. Forschungen, die sich mit den Auswirkungen von Probiotika auf ältere Menschen beschäftigen, werden höchstwahrscheinlich zur Entwicklung spezieller Probiotika-Produkte für Senioren führen. Bereits gewonnene Erkenntnisse weisen klar darauf hin, dass Probiotika eine gute Stärkung für das schwächelnde Immunsystem im Alter sind. Um die alternde Mikrobiota zu unterstützen, sind ganz bestimmte probiotische Bakterien erforderlich, die eventuell entstandene Lücken wiederauffüllen. Für alle Menschen passende Einheitsprobiotika sind ein Auslaufmodell. Zukünftig werden Probiotika-Therapien auf die Lebensphase eines Menschen und damit seiner Mikrobiota abgestimmt sein. Bis solche altersspezifischen Probiotika in den Handel kommen, liegt es noch an uns, den Verbrauchern, durch Ausprobieren die Produkte zu finden, die für unser Wohlbefinden am besten sind.

Körperliche Aktivitäten sind erwiesenermaßen gut für die Gesundheit, aber wie sie sich auf die Mikrobiota auswirken, ist noch nicht erforscht. Wie bereits erwähnt, erweisen sich diesbezügliche Forschungen als kompliziert, weil Menschen, die sich viel bewegen, sich meistens auch gesund ernähren. Bei menschlichen Studienobjekten ist es fast unmöglich herauszufinden, welche Veränderungen in der Mikrobiota auf Training und welche auf Ernährung zurückzuführen sind. Bei Labortieren hat man aber bereits festgestellt, dass die Mikrobiota von aktiven und weniger aktiven Tieren trotz identischer Ernährung unterschiedlich zusammengesetzt ist. Mehrere physiologische Veränderungen aufgrund von körperlicher Aktivität, darunter eine schnellere Darmpassagezeit, ein aktiverer Stoffwechsel und ein stärkeres Immunsystem, wirken sich bekanntermaßen auf die Mikrobiota aus. Daher ist es – auch wenn der wissenschaftliche Nachweis noch aussteht – nicht sehr weit hergeholt anzunehmen, dass der Mensch durch körperliches Training nicht nur allgemein etwas für seine Gesundheit, sondern auch speziell für seine Mikrobiota tun kann.

Ein noch relativ neuer Wissenschaftszweig befasst sich damit, wie sich ein intaktes soziales Netz auf die Gesundheit im Alter auswirkt. Gesicherte Erkenntnisse über die Wirkung auf die Mikrobiota gibt es noch nicht, aber wir können auf der Grundlage gesicherter Erkenntnisse spekulieren. Wie wir ja bereits wissen, tummeln sich Mikroben, auch die aus unserem Darm, quasi überall. Auch wenn wir noch so sehr versuchen würden, unsere Umgebung komplett keimfrei zu machen, wäre es praktisch unmöglich, die Patina menschlicher Mikroben zu entfernen, die sich auf den von uns im Alltag berührten Gegenständen befinden (auch wenn manchmal behauptet wird, dass sich diese Patina aufgrund von Chemikalien in der Umwelt immer mehr auflöst). Wenn Sie also zum Beispiel in einem Café eine Runde Karten spielen, mit Freunden essen gehen oder in einem Gottesdienst anderen Besuchern die Hand geben, bekommen Sie auch etwas von der Mikrobensammlung dieser

Menschen ab. Vielleicht ist ja der Kontakt mit solchen „Fremdmikroben“ ein Teil des durch soziale Kontakte erzielten Anti-Aging-Effekts? Bevor Sie diese These als etwas abtun, auf das nur ein von der Mikrobiota besessener Wissenschaftler kommen kann, denken Sie noch mal an die Experimente mit dünnen und übergewichtigen Mäusen in einem Käfig. Die Mikroben der dünnen Tiere infiltrierten die Mikrobiota der dickeren Mäuse, wodurch diese wieder schlanker wurden. Ohne den direkten Kontakt der dicken Tiere mit den dünnen wäre eine solche vorteilhafte Mikrobenübertragung nicht möglich gewesen.

Es ist durchaus denkbar, dass wir, indem wir uns durch soziale Kontakte den Mikroben anderer Menschen aussetzen, unseren Darm mit einer ganzen Reihe nützlicher Bakterien „impfen“ können. Das ist vielleicht eine verrückte Idee, aber vor zehn Jahren war es ja auch noch eine unmögliche Vorstellung, dass Darmbakterien etwas mit Übergewicht zu tun haben könnten. Es hat so oder so viele Vorteile, im Alter gesellschaftliche Kontakte zu pflegen. Wenn Sie das nächste Mal Skat oder Rommé spielen, dürfen Sie sich zusätzlich darüber freuen, dass Ihre Mitspieler Ihnen vielleicht ein paar neue Freunde mitbringen, die sich einmal als mikroskopisch kleine Lebensretter erweisen könnten.

KAPITEL 9

DIE INNERE FERMENTIERUNG

IHR GENOM IST NICHT IHR SCHICKSAL

Unser Genom, mit dem wir auf die Welt gekommen sind, können wir nicht verändern, aber unser Mikrobiom gibt uns Möglichkeiten, aus dem Blatt, das uns beim genetischen Kartenspiel ausgeteilt wurde, das Beste zu machen oder wie beim Poker gar einige der Karten auszutauschen. Eine neue Augenfarbe oder Nasengröße lassen sich durch Veränderungen im Mikrobiom nicht herbeizaubern, aber andere Aspekte unserer Biologie wie das Körpergewicht und das Immunsystem werden von unseren Darmmikroben sehr wohl beeinflusst.

Man könnte sich auf den Standpunkt stellen, dass die Zusammensetzung unserer Mikrobiota gewissermaßen durch unser menschliches Genom vorherbestimmt ist. Die Gene schaffen die Darmumgebung, die die Mikroben bewohnen. Welche Mikroben sich dort ansiedeln, könnte ja vielleicht von bestimmten Genen abhängen, was bedeuten würde, dass der Aufbau der Mikrobiota ein Fait accompli ist. Wenn das stimmte, müssten die Mikrobiota von eineiigen Zwillingen einander viel ähnlicher sein als die von zweieiigen Zwillingen. Dies ist aber erwiesenermaßen nicht der Fall. Die Umgebung, in der ein Mensch lebt, spielt eine sehr große Rolle dabei, welche Bakterien sich bei ihm wohlfühlen. Und da wir ja durchaus Einfluss auf unsere Umgebungsbedingungen nehmen können, haben wir bis zu einem bestimmten Maße auch die Kontrolle über unsere Mikrobiota. Das Mikrobiom eines Menschen enthält etwa 100-mal mehr Gene als sein Genom. Mit anderen Worten: 99 Prozent unseres Genmaterials können wir zum Wohle unserer Gesundheit beeinflussen.

Es reicht aber nicht zu wissen, dass wir über eine anpassungsfähige Mikrobiota verfügen. Wir müssen auch lernen, wie wir unserem Mikrobiom positive Veränderungen abverlangen können, um einen maximalen Nutzen für unser Wohlbefinden zu erzielen. In diesem Kapitel finden Sie Empfehlungen dazu, wie Sie mit neuen Gewohnheiten Ihre mikrobielle Gemeinschaft und damit Ihre Gesundheit stärken können.

Wir persönlich setzen sie in unserer Familie konsequent um. Jede Empfehlung beruht auf der wissenschaftlichen Arbeit unseres Labors und anderer Kollegen. Im Lichte der zahlreichen Forschungen ist ja in den letzten zehn Jahren ein ganz neues Bild der Mikrobiota entstanden.

DIE MIKROBIOTA AUF TOUREN BRINGEN

Bei Kleinkindern findet im Darm die mikrobielle Entsprechung einer Landnahme statt. Arten, die sich schon früh erfolgreich ansiedeln, werden voraussichtlich jahrzehntelang bleiben und den Menschen vielleicht sogar sein ganzes Leben lang begleiten. Es hängt von vielen Faktoren ab, welche Bakterien im Darm heimisch werden – die Art der Geburt, die Ernährungsweise, die Verabreichung von Antibiotika und der Kontakt mit Mikroben in der Umgebung. Wird die Mikrobiota zu Beginn des Lebens pfleglich behandelt, trägt das dazu bei, ihrer symbiotischen Gemeinschaft mit dem Menschen zu einem guten Start zu verhelfen.

Wie Kinder auf die Welt geholt werden, hängt von einer Reihe von Faktoren ab, auf die wir nicht immer Einfluss nehmen können. Die Sicherheit von Mutter und Kind müssen erste Priorität haben, und trotzdem lohnt es sich in jedem Fall, auch die potenziellen Auswirkungen einer Geburtsmethode auf die zukünftige Mikrobiota des Neugeborenen in Erwägung zu ziehen. Bei einer vaginalen Geburt werden dem Kind ganz andere Bakterien übertragen als die Hautbakterien, die es bei einem Kaiserschnitt erhält. Die Zusammensetzung der Mikrobiota der Mutter verändert sich während der Schwangerschaft, wahrscheinlich, damit der Fötus besser versorgt wird und der neue Erdenbürger das bestmögliche Mikroben-„Startset" erhält. Ist ein Kaiserschnitt unumgänglich, kann man dem Baby danach ähnliche Bakterien wie bei einer normalen Geburt zukommen lassen. Sprechen Sie Ihren Arzt auf die Möglichkeit an, das Neugeborene mit Vaginalbakterien der Mutter zu benetzen, damit seine frühkindliche Mikrobiota auf den Weg gebracht wird, den die Natur vorgesehen hat.

Eine der wichtigsten Einflussmöglichkeiten auf die Darmbewohner, die uns zur Verfügung steht, ist die Ernährung. Die anfängliche Nahrung, die ein Baby erhält, wirkt sich darauf aus, welche Mikroben im Zuge der Entwicklung des Immunsystems im Darm dominieren. Noch ist nicht gänzlich erforscht, welche Mikroben vor Allergien, Asthma oder sogar Adipositas schützen oder dafür anfällig machen. Deshalb ist es nach wie vor am sichersten, sich für die Nahrung zu entscheiden, die sich seit dem Beginn der Menschheitsgeschichte bewährt hat: Muttermilch. Dieses von den evolutionären Kräften optimal entwickelte Nahrungsmittel hat Tausenden von Generationen zu einem gesunden Start ins Leben verholfen. Die Lebensmittelindustrie produziert seit ein paar Jahrzehnten Muttermilchersatz, der aber keinem Vergleich mit dem Original standhält. Echte Muttermilch mit ihren Kohlenhydraten in Form von spezifischen Oligosacchariden ist sozusagen ein Superfood für die Mikrobiota. Es gibt inzwischen zwar sogar Babynahrung mit zugesetzten Prä- und Probiotika, doch selbst diese Produkte reichen nicht an die optimale Zusammensetzung der Muttermilch heran. Ein Säugling, der gestillt wird, ist mit vielen MAKs für das weitere Leben gut gerüstet.

Ähnlich wie bei der Geburtsmethode können wir nicht immer frei wählen, wie das Neugeborene ernährt werden soll. Aber es sind auch Mischformen möglich. Selbst mit nur wenig Muttermilch erhält das Baby spezifische Oligosaccharide und Mikroben, die in anderer Babynahrung nicht enthalten sind. Abendliches Stillen vor dem Zubettgehen zum Beispiel ist ein schönes Ritual für Mutter und Baby, um zur Ruhe zu kommen, und gleichzeitig wird die sich in der Entwicklung befindliche Mikrobiota des Babys gestärkt. Wenn das Stillen nicht so klappt wie gewünscht, können sich Mütter mit ihren Fragen an eine Stillberaterin oder eine Hebamme wenden. Stillen erfordert durchaus etwas Übung und Geschick, aber die investierte Zeit zahlt sich langfristig aus und wird belohnt mit einem geringeren Risiko, dass das Kind einmal an Allergien, Asthma, Dickleibigkeit oder Diabetes erkrankt. Ihr Kind und seine Mikrobiota ebenso wie die nachfolgender Generationen werden Ihnen ewig dankbar sein!

DAS PROBLEM MIT DER AUSROTTUNG

Antibiotika sind ein Wunder der modernen Medizin. Sie haben zahllose Leben gerettet und gehören auch heute noch zu den wirksamsten Arzneimitteln, die jemals entwickelt wurden. Aber genau diese Effektivität ist es, die sie gleichzeitig so potenziell gefährlich macht. Die meisten Antibiotika unterscheiden nicht zwischen den „schlechten" Bakterien, die sie abtöten sollen, und den „guten", die ebenfalls ins Schussfeld geraten. Diese Kollateralschäden sind im Laufe der Zeit immer schwieriger zu beheben und jede neue Antibiotikabehandlung verringert die Diversität unserer Mikrobiota, wodurch das Risiko steigt, dass wir uns opportunistische Infektionen mit Pathogenen wie *C. difficile* und *Salmonella* einfangen.

Es gibt natürlich Situationen, in denen sich die Einnahme von Antibiotika nicht vermeiden lässt, aber es ist genauso klar, dass in unserer Gesellschaft zu viele Antibiotika verabreicht werden, insbesondere an Kinder. Der eine Antibiotikazyklus, den jedes amerikanische Kind durchschnittlich einmal pro Jahr schluckt, wird die Mikrobiota des Kindes für immer verändern und kann sich langfristig negativ auf seine Gesundheit auswirken. Wenn wir unsere Mikrobiota schützen und allgemein die antibiotikaresistenten Superkeime eindämmen wollen, dürfen wir Antibiotika wirklich nur noch in absolut notwendigen Fällen einnehmen. Wenn in unserer Familie Antibiotika zum Thema werden, führen wir mit der Hilfe unseres Hausarztes eine Kosten-Nutzen-Analyse durch. Ist der Arzt der Meinung, dass wir ruhig erst einmal abwarten können, dann

tun wir das auch. Rät er uns dagegen dringend zu Antibiotika, folgen wir seinem Ratschlag. In den bisher zwei Fällen, in denen unsere Kinder mit Antibiotika behandelt wurden, gaben wir ihnen vor und nach Abschluss der Therapie Probiotika, einmal in Form eines Nahrungszusatzes speziell für Säuglinge und im anderen Fall mittels Joghurt.
Um zu vermeiden, dass Antibiotika überhaupt ein Thema sind, müssen wir Krankheiten vorbeugen. In einer Familie wie uns mit schulpflichtigen Kindern sind in der kalten Jahreszeit laufende Nasen und kratzende Hälse an der Tagesordnung. Mit nährstoffreichen und probiotischen Lebensmitteln lassen sich Krankheiten vermeiden oder mindestens abmildern. Eine gesunde Ernährung und ausreichend Schlaf sind das perfekte Vorbeuge-Duo. In der Grippesaison achten wir in der Familie sehr auf häufiges Händewaschen. Wenn die Kinder von der Schule nach Hause kommen, begeben sie sich sofort ins Bad, damit sich keine vom Kontakt mit Klassenkameraden mitgebrachten Mikroben (insbesondere Viren) im Haus ausbreiten. Aber genauso wichtig, wie den Kontakt mit Krankheitserregern zu begrenzen, ist es, den Körper mit nützlichen Bakterien zu versorgen. Starten Sie zum Beispiel jeden Tag mit einem Glas Kefir oder einer Schüssel Joghurt. Damit schlucken Sie Milliarden von Mikroben, die Ihre körpereigene Abwehr stärken.

MIKROBEN AUS DER UMWELT

Mit unserem modernen westlichen Lebensstil sorgen wir dafür, dass die Darmmikrobiota keine günstigen Umgebungsbedingungen mehr hat. Alles ist fast schon steril sauber, wodurch wesentlich weniger Mikroben in der Umwelt vorhanden sind als zu den Zeiten, in denen die Böden aus Erde waren und die Kleider durch Abreiben des Schmutzes mit der Hand „gewaschen" wurden. Aber es gibt auch heute noch Wege, wie wir unseren Darmbesiedlern neue Freunde zuführen können, ohne dass wir auf einen hohen Reinlichkeitsstandard (der ja durchaus seine Vorteile hat) verzichten müssen. Tiere beispielsweise bringen neues Mikrobenleben in unsere ultrasaubere Existenz. Auf Bauernhöfen ist eine viel höhere Mikrobendiversität anzutreffen als in einem städtischen Umfeld, und Kinder, die auf dem Land aufwachsen, sind deshalb weit weniger anfällig gegen Asthma und Allergien.

Ein Umzug aufs Land ist für viele Menschen keine praktikable Option. Es gibt jedoch auch für Stadtbewohner Möglichkeiten, sich mit mehr Mikroben zu umgeben. Ein kleiner Garten kann schon ausreichen. Sollten Sie dafür nicht genügend Platz haben, suchen Sie nach kreativen Formen, um den verfügbaren Platz zu nutzen. Topfpflanzen auf dem Balkon oder der Terrasse oder auch nur ein kleiner Kräutergarten auf dem Fensterbrett bringen Sie in Kontakt mit dem natürlichen mikrobiellen Leben in Erde und Pflanzen. Zu unserem Haus in der San Francisco Bay Area gehören glücklicherweise viele Außenflächen. Einen Teil unseres Vorgartens haben wir mit Hochbeeten ausgestattet. Unsere Kinder lieben es, in der Erde zu graben, Unkraut zu jäten, mit Raupen und Würmern zu spielen und zu ernten, was gerade reif ist. Da wir keine Herbizide, Pestizide oder Kunstdünger verwenden, erlauben wir ihnen, vom Garten zum Esstisch zu kommen, ohne sich vorher die Hände zu waschen. Wenn Sie keinen Garten haben, besuchen Sie mit Ihren Kindern doch mal einen Bio-Bauernhof. Ihr Nachwuchs kann dort nicht nur etwas lernen, sondern außerdem seine Mikrobiota mit neuen „Freunden" auffrischen. Viele solche Bauernhöfe, die ihre Produkte auch an Direktkunden verkaufen, erlauben solche Besuche und bieten Hofführungen an. Vielleicht besteht sogar die Möglichkeit, dass Sie ein paar Stunden auf dem Hof mitarbeiten. Auf diese Weise bekommen Sie Kontakt mit Mikroben, wie sie in einer städtischen oder vorstädtischen Umgebung nicht vorhanden sind.

Kinder, die mit Haustieren aufwachsen, sind wie Bauernkinder weitgehend von Atemwegsinfektionen und Allergien geschützt. Sie werden mit einer wesentlich geringeren Wahrscheinlichkeit im Verlaufe ihrer Kindheit Antibiotika verabreicht bekommen als Kinder ohne Tiere in der Umgebung. Haustiere bringen uns nützliche Bakterien, die sie aus der Umgebung aufsammeln oder die bereits bei ihnen angesiedelt sind, ins Haus. Unser Hund schnüffelt im Hinterhof herum, wühlt in der Erde und begrüßt später unsere von der Schule heimkehrenden Sprösslinge, indem er ihr Gesicht ableckt. Auf bessere Weise lassen sich Mikroben kaum verteilen (der Hund schnüffelt ja nicht nur in der Erde, sondern in allen möglichen mikrobenreichen Umgebungen). Den Hund gestreichelt zu haben ist bei uns zu Hause kein automatischer Anlass, sich die Hände zu waschen. Unser Hund erhält keine Anti-Floh-Medikamente, wird routinemäßig auf übertragbare Darmparasiten getestet und verbringt die meiste Zeit in unserem pestizid- und herbizidfreien Garten und Hof. Wir denken deshalb, dass der Nutzen der ins Haus gebrachten Mikroben größer ist als das Schadensrisiko durch unterlassenes Händewaschen.

Wer keine Haustiere mag, muss sich deshalb keine Sorgen machen. Auch Menschen können eine gute Quelle zusätzlicher Mikroben sein. Laut einer kürzlich erschienenen Studie leiden Kleinkinder, deren Eltern den Schnuller für das Kind durch Ablecken säubern, anstatt ihn mit Wasser abzuspülen oder gar abzukochen, wesentlich weniger an Hautekzemen. Die Wahrscheinlichkeit einer Atemwegsinfektion war bei beiden Gruppen in etwa gleich, also bei den Kindern mit gründlich gesäubertem Schnuller nicht niedriger als bei den anderen. Diese Studie lieferte ein schönes Beispiel dafür, dass ein entspannter Umgang mit der Reinlichkeit für die Gesundheit eher förderlich als nachteilig ist. Können wir die Geschichte mit dem Schnuller auch auf unseren Haushalt übertragen? Keine Angst, wir empfehlen Ihnen hier nicht, dass Sie die ganze Inneneinrichtung von oben bis unten ablecken. Aber so wie der Schnuller nicht unbedingt abgekocht werden muss, könnten Sie auch auf antibakterielle Putzmittel oder Desinfektionsmittel verzichten. Ein mikroben- und umweltfreundlicherer Hausputz mit Putzessig, Olivenölseife, Zitronensaft und anderen biologischen Reinigungsmitteln tötet die nützlichen Bakterien in Ihrer Umgebung nicht ab und kann einen Beitrag dazu leisten, dass das in der westlichen Welt so verbreitete Problem schwächelnder Immunsysteme Sie und Ihre Familie nicht tangiert.

LECKERBISSEN FÜR DIE MIKROBEN

Das wichtigste Ziel der von uns empfohlenen Ernährungsweise besteht darin, die Vielfältigkeit der Bakterien in der Mikrobiota ebenso wie die durch bakterielle Fermentationen erzeugte Anzahl kurzkettiger Fettsäuren zu erhöhen. Mehrere wissenschaftliche Studien haben gezeigt, dass Menschen mit einer mannigfaltigen Mikrobiota, in der solche Fettsäuren in großer Zahl produziert werden, generell gesünder und weniger anfällig für Zivilisationskrankheiten sind als Menschen, deren Darm nicht so viele unterschiedliche Mikrobenarten aufweist. Wer sich in Ernährung und Lebensstil eher an das Vorbild unserer Urahnen hält, profitiert von einer bunt gemischten Mikrobengemeinschaft. Auch das Körpergewicht spielt eine Rolle: Schlanke verfügen in der Regel über vielgestaltigere Darmbewohner als übergewichtige Menschen. Aus diesem Grund leiden Menschen mit starkem Übergewicht besonders häufig an Insulinresistenz, erhöhten Cholesterinwerten und Entzündungen. Es gibt immer mehr eindeutige Hinweise für eine Verbindung zwischen Gesundheit und einer komplexen Mikrobiota. Was kann man selbst tun, um eine große Vielfalt in der Mikrobiota zu erzielen? Eine Darmumgebung schaffen, die viele verschiedene Bakterienarten willkommen heißt und mit Nahrung versorgt. Das beste Mittel dafür ist der möglichst zahlreiche Verzehr von MAKs. Die Mikrobiota reagiert auf Veränderungen in der Ernährung, kurzfristig und langfristig, im Guten wie im Schlechten. Wenn Sie Ihre Ernährung umstellen und viel mehr MAKs als früher zu sich nehmen, wird Ihnen Ihre Mikrobiota dies schnell danken. Umgekehrt führt die verminderte Zufuhr von MAKs rasch dazu, dass die Mikrobiota sich in eine eher ungesunde Richtung entwickelt. Achten Sie also darauf, Ihre Mikrobiota dauerhaft zu verwöhnen und ihr viele MAKs anzubieten. Die langfristigen Ernährungsmuster sind ein wichtiger Faktor, um Diversität in der Mikrobiota aufzubauen und zu erhalten. Unsere Empfehlungen und Rezepte sollen Ihnen dazu verhelfen, Ihren persönlichen Speiseplan grundsätzlich zu überdenken. Auch wenn die Mikrobiota rasch auf entsprechende Änderungen reagiert, sind es die langfristigen Umstellungen, die sich lebenslang positiv auf die Gesundheit auswirken.

Eine mikrobiotafreundliche Ernährungsweise beruht auf vier Grundsätzen. Erstens sollte man Lebensmittel konsumieren, die reich an MAKs sind. Die Bakterien in unserem Darm wollen gefüttert werden und am meisten schätzen sie nun einmal Kohlenhydrate. Diese holen sie sich aus zwei Quellen – aus den MAKs in von uns verzehrten pflanzlichen Fasern und aus der Darmschleimhaut. Für unsere Gesundheit ist es besser, sie erhalten den Hauptteil der MAKs aus der Ernährung, denn die Darmschleimhaut wird eigentlich als schützende Barriere gebraucht, die uns unerwünschte Bakterien vom Leib hält. Wenn wir die Mikroben durch kohlenhydratarme Ernährung dazu ermutigen, permanent an dieser Schleimhaut zu knabbern, riskieren wir, uns eine Darmgemeinschaft heranzuzüchten, die die wichtige Schutzbarriere im Laufe der Zeit durchlöchert.

Bei unseren Essensentscheidungen sollten wir auch berücksichtigen, was den Mikroben am anderen Ende des Verdauungssystems guttut. Ein Frühstück aus Eiern, Speck, Weißbrot und Orangensaft aus der Packung versorgt uns mit so gut wie keinen MAKs für unsere Darmbakterien und ebenso wenig mit Ausgangsstoffen für die Produktion kurzkettiger Fettsäuren. Folgt diesem Frühstück dann ein Mittagessen aus einem Sandwich und einer Cola, fällt für die Mikroben wieder nichts ab. Und wenn Sie den Tag schließlich noch mit einem Abendessen aus Fleisch, Kartoffelbrei und etwas verkochtem Brokkoli abschließen, hat die Mikrobiota sozusagen den ganzen Tag darben müssen. Es bleibt ihr dann nichts anderes übrig, als sich die benötigten MAKs aus einer anderen Nährstoffquelle zu holen, und das sind Sie selbst. Sie bedient sich an Ihrer Darmschleimhaut und beeinträchtigt damit deren Barrierefunktion gegen Eindringlinge von außen. Wenn sich dieses Szenario jeden Tag wiederholt, besteht ein Risiko, dass das Immunsystem alarmiert wird und mit einer Darmentzündung reagiert.

Ihre Mikroben von der Darmschleimhaut fernzuhalten ist nur einer der Gründe, warum Sie mehr MAKs zu sich nehmen sollten. Der andere ist, dass eine MAK-reiche Ernährungsweise eine große Mikrobenvielfalt ermöglicht. Wenn der Darm immer mit dem gleichen eintönigen Menü aus der Darmschleimhaut gefüttert wird, profitieren nur einige Mikroben davon. Ein abwechslungsreiches Angebot an verschiedenen Kohlenhydraten aus Früchten, Gemüse und Körnern führt dazu, dass sich viel mehr Bakterienarten im Darm wohlfühlen. Das hat eine stabile Gemeinschaft zur Folge, die einen robusten Schutz gegen eindringende Pathogene bietet und außerdem gesundheitsfördernde kurzkettige Fettsäuren produziert. Übergewichtige Personen, die auf eine Diät mit wenigen Kalorien und vielen Ballaststoffen (30 Prozent mehr pflanzliche Fasern und 130-mal mehr lösliche Ballaststoffe als vorher) gesetzt werden, verlieren Gewicht und gewinnen Bakterienvielfalt. Damit einher gehen ein geringeres Risiko für Diabetes, Arteriosklerose und Krebs. Indem solche Menschen, die abnehmen möchten, den Anteil an pflanzlicher Nahrung (und damit der darin enthaltenen MAKs) erhöhen, schaffen sie im Darm eine Umgebung, die es ihrer Mikrobiota ermöglicht, prächtig zu gedeihen. Belohnt werden sie mit einer besseren Gesundheit.

Ein zweiter wichtiger Aspekt einer mikrobiotafreundlichen Ernährungsweise besteht darin, Fleisch nur in geringen Mengen zu essen. Rotes Fleisch enthält Carnitin, eine chemische Verbindung, die bestimmte Darmbakterien zu Trimethylaminen verstoffwechseln, welche dann zu Trimethylaminoxid (TMAO) umgebaut werden. Regelmäßige Fleischesser haben weit höhere TMAO-Werte als Veganer oder Vegetarier. TMAO begünstigt die Entstehung von Arteriosklerose und erhöht dadurch das Risiko für Herzinfarkt, Schlaganfall oder andere Herzleiden. Die langfristigen Ernährungsgewohnheiten eines Menschen wirken sich auf die Fähigkeit seiner Mikrobiota aus, dieses gefährliche Aminoxid zu produzieren. Wer sich zum großen Teil von pflanzlicher Kost ernährt und nur ab und zu Fleisch isst, hat nach dem Verzehr einer Fleischmahlzeit weniger TMAO im Körper als ein regelmäßiger Fleischesser, und zwar wahrscheinlich deshalb, weil sich in seinem Darm weniger TMA-erzeugende Bakterien befinden. Es wäre ideal, wenn sich feststellen ließe, ob die Mikrobiota eines Menschen zahlreiche solcher Bakterien aufweist, denn dann könnte er seine Ernährung entsprechend anpassen. Doch leider ist die Wissenschaft derzeit noch nicht so weit. Bis wir wissen, welche Mikrobiotazusammensetzungen resistent gegen TMAO-Produktion sind, unabhängig von der Art der Ernährung, ist der sicherste Rat, den Fleischverzehr so weit wie möglich einzuschränken. Das gilt besonders für rotes Fleisch, da dieses besonders viel Carnitin aufweist.

Die dritte Säule einer Ernährung ganz im Sinne der Mikrobiota ist die eingeschränkte Zufuhr gesättigter Fettsäuren. Wer zu viele gesättigte Fettsäuren aus tierischen Produkten isst, schädigt damit die Vielfalt seiner Mikrobiota. Besonders gut gedeihen bei solch einer Ernährungsweise nämlich die Pathobionten, die bereits im letzten Kapitel erwähnten Mikrobiotabewohner, die Entzündungen im Darm auslösen können. Einfache ungesättigte Fettsäuren aus Pflanzenkost bieten den Pathobionten keine günstige Umgebung. Versuchen Sie, den Fettbedarf des Körpers hauptsächlich aus Olivenöl oder Avocados zu decken, und entziehen Sie damit den im Darm lauernden Pathobionten ihre Nahrungsgrundlage.

Der letzte Faktor einer mikrobiotafreundlichen Ernährung besteht in der Zufuhr nützlicher Mikroben alias Probiotika. In der Menschheitsgeschichte ist es nichts Neues, dass Bakterien auf oder in Lebensmitteln verzehrt werden. Bevor Lebensmittel gekühlt und pasteurisiert wurden, war es ganz normal, die Bakterien auf ungewaschenen, langsam vor sich hin gammelnden Produkten mitzuessen. Heute reduziert der Verzehr von Bakterien in fermentierter Nahrung wie Joghurt das Risiko, durch Lebensmittel übertragene Krankheiten oder Atemwegsinfektionen zu erleiden. Übertriebene Werbung, wofür probiotische Bakterien alles gut sind, hat aber dazu geführt, dass Verbraucher sich angesichts der Vielfalt der angebotenen Produkte nicht mehr auskennen. Das gleiche Probiotika-Produkt ist nicht für jeden gleich gut geeignet. Um herauszufinden, welches für Sie am nützlichsten ist, müssen Sie anfangs etwas experimentieren und mehrere Produkte ausprobieren.

Wenn Sie ein spezifisches Gesundheitsproblem haben, besprechen Sie mit Ihrem Arzt, ob ein bestimmtes probiotisches Produkt gut für Sie sein könnte. Es gibt jede Menge fermentierte Lebensmittel, einige davon finden Sie im Anhang zu diesem Buch. Diese Auflistung erhebt keinen Anspruch auf Vollständigkeit, denn seitdem immer mehr Menschen sich der Wichtigkeit probiotischer Bakterien bewusst werden, gibt es im Handel auch immer mehr entsprechende Angebote. Probieren Sie einfach mal verschiedene aus und finden Sie heraus, was für Sie und Ihre Mikrobiota am besten ist. Wichtig ist einfach, dass fermentierte Produkte regelmäßig auf dem Speiseplan stehen.

So individuell wie die Mikrobiota eines Menschen ist, so individuell sind auch die probiotischen Bakterien, die seine Gesundheit am besten unterstützen, das haben wir bereits in Kapitel 4 thematisiert. Ohne anfängliches Herumprobieren geht es deshalb nicht. Ein Probiotikum, das schmerzhafte Blähungen oder Verdauungsstörungen verursacht, tut Ihrem Darm sicher nicht gut. Es sollte vielmehr dafür sorgen, dass Sie einen regelmäßigen, leicht ausscheidbaren Stuhlgang haben. Die positive Wirkung tritt nicht immer sofort ein, etwas Geduld ist gefragt.

Probiotische Bakterien können Sie aus fermentierten Lebensmitteln ebenso wie aus Probiotika-Ergänzungsmitteln erhalten. Gehen Sie systematisch vor: Essen Sie zum Beispiel eine Woche lang täglich einen Joghurt einer bestimmten Marke und überlegen Sie dann, ob Sie eine positive Veränderung bei sich bemerkt haben. Wenn das nicht der Fall ist, probieren Sie wieder eine Woche lang ein anderes Produkt. Falls Sie ein Nahrungsergänzungsmittel bevorzugen, kaufen Sie eines einer renommierten Marke. Solche namhaften Unternehmen haben einen Ruf zu verlieren und verfügen deshalb über gute Qualitätskontrollen. Nehmen Sie vielleicht am besten ein Mittel mit mehreren mikrobiellen Stämmen, entsprechend der Mikrobenvielfalt in fermentierten Lebensmitteln. Die Finger weg sollten Sie von hochverarbeiteten Lebensmittelprodukten lassen (oft dekorativ und farbenfroh eingepackt), die als Gesundheitskost angeboten werden, obwohl ihnen lediglich alibihalber ein paar probiotische Kulturen zugesetzt wurden. Essen Sie lieber Nahrungsmittel, die reich an nützlichen Bakterien sind, so wie es schon unsere Vorfahren getan haben.
Es gibt Zeiten, in denen es wirklich sinnvoll ist, sich mit nützlichen Bakterien vollzuladen. Nach einer Lebensmittelvergiftung beispielsweise oder bei der sogenannten 24-Stunden-Grippe.
So wie unsere Familie können auch Sie probiotische Nahrungsmittel in Ihr Leben einbauen. Es gibt noch keine gesicherten Erkenntnisse, dass ein bestimmter probiotischer Bakterienstamm nützlicher als ein anderer ist, sondern nur, dass im Allgemeinen der Verzehr von Bakterien fermentierter Nahrungsmittel gesund ist. Beachten Sie aber, dass viele im Handel erhältlichen probiotischen Lebensmittel Zucker enthalten, vor allem diejenigen, deren Zielgruppe Kinder sind. Wählen Sie immer Produkte, die so wenige Zusatzstoffe wie möglich in sich bergen, vor

allem keinen Zucker (oder nur sehr wenig). Die Zutatenliste sollte mehr Bakterienarten als irgendwelche ominösen anderen Zutaten aufweisen. Wenn zu den ersten drei aufgeführten Zutaten Rohrzucker, Maissirup oder andere Süßstoffe gehören, lassen Sie die Finger von dem Produkt! Sollten Ihre Kinder bei dem etwas säuerlichen Geschmack naturbelassener fermentierter Lebensmittel das Gesicht verziehen, fügen Sie am Anfang etwas Honig oder Ahornsirup dazu und reduzieren Sie die Menge dann im Laufe der Zeit, dadurch freunden sich Ihre Kinder mit ungesüßter fermentierter Nahrung an.
Vielleicht haben Sie schon bemerkt, dass die mikrobiotafokussierte Ernährungsweise viel mit der mediterranen oder der traditionellen japanischen Küche gemeinsam hat, die beide als außerordentlich gesund und sogar lebensverlängernd gelten. Zu den Gemeinsamkeiten zählen ein hoher Ballaststoffanteil, ein geringer Anteil an gesättigten Fettsäuren und an rotem Fleisch und der regelmäßige Verzehr fermentierter Lebensmittel. Es ist mit Sicherheit ein sehr komplexes Thema mit vielen Aspekten, warum diese Ernährungsformen der Gesundheit dienlich sind, aber als ein sehr wichtiger Gesichtspunkt schält sich immer mehr die Förderung einer gesunden Mikrobiota heraus.

MIKROBIOTAFREUNDLICHE ERNÄHRUNG

Wir wissen nun ja, dass die Mikrobiota sich wohlfühlt, wenn sie mit zahlreichen MAKs und probiotischen Bakterien und nur wenig Fleisch und gesättigten Fettsäuren gefüttert wird. Aber wie lässt sich diese Erkenntnis in die Praxis umsetzen? Im nächsten Kapitel „Speiseplan und Rezepte“ ist eine beispielhafte Woche mit Mahlzeiten aufgeführt, die die Mikrobiota nähren. An jedem Tag stehen 30 bis 39 Gramm Ballaststoffe auf dem Speisezettel, und zwar jeweils aus unterschiedlichen Quellen, um die Vielfalt der MAKs, die die Mikrobiota fermentieren kann, zu maximieren. Diese Menge basiert auf den Empfehlungen des US-amerikanischen Landwirtschaftsministeriums, laut denen pro 1.000 Kalorien 14 Gramm Ballaststoffe aufgenommen werden sollten. Im Anhang finden Sie außerdem eine etwas differenziertere Auflistung empfohlener Ballaststoffmengen auf der Grundlage von Geschlecht und Alter (Quelle: Institute of Medicine of the National Academies). Der Wochenspeiseplan umfasst jeden Tag mindestens ein probiotisches Lebensmittel, damit die Darmbesiedler Verstärkung von außen bekommen. An den meisten Tagen gibt es kein Fleisch, denn der Körper soll ja möglichst wenig TMAO produzieren. Fett stammt vorwiegend aus pflanzlichen Quellen. Die Mikrobiota wird sich auf diese Weise in Richtung einer Bakteriengemeinschaft entwickeln, die ihre Zeit hauptsächlich damit verbringt, pflanzenbasierte MAKs zu fermentieren und kurzkettige Fettsäuren in möglichst großer Zahl zu erzeugen. Für zahlreiche der aufgeführten Mahlzeiten finden Sie auf den darauf folgenden Seiten Rezepte.

Wir haben selbst Schulkinder und kennen die Diskussionen über gesunde, nahrhafte „Pausenbrote". Deshalb finden Sie bei unseren Rezepten auch Vorschläge für Lunchpakete für Schüler in Ganztageseinrichtungen. Wenn die Schule, die Ihr Kind besucht, nicht sehr bewusst auf eine gesunde Schulspeisung Wert legt (leider sind solche Schulen ja rar gesät), dann können Sie mit selbst zubereiteten Lunchpaketen sicherstellen, dass Ihr Kind mittags eine nährstoffreiche und gut für die Mikrobiota sorgende Mahlzeit zu sich nimmt, und wissen am Ende des Tages genau, was es gegessen hat (oder nicht). Die Cafeteria der Schule unserer Kinder bietet mittags unter anderem ein Salatbuffet mit viel Obst und Gemüse an, aber die meisten Kinder gehen daran vorbei. Man kann es ihnen nicht verübeln, viele Erwachsene würde gegebenenfalls statt der Rohkost auch den am Buffet nebenan angebotenen Cheeseburger mit Pommes frites oder die Pizza wählen. Wir finden es großartig, wenn Schulen sich bemühen, gesundes Essen zu servieren, aber die traurige Wahrheit ist, dass Kinder dieses verschmähen, wenn sie nicht von den Eltern darin bestärkt werden beziehungsweise die Eltern ihnen kein entsprechendes Vorbild sind. Die Ernährung muss dauerhaft mikrobiotafreundlich sein, um langfristige Verbesserungen zu bringen.

Kommen wir nun noch zu einem etwas heiklen Thema: Blähungen. Wie bereits erwähnt, kann es beim Wechsel zu einer Ernährungsweise, die reich an MAKs ist, kurzfristig zu einer verstärkten Entwicklung von Gasen im Magen und/oder Darm kommen. Im Laufe der Zeit aber gibt sich dieses Problem wieder. Viele Menschen, denen wir eine ballaststoffreichere Ernährung dringend ans Herz gelegt hatten, klagten über ein unangenehmes Gefühl der Aufgeblähtheit und reduzierten deshalb den Konsum von pflanzlichen Fasern wieder. Um solches Unbehagen so weit wie möglich zu vermeiden, kann es nützlich sein, die Aufnahme von Ballaststoffen langsam zu erhöhen, damit die körpereigenen Fermentierungsprozesse sich an die steigende Zufuhr von MAKs gewöhnen können. Durch die allmähliche Erhöhung des Ballaststoffanteils minimieren Sie die Beschwerden und haben am Ende doch eine optimale Menge an Ballaststoffen in Ihrer Ernährung erreicht. Danach ist es wichtig, auch weiterhin immer viel pflanzliche Kost zu essen, um die Homöostase im Körper aufrechtzuerhalten. Das Tempo, mit dem Sie Ihre Nahrung umstellen, hängt von einer Reihe von Faktoren ab, zum Beispiel davon, wie viele Ballaststoffe Sie vorher schon gegessen haben und in welchem Zustand Ihre Mikrobiota ist. Beobachten Sie, wie Ihr Körper auf die Umstellung reagiert, muten Sie ihm nicht zu viel auf einmal zu, aber unterfordern Sie ihn auch nicht. Arbeiten Sie einfach kontinuierlich darauf hin, dass Sie am Ende 25 bis 38 Gramm Ballaststoffe pro Tag zu sich nehmen. Vielleicht dauert es ein paar Wochen oder gar Monate, bis Sie dieses Ziel erreicht haben, aber letztendlich wird sich Ihre Mikrobiota an die neue Ernährungsform gewöhnen. Das Beste, was Sie langfristig für sie tun können, ist eine nachhaltige, mikrobiotafreundliche Ernährung. Arbeiten Sie geduldig auf dieses Ziel hin. So wie die Inuit auch erst mal Beschwerden haben, wenn Sie nach einer langen Winterzeit wieder MAKs aufnehmen, so kann der Prozess einer erhöhten Nährstoffversorgung auch für Sie zunächst etwas unangenehm sein. Aber anders als die Inuit haben wir das ganze Jahr über Zugang zu MAKs und können die Zufuhr deshalb schrittweise steigern, sodass sich die Mikrobiota darauf einstellen kann. Eine wissenschaftliche Herangehensweise hinsichtlich einer höheren MAK-Zufuhr kann dabei helfen, die MAK- und Probiotika-Quellen zu finden, die mit Ihrer Mikrobiota und Ihrem Verdauungssystem am kompatibelsten sind. Eventuell auftretende Nahrungsmittelunverträglichkeiten können sich in einer Reihe von Symptomen manifestieren, darunter Blähungen, verstärkte Gasentwicklung, Kopfschmerzen und Lethargie. Sollten Sie beispielsweise an einer Glutenunverträglichkeit leiden, probieren Sie es mit glutenfreiem Getreide wie Quinoa, Hirse oder Buchweizen. Injera, ein gesäuertes Fladenbrot aus Teffmehl, ist faserreich und glutenfrei. Vor dem Backen gärt der Teig mehrere Tage (die Mikroben aus diesem Fermentationsprozess werden dann allerdings beim Backen abgetötet). Wie Hülsenfrüchte vertragen werden, ist ebenfalls individuell sehr verschieden. Wenn Ihnen zum Beispiel Kichererbsen Beschwerden machen, versuchen Sie es mit schwarzen Bohnen oder Linsen.

BAKTERIEN AUSSERHALB DES DARMS

Bei der Lektüre dieses Buchs haben Sie jetzt schon einiges über die Bakteriensiedlungen im Darm gelernt, die mit unserer Biologie verbunden sind und wie Sie sie auf vielfältige Weise beeinflussen. Der Darm beherbergt die größte Bakterienpopulation unseres Körpers, aber auch viele andere Körperregionen sind mit diesen Kleinstlebewesen kolonisiert. Speziell die Haut, der Mund, Nase und Ohren, die Lunge, bei Frauen die Vagina und sogar der Bauchnabel sind beliebte Lebensräume unserer bakteriellen Mitbewohner. Sämtliche Mikroorganismen an unserem Körper sind ein wesentlicher Bestandteil des Mensch genannten Superorganismus. Die Erforschung der anderen bakteriellen Gemeinschaften hinkt derzeit der Mikrobiotaforschung etwas hinterher, aber alle spielen für unsere Gesundheit eine Rolle.

Im Lebensraum unserer Mikrobiota geschehen derzeit so tief greifende Veränderungen, wie es sie seit dem Aufkommen des Ackerbaus vor mehr als 10.000 Jahren nicht mehr gab. Die moderne westliche Ernährungsweise mit wenigen MAKs und dementsprechend einer sehr beschränkten Aufnahme von Mikroben, in Verbindung mit den immer zahlreicher werdenden Antibiotikaverschreibungen und einem Hygienefimmel, der sich zum Beispiel im Putzen mit Desinfektionsmitteln ausdrückt, stellt die Mikrobiota vor zahlreiche Herausforderungen. All dies hat dazu geführt, dass die Bakteriengemeinschaft im Darm weniger vielfältig ist als bei Menschen, die auch heutzutage noch auf eine traditionellere Weise leben und dementsprechend von Zivilisationskrankheiten weitgehend verschont bleiben. Aber glücklicherweise lässt die Elastizität der Mikrobiota, aufgrund derer sie sich so stark von der unserer Vorfahren entfernt hat, auch eine Wiedereinsetzung in den alten Stand zu. Mit all den verschachtelten, eng verwobenen und artenübergreifenden Wechselwirkungen unserer Biologie, die sich nun allmählich herauskristallisieren, müssen wir uns eine neue Definition unseres Menschenbilds zu eigen machen. Diese Definition sollte die zahlreichen Organismen berücksichtigen, die unser kollektives Zellmosaik bilden. Wir sind Mischwesen, Ökosysteme. In Zusammenhang mit unserer Gesundheit müssen wir an die bei uns angesiedelten Mikroorganismen denken und daran, wie sich unsere Ernährungsweise, unser Lebensstil und medizinische Entscheidungen auf unser mikrobielles Selbst auswirken.

KAPITEL 10

MENÜS UND REZEPTE

MIKROBIOTAFREUNDLICHER 7-TAGE-SPEISEPLAN

Zu Ihrer Information haben wir bei jeder Mahlzeit die ungefähre Menge der enthaltenen Ballaststoffe angegeben.
Ein Sternchen markiert Gerichte, für die im Rezeptteil dieses Kapitels ein Rezept aufgeführt ist.

Sonntag – 34,5 g Ballaststoffe

FRÜHSTÜCK (17 g Ballaststoffe)

- Rühreier mit Bohnen und Maistortillas *
- Heiße Aztekenschokolade *

MITTAGESSEN (5 g Ballaststoffe)

- Nizzasalat

ZWISCHENMAHLZEIT (3,5 g Ballaststoffe)

- Datteln mit fermentierter Füllung *

ABENDESSEN (9 g Ballaststoffe)

- Vollkornpasta mit Grünkohlpesto
- Feigen

Montag – 35,5 g Ballaststoffe

FRÜHSTÜCK (8 g Ballaststoffe)

- Bakterienstärkendes Knuspermüsli *
- Blaubeeren

MITTAGESSEN (16 g Ballaststoffe)

- Griechischer Salat mit Kichererbsen *

ZWISCHENMAHLZEIT (2,5 g Ballaststoffe)

- Japanisches Popcorn *

ABENDESSEN (9 g Ballaststoffe)

- Ballaststoffreiche Fladenpizza *

Dienstag – 39,5 g Ballaststoffe

FRÜHSTÜCK (7,5 g Ballaststoffe)

- Birchermüsli *

MITTAGESSEN (19 g Ballaststoffe)

- Kohlsalat mit Chiasamen, Granatapfelkernen und Pistazien

ZWISCHENMAHLZEIT (3 g Ballaststoffe)

- Cashewnüsse *

ABENDESSEN (10 g Ballaststoffe)

- Wurst, Zwiebeln, Kartoffeln und Sauerkraut
- 150 g Himbeeren

Mittwoch – 36 g Ballaststoffe

FRÜHSTÜCK (9 g Ballaststoffe)

- Orientalischer Haferbrei *

MITTAGESSEN (6 g Ballaststoffe)

- Sandwich aus Vollkornbrot mit fermentiertem Frischkäse, geräuchertem Lachs, Artischockenherzen aus der Dose, Tomatenscheiben und Kapern

ABENDESSEN (21 g Ballaststoffe)

- Mikrobiotafreundliches Risotto *
- 30 g dunkle Schokolade

Donnerstag – 33 g Ballaststoffe

FRÜHSTÜCK (10 g Ballaststoffe)

- Vollkorntoast
- Mandel-Walnuss-Butter * und Erdbeerstückchen
- Guten-Morgen-Smoothie für die Mikrobiota

MITTAGESSEN (7 g Ballaststoffe)

- Bulgursalat (Taboulé) *

ZWISCHENMAHLZEIT (3 g Ballaststoffe)

- Banane

ABENDESSEN (13 g Ballaststoffe)

- Lachs mit einer Kruste aus Sesamkörnern und grünen Bohnen und Orangen-Miso-Soße * und braunem Reis

Freitag – 34 g Ballaststoffe

FRÜHSTÜCK (7 g Ballaststoffe)

- Knuspriges Joghurtparfait *

MITTAGESSEN (11 g Ballaststoffe)

- Sobanudelsalat mit probiotischer Erdnuss-Miso-Soße *

ZWISCHENMAHLZEIT (8 g Ballaststoffe)

- Knollensnack für Jäger und Sammler *

ABENDESSEN (8 g Ballaststoffe)

- Mittelmeersuppe*

Samstag – 36 g Ballaststoffe

FRÜHSTÜCK (9 g Ballaststoffe)

- Tarahumara-Pfannkuchen *

MITTAGESSEN (10 g Ballaststoffe)

- Mehrkornknäckebrot belegt mit Spinat, Sardinen, roten Paprikastreifen und Schnittlauch, beträufelt mit einem Spritzer frischem Zitronensaft
- 60 g Brombeeren

ZWISCHENMAHLZEIT (4 g Ballaststoffe)

- Apfel

ABENDESSEN (13 g Ballaststoffe)

- Indisches Dal * mit braunem Reis
- Mango-Kefir-Lassi *

WIE SIE IHRE MIKROBIOTA NÄHREN

Mit den nachfolgenden Rezepten wollen wir Ihnen Beispiele für Mahlzeiten geben, mit denen Sie Ihrer Mikrobiota etwas Gutes tun. Sie sind ein regelmäßiger Bestandteil unseres Speiseplans und einfach zuzubereiten, sodass sie auch wochentags nach der Arbeit gut hinzubekommen sind. Bei jeder Mahlzeit haben wir den Ballaststoffgehalt angegeben, der ja gleichzeitig auch ein Indikator für den Gehalt an MAKs (von der Mikrobiota aufgespaltene Kohlenhydrate) ist.

Zucker werden Sie in den Zutatenlisten nur in sehr geringem Maße finden. Wir haben uns in den letzten Jahren bewusst dafür entschieden, so wenig Zucker wie möglich zu konsumieren und Kohlenhydrate stattdessen in einer Form zu essen, die wohltuend für unsere Darmmikroben ist. Einige der Gerichte schmecken deshalb vielleicht nicht so süß, wie Sie es gewohnt sind. Die Zuckeraufnahme einschränken heißt, dass sich Ihr Geschmackssinn allmählich umstellen muss. Sie können in kleinen Schritten vorgehen und die Zugabe von Zucker peu à peu reduzieren, vor allem, wenn Kinder mit am Esstisch sitzen. Irgendwann werden Sie merken, dass das Schleckermaul in Ihnen auch mit viel weniger Zucker als früher zufrieden ist, dass Sie besser keine fertigen Backwaren mehr kaufen und dass Sie bei den traditionellen Rezepten, nach denen Sie selbst backen, die Menge des angegebenen Zuckers problemlos verringern können. Mit der neuen Ernährungsweise nehmen Sie viele Ballaststoffe auf und bleiben dadurch lange satt, sodass gar kein Bedürfnis mehr nach leeren Kalorien aus einfachen Kohlenhydraten aufkommt.

Auf den Kinderspeisekarten herkömmlicher Restaurants werden Sie Rezepte wie unsere vergeblich finden. Abgesehen vom Lunchpaket für die Schule machen wir absichtlich keinen Unterschied zwischen Speisen für Erwachsene und Kinder. Die meisten üblicherweise angebotenen „Kindermahlzeiten" enthalten nur wenige oder sogar gar keine Ballaststoffe und stattdessen überreichliche Mengen an Käse und/oder Fleischprodukten mit katastrophalen Auswirkungen auf die Mikrobiota. Bei manchen Kindern ist es vielleicht nicht einfach, sie für gesundes Essen zu begeistern. Deshalb folgen hier ein paar Tipps, wie wir es geschafft haben, dass unsere Kinder mikrobiotafreundliche Speisen inzwischen richtig gerne essen.

Lassen Sie sich nicht gleich entmutigen, wenn Ihr Kind ein dem Speiseplan neu hinzugefügtes Lebensmittel ablehnt. Es kann sein, dass bestimmte Hülsenfrüchte und Gemüse mehrmals (vielleicht sogar zehnmal oder noch öfters) auf den Teller kommen müssen, bis Ihr Kind sie akzeptiert und letztendlich sogar gerne isst. Unserer Erfahrung nach ist Beharrlichkeit ein sehr effektives Mittel bei der Förderung gesunder Essgewohnheiten. Ebenso wichtig ist Ihr gutes Vorbild: Die Kinder sollen sehen, dass Ihnen das gesunde Essen schmeckt. Und sagen Sie ihnen ruhig auch, wie glücklich die kleinen Mitbewohner im Darm darüber sein werden, etwas zu essen zu bekommen, was ihnen richtig guttut. Wenn Sie die Möglichkeit haben, ein Gemüsebeet anzulegen, beziehen Sie Ihre Kinder mit ein; es wird sie faszinieren, wie die Gemüsepflanzen heranwachsen und reifen. Auch beim Kochen können die Kleinen helfen, sie bekommen dadurch eine ganz andere Beziehung zum Essen. Vergegenwärtigen Sie sich immer wieder die Wichtigkeit einer mikrobiotafreundlichen Ernährung für die Gesundheit aller und seien Sie bei den Mahlzeiten genauso konsequent und streng, wie sie es bei anderen gesundheitsbezogenen Themen wären. Ebenso wenig, wie Sie Ihrem Kind erlauben, die Schule zu schwänzen oder jeden Tag bis spätnachts aufzubleiben, sollten Sie es als nicht akzeptabel erachten, die Mikrobiota Ihres Kindes hungern zu lassen. Zu wissen, dass Sie mit gesundem Essen Ihrer Familie etwas Gutes tun, und zwar etwas, das sich das ganze Leben lang gesundheitsfördernd auswirken wird, wird Ihnen dabei helfen, das gelegentliche „Igitt!“ eines Kindes beim Anblick einer nährstoffreichen Mahlzeit zu ignorieren.

Ein paar abschließende Hinweise zum Kochen. Wir haben die Küchenmaschine und den Mixer immer auf der Küchentheke oder in einem leicht zugänglichen Schrank stehen. Solche Geräte benötigen Sie für eine Reihe der nachfolgenden Rezepte, um Zutaten zu zerkleinern oder zu pürieren. Bohnen sollten Sie möglichst selbst kochen und keine Konserven kaufen. Das benötigt etwas mehr Planung, ist aber eigentlich nicht viel aufwendiger, und Ihr Gaumen wird sich freuen. Wir kochen fast jedes Wochenende einen großen Topf Bohnen, jedes Mal eine andere Sorte. Die meisten getrockneten Bohnen lässt man einfach ein paar Stunden auf kleiner Flamme vor sich hin köcheln. Dann werden sie durch ein Sieb abgegossen und zum Beispiel in Einmachgläsern im Kühlschrank oder in der Tiefkühltruhe aufbewahrt. Durch diese kleine Vorarbeit stehen bei uns immer Bohnen bereit, die wir beispielsweise über einen gemischten grünen Salat mit Nüssen und Samen streuen oder einer Suppe hinzufügen. Fertig ist das ballaststoffreiche Abendessen. Wenn es gar nicht anders geht, können Sie aber ausnahmsweise auch Bohnen aus der Büchse nehmen.

FRÜHSTÜCK FÜR IHRE DARMWINZLINGE

Nach gängiger Meinung (die übrigens auch durch wissenschaftliche Erkenntnisse gestützt wird) ist das Frühstück die wichtigste Mahlzeit des Tages. Ein typisches westliches Frühstück stärkt aber leider weder unsere Gesundheit noch unsere Mikrobiota. Backwaren aus Weißmehl mit Butter und Marmelade (oder Pfannkuchen mit Sirup) sind genauso wenig gesundheitsfördernd wie zum Beispiel Eier oder Aufschnitt. Solche Frühstücksmahlzeiten weisen kaum MAKs auf. Stellen Sie sich vor, Sie seien ein Besiedler der Mikrobiota und würden sich nach einer langen Nacht morgens auf die ersten Ballaststoffe freuen. Wie enttäuscht wären Sie, wenn Sie dann noch einmal ein paar Stunden bis zum Mittagessen warten müssten. Nachstehend finden Sie deshalb ein paar Ideen, wie Sie Ihrer Mikrobiota zu einem guten Start in den Tag verhelfen können.

GUTEN-MORGEN-SMOOTHIE FÜR DIE MIKROBIOTA

2 Portionen (3,5–6 g Ballaststoffe/Portion, je nach Zutaten)

Wenn die erste Mahlzeit des Tages kaum frische Zutaten enthält, kann es manchmal schwierig werden, im Laufe des Tages genügend Gemüse aufzunehmen. Ein grüner Smoothie ist die perfekte Art, den Tag bereits mit pflanzlicher Nahrung zu beginnen. Um Zeit zu sparen, können Sie das Obst und Gemüse bereits am Vorabend zubereiten, alles in das Mixergefäß geben (noch nicht mixen!) und so in den Kühlschrank stellen. Dann geht es morgens ganz schnell.

Zutaten:

1 Birne (im Herbst/Winter) oder 1 Pfirsich (im Sommer), gewaschen und ungeschält, ohne Kerne
1 Banane
120 Gramm Blattgemüse, geputzt und gewaschen (Spinat, Mangold, Grünkohl ohne Stängel oder Rote-Bete-Blätter)
1 kleiner Naturjoghurt oder Kefir
1 Teelöffel Vanilleextrakt
100–250 ml Wasser
Eiswürfel (wahlweise, kurz vor dem Mixen hinzufügen)

Zubereitung:

Früchte, Blattgemüse, Kefir oder Joghurt, Vanille und Wasser in das Mixergefäß geben. So lange mixen, bis eine sämige Flüssigkeit entstanden ist. Um eine flüssigere Konsistenz zu erhalten, nach Bedarf Wasser und/oder Eiswürfel hinzufügen.

BAKTERIENSTÄRKENDES KNUSPERMÜSLI

8 Portionen (6 g Ballaststoffe/Portion plus eventuell Ballaststoffe aus Früchten)

Im Laden gekaufte Fertigmüslis sind meistens regelrechte Zuckerbomben, was schade ist, da Müslis eigentlich eine tolle Speise für die Mikrobiota sind. Bei diesem Rezept profitieren Sie von Ballaststoffen, ohne Zucker in Kauf nehmen zu müssen. Um Abwechslung zu haben, können Sie jeweils Obst der Saison hinzufügen.

Zutaten:

300 g gemischte Flocken (zum Beispiel jeweils 75 g Quinoa-, Roggen-, Gersten- und Haferflocken)
80 g ungesüßte Kokosflocken
120 g gehackte Mandeln
60 g Kürbiskerne
100–120 g Kürbispüree
3 EL Olivenöl (extra vergine)
150 l Wasser
2 EL Ahornsirup
1 TL gemahlener Zimt
1 TL Vanilleextrakt
100 g Rosinen

Zubereitung:

Den Ofen auf 180 °C vorheizen. In einer großen Schüssel die Getreideflocken ebenso wie die Kokosflocken, die Mandeln und die Kürbiskerne mischen. In einer kleinen Schüssel die restlichen Zutaten außer den Rosinen verquirlen. Die feuchte Mischung aus der kleinen Schüssel über die Getreidemischung geben und rühren, bis sich alles gut vermischt hat. Nun die Mischung auf ein großes Backblech geben und 40 Minuten lang (oder bis sie knusprig braun ist) backen, zwischendurch einmal durchrühren. Anschließend die Rosinen über die Knusperflocken geben.
Nach dem Abkühlen in einem abgedeckten Gefäß im Kühlschrank aufbewahren. Dieses Müsli ist so mindestens einen Monat haltbar. Als Portionsgröße empfiehlt sich etwa 50 Gramm auf Joghurt oder Kefir, ergänzt durch Obst der Saison oder aufgetaute Früchte.

BIRCHERMÜSLI

4 Portionen (7,5 g Ballaststoffe/Portion)

Maximilian Oskar Bircher-Benner war ein Schweizer Arzt, der Anfang des 20. Jahrhunderts ein Sanatorium in Zürich eröffnete und bis zu seinem Tod 1939 leitete. Für seine Patienten entwickelte er eine Rohkostdiät. Seine bekannteste Kreation, das Birchermüsli, ist noch heute eine in ganz Europa verbreitete (Frühstücks)-Speise und steht in der Schweiz sogar auf den Speisekarten von Restaurants. Die Zutaten des Originalrezepts sind ein frisch geriebener Apfel und einige Esslöffel Getreideflocken, die in Apfelsaft eingeweicht wurden. Wir haben das Originalrezept etwas angepasst, aber im Sinne von Dr. Bircher das hohe Obst-zu-Getreide-Verhältnis beibehalten.

Zutaten:

4 Äpfel mit Schale, gewaschen
500 ml ungesüßter Kefir
40 g gemischte Flocken
30 g gehackte Haselnüsse
2 EL geschroteter Leinsamen
2 EL Zitronensaft
1/4 TL Muskatnuss
1/4 TL Meersalz
Naturhonig

Zubereitung:

Die Äpfel von Hand oder mittels einer Küchenmaschine klein schneiden. Alle Zutaten außer dem Honig in einer großen Schüssel vermengen. Die Schüssel über Nacht in den Kühlschrank stellen und beim Servieren am nächsten Tag das Müsli mit etwas Honig beträufeln. Dieses Müsli kann einige Tage im Kühlschrank aufbewahrt werden.

TARAHUMARA-PFANNKUCHEN

4 Portionen (9 g Ballaststoffe/Portion)

Unser Pfannkuchenrezept haben wir den Tarahumara abgeschaut, einem mexikanischen Volksstamm. Die Tarahumara sind bekannt für ihre gute Gesundheit und ihre Ausdauer, sie können stundenlang laufen, ohne anzuhalten. Der Ballaststoffanteil in ihrer Ernährung ist sehr hoch. Eine typische Speisegrundlage der Tarahumara ist Pinole, hergestellt aus steingemahlenem Maismehl, Chiasamen und einigen Gewürzen. Pinole wird zu einem Getränk oder aber einem kleinen Kuchen weiterverarbeitet. Grob gemahlenes Maismehl liefert der Mikrobiota zahlreiche Kohlenhydrate. Unsere Pfannkuchen sorgen für ein lange anhaltendes Sättigungsgefühl und geben ausreichend Energie für einen Samstag voller Aktivitäten.

Zutaten:

120 g gemahlenes Maismehl
250 ml kochendes Wasser
150 g Vollkornweizenmehl
30 g Chiasamen
1 EL gemahlener Zimt
1 1/2 TL Backpulver
1/2 TL Backnatron
1/2 TL Meersalz
400 ml Buttermilch
1 TL Vanilleextrakt
4 EL Olivenöl (extra vergine)
ungesüßter Naturjoghurt
Beeren, gewaschen
Ahornsirup

Zubereitung:

Das Maismehl in eine große Schüssel geben und das kochende Wasser hinzufügen. In einer mittelgroßen Schüssel Vollkornmehl, Chiasamen, Zimt, Backpulver, Backnatron und Salz vermengen. Danach die Buttermilch, den Vanilleextrakt und das Olivenöl der Teigmasse in der großen Schüssel hinzufügen. Nun die trockenen Zutaten auf die feuchte Mischung schütten und alles gleichmäßig verkneten.

In eine mittelgroße Pfanne etwas Olivenöl geben und bei mittlerer Hitze erwärmen. Pro Pfannkuchen etwa 1/4 Tasse (60 ml) der Masse in die Pfanne geben. Wie bei normalen Pfannkuchen nach kurzer Zeit wenden. Wenn sie schön gebräunt sind, sind sie fertig. Mit Joghurt, Beeren und ein wenig Ahornsirup servieren.

RÜHREIER MIT BOHNEN UND MAISTORTILLAS

4 Portionen (13 g Ballaststoffe/Portion)

Diese gesunde Version eines „Burritos" (gefüllte Tortillas) erfreut die Mikrobiota mit Bohnen und Gemüse. Statt Käse gibt es griechischen Joghurt mit probiotischen Bakterien. Maistortillas können fertig gekauft werden. Auf der Zutatenliste sollte möglichst nur Maismehl, Wasser, Limone und Salz stehen, vermeiden Sie Tortillas mit Zusatzstoffen. Sie können den Tortillateig auch selbst machen und werden danach vermutlich niemals mehr eines der Fertigprodukte kaufen. Sie brauchen nur eine Packung Maismehl (*masa harina*) und eine Tortillapresse oder ein Nudelholz dafür. Eine frisch gemachte warme Tortilla ist ein echter Leckerbissen. Servieren Sie sie zum gemütlichen Sonntagsfrühstück zusammen mit einer heißen Aztekenschokolade.

Zutaten:

1 Zwiebel, gehackt
6 große Eier
Meersalz und schwarzer Pfeffer (nach Geschmack)
360 g schwarze Bohnen
8 Maistortillas
1 Avocado, gewürfelt
zum Servieren Salsa und griechischer Joghurt

Zubereitung:

Etwas Olivenöl in einer mittelgroßen Pfanne mit mittlerer Hitze erwärmen. Die gehackten Zwiebelstücke etwa 4 Minuten lang weich dünsten. Die Eier mit Salz und Pfeffer in einer mittelgroßen Schüssel schlagen. Danach die Eiermischung in die Pfanne mit den Zwiebeln geben und unter Rühren erhitzen. Wenn die Masse fast fest ist, die Bohnen hinzufügen und rühren, bis die Eier durchgegart sind.

Umhüllen Sie die Tortillas mit einem feuchten Tuch und erwärmen Sie sie 30 bis 60 Sekunden auf der höchsten Stufe in der Mikrowelle, bis sie weich sind. Danach noch ein paar Minuten im Tuch ruhen lassen. Servieren Sie die Rühreier mit Avocadowürfeln, Salsa, Joghurt und zwei warmen Maistortillas.

HEISSE AZTEKENSCHOKOLADE

2 Portionen (4 g Ballaststoffe/Portion)

Die Azteken in Mexiko bereiteten sich einst ein kakaohaltiges Getränk mit Wasser zu, das sie *xocólatl* (bitteres Wasser) nannten. Dieses Getränk hatte nur wenig mit den übermäßig gesüßten und mit Schlagsahne servierten Kreationen zu tun, wie wir sie heutzutage in einem Café genießen. Unsere Aztekenschokolade ist ein mikrobiotafreundliches Frühstücksgetränk, das nicht bitter ist und Kindern gut schmeckt. Erwachsene können noch einen Schuss Espresso hinzufügen.

Zutaten:

500 ml Milch oder ungesüßte Mandelmilch
30 g ungesüßtes Kakaopulver aus biologischem Anbau
1 Prise Meersalz
1 TL Melassesirup
1 TL gemahlener Zimt
1/4 TL Vanilleextrakt
1 Prise Cayennepfeffer (nach Geschmack)
geriebene Orangenschale (nach Geschmack)

Zubereitung:

Milch, Kakaopulver, eine Prise Salz, Sirup, Zimt, Vanille und gegebenenfalls Cayennepfeffer in einen kleinen Topf geben. Bei mittlerer Hitze unter Rühren mit dem Schneebesen etwa 5 Minuten erwärmen, aber nicht kochen. Wenn Sie eine Mikrowelle nutzen, erhitzen Sie die Mischung mit Unterbrechungen, in denen Sie sie mit dem Schneebesen verquirlen. Zum Servieren mit geriebener Orangenschale bestreuen.

PAUSENMAHLZEITEN FÜR DIE SCHULE

Das Zusammenstellen einer gesunden Mittagspausenmahlzeit ist für viele Eltern eine echte Herausforderung. Sie soll einerseits nährstoffreich, andererseits für die Kinder geschmacklich und optisch ansprechend sein. Inzwischen bieten viele Ganztagsschulen vermehrt gesunde Mittagsmahlzeiten an, aber wenn es auch andere Auswahlmöglichkeiten gibt, entscheiden sich Kinder oftmals eher für Letztere. Für Kinder ist ein Cheeseburger eben immer noch verlockender als ein Salat. Wenn wir unseren Kindern das Mittagessen mitgeben, nehmen sie beim Auspacken direkt wahr, wie eine gesunde Mahlzeit aussieht. Wir bereiten diese Lunchpakete mit möglichst vielen frischen (und damit schmackhaften) Zutaten zu. Nachfolgend finden Sie nur zwei entsprechende Vorschläge, denn eigentlich können Sie den Kindern auch einfach eine kleinere Portion von dem mitgeben, was Sie für sich zubereitet haben. Wenn sich die Kinder beizeiten an „Erwachsenenessen" gewöhnen, werden sie generell gesünder essen.

PB&J-SANDWICH 2.0

(6–8 g Ballaststoffe/Sandwich, je nach verwendetem Obst)

PB&J (abgekürzt für Peanut Butter & Jelly) ist ein in Amerika sehr beliebtes Sandwich mit Erdnussbutter und Konfitüre. Nachstehend finden Sie eine mikrobiotafreundlichere Version, die problemlos in eine Pausenbrotdose passt. Wenn Sie fertige Nussbutter kaufen, lesen Sie die Zutatenliste genau und vermeiden Sie Produkte mit Zuckerzusatz, Palmöl oder zu viel Salz. Ein solches Produkt zu finden ist eventuell nicht ganz einfach, weshalb wir Ihnen empfehlen, Nussbutter selbst zuzubereiten.

Zutaten für die Mandel-Walnuss-Butter:

130 g ungesalzene Mandeln (roh oder geröstet)
120 g Walnüsse
1 EL Olivenöl (extra vergine)

Zubereitung:

Geben Sie Mandeln, Walnüsse und Olivenöl in den Behälter einer Küchenmaschine oder eines Hochleistungsmixers. So lange mixen, bis eine sämige Masse entstanden ist, und diese dann in einem Einmachglas im Kühlschrank aufbewahren.

Für das PB&J-Sandwich verwenden Sie Vollkornbrotscheiben, die Sie mit der selbst gemachten Nussbutter bestreichen. Dazu kommen als Belag statt Konfitüre Scheiben frischer, saisonaler Früchte. Die Früchte sorgen für die erwünschte Süße und darüber hinaus für Ballaststoffe. Im Herbst und Winter eignen sich zum Beispiel Birnen- und Apfelscheiben gut, im Frühjahr können Sie Erdbeeren, Pfirsiche oder Nektarinen verwenden. Sind gerade keine saisonalen Früchte im Haus, können Sie immer auch auf Bananen zurückgreifen, die es ja das ganze Jahr gibt. Wenn Ihren Kindern das Sandwich nicht süß genug ist, geben Sie anfangs etwas Honig über die Früchte und reduzieren Sie die Menge im Laufe der Zeit. Auf diese Weise gewöhnen sich die Kinder allmählich an die Zuckerfreiheit.

Geben Sie den Kindern außerdem Gemüsesticks mit (aus Karotten, Paprika, Gurken oder Sellerie) und ungesüßten Naturjoghurt zum Dippen.

„BIG MAK"-QUESADILLAS (KÄSE-TORTILLAS)

2 Portionen (9 g Ballaststoffe/Quesadilla)

Kinder lieben Quesadillas aus hellen Weißmehltortillas und mit viel Schmelzkäse. Die Mikrobiota hat allerdings wenig davon. Aber schon mit zwei kleinen Variationen des Standardrezepts geben auch Quesadillas nahrhaftes Mikrobenfutter ab. Kaufen Sie Tortillas aus steingemahlenem Maismehl, denn diese verfügen über mehr Ballaststoffe als solche aus raffiniertem Weizenmehl. Und wenn Sie dann noch schwarze Bohnen hinzufügen, wird aus einer einfachen Quesadilla eine gesunde und schmackhafte Mahlzeit.

Zutaten:

180 g schwarze getrocknete Bohnen
30 g geraspelter Käse (Cheddar oder Monterey Jack)
1 TL Cumin (Kreuzkümmel)
2 Tortillas aus steingemahlenem Maismehl
etwas Koriander, gewaschen und gehackt

Zubereitung:

Bohnen, Käse und Cumin in einer kleinen Schüssel vermengen. Eine Hälfte einer Tortilla mit der Hälfte der Mischung bedecken und die Tortilla dann umklappen. Etwas Öl in eine mittelgroße Pfanne geben und die Quesadilla bei mittlerer Hitze auf beiden Seiten anbraten, bis der Käse geschmolzen ist.

Dann aus der Pfanne herausnehmen und den Koriander in die Teigtasche hineinstreuen. Mit der zweiten Tortilla auf die gleiche Weise eine Quesadilla zubereiten.

Im Laden gekaufte Tortillas können formbarer gemacht werden und lassen sich dann besser klappen, indem man sie in der Pfanne vorwärmt oder in ein feuchtes Tuch wickelt und in der Mikrowelle erwärmt.

Geben Sie Ihren Kindern außerdem Avocadowürfel und Kirschtomaten mit und als Dessert ein Stück Obst der Saison.

PAUSENMAHLZEITEN FÜR DIE ARBEIT

An vielen Arbeitsplätzen – und das gilt übrigens auch für diverse medizinische Fakultäten, an denen wir gearbeitet haben – tut man sich und seiner Gesundheit (und natürlich seinem Geldbeutel) einen Gefallen, wenn man sich das Mittagessen selbst mitbringt. Wir zu Hause machen immer schon abends die Lunchpakete für die ganze Familie fertig, damit wir morgens nicht in zeitlichen Stress geraten. Manchmal packen wir einfach die Reste vom Abendessen ein. Ansonsten empfiehlt sich ein schnell zubereiteter Salat mit frischem Gemüse, Körnern, Bohnen, Nüssen und Samen. So ein Salat kann gut in einer Pausenbrot-Plastikbox mitgenommen werden.

GRIECHISCHER SALAT MIT KICHERERBSEN

2 Portionen (16 g Ballaststoffe/Portion)

Zutaten:

300 g gekochte Kichererbsen
1 Gurke, geschält und in Scheiben geschnitten
150 g Kirschtomaten, gewaschen und halbiert
1 rote Zwiebel, geschält und in Scheiben geschnitten
1 grüne Pfefferschote, gehackt
30 g Petersilie, gewaschen und gehackt
40 g Kalamata-Oliven, entsteint und gehackt
30 g Fetakäse, zerbröckelt
Saft von 1 Zitrone
etwas Olivenöl (extra vergine)
frisch gemahlener schwarzer Pfeffer

Zubereitung:

Kichererbsen, Gurke, Kirschtomaten, Zwiebel, Pfefferschote, Petersilie, Oliven und Feta miteinander vermengen. Als Dressing den frisch gepressten Zitronensaft und das Olivenöl hinzufügen. Abschließend mit frisch gemahlenem schwarzen Pfeffer bestreuen.

SOBANUDELSALAT MIT PROBIOTISCHER ERDNUSS-MISO-SOSSE

4 Portionen (11 Gramm Ballaststoffe/Portion)

Sobanudeln sind japanische Nudeln aus Buchweizen, der übrigens trotz des Namens keine Weizenart ist. Am meisten Ballaststoffe liefern Nudeln aus 100 Prozent Vollkornbuchweizen. Die Soße enthält Miso, eine Paste aus fermentierten Sojabohnen und Gerste oder Reis. Zur Gärung wird ein Schimmelpilz verwendet, der Aspergillus oryzae. Kaufen Sie nach Möglichkeit eine nicht pasteurisierte Miso-Paste, dann profitieren Sie nicht nur von den darin enthaltenen Fermentierungsprodukten, sondern auch von lebenden Mikroben (Pasteurisierung tötet Bakterien ab).

Zutaten:

250 g Sobanudeln, 100 Prozent Vollkorn
540 g Möhren, gewaschen und gerieben
600 g Edamame (Sojabohnen), geschält und gekocht
400 g Radieschen, gewaschen und in Scheiben geschnitten
200 g Schalotten, geschält und in Scheiben geschnitten
30 g Sesamkörner

Für die Erdnuss-Miso-Soße:

6 ml Sesamöl
6 ml Wasser
6 ml Sojasoße
4 EL Erdnussbutter
2 EL unpasteurisierte Miso-Paste
1 EL frisch geschälter und geraspelter Ingwer
1 EL Zucker
Saft von 1 Limette

Zubereitung:
Soße: Die Zutaten in einen Mixer geben und mixen, bis eine cremige Masse entstanden ist.
Salat: Die Sobanudeln in einem mittelgroßen Topf al dente kochen, also etwa 3 bis 4 Minuten. Durch ein Sieb abgießen und unter dem Wasserhahn mit kaltem Wasser abkühlen. Danach die Nudeln mit den Möhren, Sojabohnen, Radieschen und Schalotten vermischen und das Ganze mit der Erdnuss-Miso-Soße vermengen. Sesamkörner darüberstreuen und kalt oder bei Zimmertemperatur servieren.

BULGURSALAT (TABOULÉ)

4 Portionen (7 g Ballaststoffe/Portion)

Bulgur ist eines der besonders ballaststoffreichen Getreide. Er wird aus geschältem Weizen hergestellt, der aber trotzdem noch viel Kleie aufweist. Der im Handel erhältliche Bulgur ist meistens vorgekocht und getrocknet, sodass er sich schnell zubereiten lässt. Taboulé wird meistens als Salat oder Beilage serviert, aber durch das Hinzufügen von Kichererbsen wird es zu einer vollständigen Hauptmahlzeit und kann an einem heißen Tag auch als erfrischendes Abendessen verzehrt werden.

Zutaten:

200 g Bulgur
1/4 l kochendes Wasser
150 g gekochte Kichererbsen
50 g Petersilie, gewaschen und gehackt
1 Gurke, gewaschen und gehackt
2 Selleriestängel, gewaschen und gehackt
2 mittelgroße Tomaten, gewaschen und gehackt
25 g Frühlingszwiebeln, geputzt und in Scheiben geschnitten
ungesüßter Naturjoghurt

Für das Dressing:

Saft von 1 Zitrone
1 Knoblauchzehe, geschält und zerstoßen
1 TL gemahlener Nelkenpfeffer
frisch gemahlener schwarzer Pfeffer
3 EL Olivenöl (extra vergine)

Zubereitung:

Den Bulgur in eine mittelgroße Schüssel geben und mit kochendem Wasser übergießen. Etwa 15 Minuten stehen lassen, bis das Wasser aufgesogen ist. In einer großen Schüssel die Kichererbsen, Petersilie, Gurke, Sellerie, Tomaten und Frühlingszwiebeln vermengen. Dann den Bulgur hinzufügen und gut durchmischen. In einer kleinen Schüssel den Zitronensaft, Knoblauch, Nelkenpfeffer und schwarzen Pfeffer sowie das Olivenöl verquirlen und die Mischung über den Salat geben. Sofort servieren oder eventuell zum Abkühlen kurz in den Kühlschrank stellen. Mit einem Klecks Naturjoghurt verzieren.

ZWISCHENMAHLZEITEN

Beim Thema Snacks für Kinder haben wir gemischte Gefühle. Kinder können wegen ihres kleineren Magens bei den Hauptmahlzeiten nicht so viel essen, und dann meldet sich schnell mal der kleine Hunger zwischendurch bei ihnen. Wir wissen aber auch aus der Erfahrung mit unseren eigenen Kindern, dass sie gerne viel zwischendurch essen, um die gesunden Nahrungsmittel bei den Hauptmahlzeiten umgehen zu können. Wir haben deshalb Taktiken entwickelt, um sicherzustellen, dass sie zum Abendessen hungrig sind, aber andererseits die Pause zwischen dem Heimkommen von der Schule und dem Abendessen gut überbrücken.

Zuerst einmal müssen die Kinder alles aufessen, was sie in der Pausenbrotdose wieder mitbringen. Wie bei den meisten Kindern ist das oft Gemüse. Wenn sie das am Nachmittag noch verzehrt haben, haben sie bis zum Abendessen in der Regel keinen Appetit mehr. Falls doch, geben wir ihnen einen gesunden Snack, der den Magen nicht allzu sehr füllt. Die Größe der Snack-Portion ist unserer Erfahrung nach der entscheidende Faktor dafür, ob die Kinder bereitwillig die gesunde Abendmahlzeit essen. Hunger ist der beste Koch, wie es so schön heißt.

Für Erwachsene sind hausgemachte Snacks am Arbeitsplatz eine gute Möglichkeit, sich den spätnachmittäglichen Gang zum Automaten mit den ungesunden Süßigkeiten zu ersparen. Die einfachste Lösung ist oft ein Stück Obst oder eine Handvoll Nüsse, aber wir haben Ihnen nachstehend auch noch ein paar andere Ideen für mikrobiotafreundliche Snacks aufgeschrieben.

KNOLLENSNACK FÜR JÄGER UND SAMMLER

8 Portionen (8 g Ballaststoffe/Portion)

Selbst gemachter Hummus aus zu Hause gekochten Kichererbsen ist etwas Wundervolles. In Naturkostläden gibt es aber auch gute Hummusprodukte ohne irgendwelche merkwürdigen Zusatzstoffe. Dieser gesunde Dip erfreut die Mikrobiota ebenso wie die Geschmacksnerven von Erwachsenen und Kindern. Wir dippen bei uns alle möglichen Gemüsearten in den Hummus, zum Beispiel auch die essbaren und sehr faserreichen Wurzelknollen der Yambohne, einer tropischen Pflanze. Durch die Kombination von Hummus und Yambohne nehmen Sie sehr viele Ballaststoffe auf, fast so viele wie die Hadza in Tansania mit ihren wild wachsenden Knollen. Wenn Sie Ihren Kindern erzählen, dass sich Jäger und Sammler vor langer Zeit, als der Ackerbau noch nicht erfunden war, unter anderem von Knollen ernährten, werden sie es ganz spannend finden, diese von den Hadza inspirierte Knabberei zu genießen.

Zutaten:

300 g gekochte Kichererbsen
Saft von 1 Zitrone
60 ml Tahina-Paste
2–3 EL Wasser
1 Knoblauchzehe, geschält und zerstoßen
Meersalz, nach Geschmack
etwas Olivenöl (extra vergine)
1 Prise Paprikapulver
1 Yambohnen-Knolle, geschält und in Stäbchen geschnitten

Zubereitung:

Kichererbsen, Zitronensaft, Tahina-Paste, Wasser, Knoblauch und Salz in einen Mixer geben und mixen, bis eine glatte Masse entstanden ist. Je nach gewünschter Konsistenz kann noch etwas Wasser hinzugefügt werden. Den Hummus in einer Schüssel servieren, vorher noch etwas Olivenöl daraufträufeln und einen Schuss Paprikapulver darüberstreuen. Dazu auf einem extra Teller die Knollenstäbchen servieren.

PROBIOTISCHER MUNTERMACHER

Ein Vollmilch-Naturjoghurt schmeckt angenehm säuerlich und schon eine kleine Menge kann sättigend wirken. Kaufen Sie möglichst Bio-Joghurt oder stellen Sie einfach selbst Joghurt her, das ist gar nicht so schwierig. Nachstehend finden Sie die Anleitung dazu. Dies ist übrigens eine hervorragende Methode, um Ihre Kinder mit dem Thema Bakterien vertraut zu machen. Sie können mit Joghurtkulturen aus aller Welt herumexperimentieren, die Sie im Internet bestellen können.

Zutaten:

1 l Bio-Vollmilch
etwa 60 ml Joghurt oder Inhalt eines Joghurtkulturpakets

Zubereitung:

Die Milch in einem mittelgroßen Topf auf 80 °C erwärmen und dabei gelegentlich umrühren. Sie darf nicht kochen! Wenn die Temperatur von 80 °C erreicht ist, nehmen Sie den Topf vom Herd und lassen die Milch auf 45 °C abkühlen. Mischen Sie nun mithilfe eines Schneebesens den Joghurt beziehungsweise die Joghurtkultur mit der warmen Milch. Gießen Sie die Mischung in ein 1-Liter-Einweckglas und schließen Sie den Deckel gut.

Nun stellen Sie das Glas in ein Joghurtgerät oder eine isolierte Kühltasche, die Sie vorher ein paar Zentimeter hoch mit warmem Wasser befüllen (40 bis 45 °C). Lassen Sie den Joghurt dann über Nacht ruhen, damit er fermentieren kann. Am nächsten Morgen stellen Sie ihn in den Kühlschrank, wo er fest wird.

KNUSPRIGES JOGHURTPARFAIT

1 Portion (7 g Ballaststoffe/Portion)

Zutaten:

120 ml ungesüßter Naturjoghurt
70 g gemischte Beeren, frisch oder aufgetaut
30 g gehackte Haselnüsse

Zubereitung:

Joghurt in eine Schüssel geben und gewaschene Beeren und Haselnüsse auf die Masse legen. Wer möchte, kann beides auch in den Joghurt hineinrühren.

JAPANISCHES POPCORN

4 Portionen (2,5 g Ballaststoffe/Portion)

Meeresalgen enthalten eine breite Palette von Mineralien und überzeugen mit einem komplexen Meeresfrüchtegeschmack. Streuen Sie Nori auf ballaststoffreiches Vollkornpopcorn, und schon haben Sie einen gesunden Leckerbissen für Sie und Ihre Mikrobiota.

Zutaten:

2 EL Sesamöl
40 g Puffmais
2 Nori-Blätter, zerbröselt
1/2 TL Meersalz
1 TL Wasabipulver oder Cayennepfeffer (optional)

Zubereitung:

1 Esslöffel Öl in einen hohen Topf geben und auf eine hohe Temperatur erhitzen. Dann den Puffmais hinzufügen und den Topf abdecken. Sobald viele Körner platzen, den Topf kräftig schütteln. Wenn das Poppen nachlässt, den Topf vom Herd nehmen, damit das Popcorn nicht anbrennt. Anschließend das Popcorn auf ein großes, mit einem Rand versehenes Backblech schütten. Den zweiten Esslöffel Sesamöl über das Popcorn träufeln und zerbröseltes Nori, Salz sowie, falls Sie es schärfer mögen, Wasabipulver oder Cayennepfeffer darüberstreuen. Gut durchrühren und servieren.

CASHEWNÜSSE FÜR IHRE BAKTERIELLEN MITBEWOHNER

Ergibt 500 g (etwa 3 g Ballaststoffe/130 g)

Als medizinische Wirkung weist Kurkuma entzündungshemmende Eigenschaften auf. Deshalb geben wir unseren Speisen so oft wie möglich Kurkuma hinzu. Cashews mit Kurkuma, ein Snack im orientalischen Stil, ist schmackhaft und enthält außerdem viele MAKs.

Zutaten:

1 EL Olivenöl (extra vergine)
500 g rohe Cashewnüsse
1 TL Meersalz
1 EL Kurkuma

Zubereitung:

Das Öl in einer mittelgroßen Bratpfanne bei mittlerer/hoher Temperatur erhitzen. Cashews hinzufügen und mit Meersalz bestreuen. Während des Röstvorgangs die Nüsse immer wieder umrühren. Nach etwa 5 Minuten vom Herd nehmen und Kurkuma darübergeben. Abkühlen lassen und servieren. Sie können die Nüsse in einem Gefäß mit gut schließendem Deckel aufbewahren.

DATTELN MIT FERMENTIERTER FÜLLUNG

4 Portionen (3,5 g Ballaststoffe/Portion)

Medjool-Datteln werden auch die Könige der Datteln genannt. Sie sind relativ teuer, aber so nahrhaft, dass nur ein paar davon Ihnen gut über den Nachmittag helfen. Füllen Sie sie mit Crème fraîche, und Sie haben einen Snack, der reich an Milchsäurebakterien ist und Ihre Mikrobiota glücklich machen wird.

Zutaten:

8 Medjool-Datteln
3 EL Crème fraîche
8 Walnusshälften
gemahlener Zimt

Zubereitung:

Schneiden Sie die Datteln auf einer Seite längsseitig auf und entfernen Sie den Kern. Füllen Sie jede Dattel mit einem großzügigen Teelöffel Crème fraîche und einer Walnusshälfte. Zum Servieren auf Wunsch mit etwas Zimt bestreuen.

ABENDESSEN

Für ein Familienabendessen sind manchmal starke Nerven gefordert. Abends sind alle müde und das Letzte, was Eltern möchten, ist ein kompliziertes Gericht zu kochen und sich dann mit den Kindern auseinandersetzen zu müssen, weil sie es nicht essen wollen. Wir stellen Ihnen hier Rezepte vor, die sich relativ schnell zubereiten lassen, der Mikrobiota guttun und auch den Kindern etwas Schmackhaftes bieten. Denken Sie daran – es lohnt sich, diese Gerichte immer und immer wieder anzubieten, auch wenn die Kinder sie erst einmal nicht mögen. Mit der Zeit entwickeln sie einen Geschmack für gesünderes Essen – etwas Besseres können Sie Ihren Kindern auf den Lebensweg kaum mitgeben.

MITTELMEERSUPPE

6 Portionen (8 g Ballaststoffe/Portion)

In den kälteren Monaten essen wir mehrmals pro Woche abends eine Suppe. Suppen wärmen und sorgen dafür, dass Erkältungen nicht allzu schlimm ausbrechen. Sie bieten eine gute Möglichkeit, verstärkt Hülsenfrüchte in Ihre Ernährung einzuführen, wenn Sie bisher eher wenig davon gegessen haben. Das nachfolgende Rezept können Sie immer wieder leicht abändern und die Menge an Bohnen im Laufe der Zeit erhöhen, um die gesunden Fermentierungsprozesse in Ihrem Darm allmählich zu verstärken.

Zutaten:

2 EL Olivenöl (extra vergine)
1 rote Zwiebel, geschält und gewürfelt *
1 Fenchelknolle, gewaschen und gehackt*
400 g Palmkohl, gewaschen, ohne Blätter und Stängel*
4 Knoblauchzehen, geschält und zerstoßen
1 l salzarme Gemüsebrühe
1/2 l Wasser
1 Lorbeerblatt
300 g gekochte Cannellini-Bohnen
600 g Tomaten, gewaschen und gewürfelt
120 g Möhren, gewaschen und in Scheiben geschnitten
Meersalz und Pfeffer (nach Geschmack)

Zubereitung:

Das Olivenöl in einen Schmortopf geben und bei mittlerer/hoher Hitze erwärmen. Zwiebel, Fenchel und gehackten Kohl hinzugeben und etwa 6 Minuten weich kochen. Knoblauch hinzufügen und eine weitere Minute kochen. Brühe, Wasser, Lorbeerblatt, Bohnen, Tomaten und Möhren hinzufügen und etwa 15 Minuten im zugedeckten Topf köcheln lassen. Mit Salz und Pfeffer abschmecken. Dazu servieren Sie geriebenen Parmesan, frisch gemahlenen schwarzen Pfeffer und eine dicke Scheibe Sauerteigweizenbrot mit Olivenöl extra vergine.

*Mit einer Küchenmaschine gehen die vorbereitenden Arbeiten schneller.

LACHS MIT EINER KRUSTE AUS SESAMKÖRNERN, SERVIERT MIT GRÜNEN BOHNEN UND ORANGEN-MISO-SOSSE

4 Portionen (9 g Ballaststoffe/Portion)

Körner sind reich an Ballaststoffen, gesunden Ölen, Proteinen und verschiedenen Mikronährstoffen. Wir haben immer eine ganze Auswahl in unserer Speisekammer und streuen sie über Salate, gekochtes Gemüse und sogar Joghurt. Nachstehend finden Sie ein einfaches Rezept, das sich für ein normales Wochentagsabendessen mit der Familie ebenso eignet wie für einen speziellen Anlass, zu dem Sie Freunde einladen.

Zutaten:

4 ungefähr 100 g schwere Wildlachsfilets
60 g Sesamkörner
2 EL Olivenöl (extra vergine)
900 g grüne Bohnen, gewaschen und Enden abgeschnitten
170 g Mandelblätter
Meersalz und Pfeffer

Für die Orangen-Miso-Soße:

1/4 l Orangensaft
2 EL unpasteurisierte Miso-Paste (weiß oder gelb)
1 EL Sesamöl
1 EL geriebener Ingwer
1 EL geriebene Orangenschale

Zubereitung:

Verteilen Sie die Sesamkörner gleichmäßig auf einem großen Teller und drücken Sie die Lachsfilets hinein, um sie mit den Körnern zu „panieren“. Erhitzen Sie 1 Esslöffel Olivenöl bei mittlerer Hitze in einer großen Pfanne. Legen Sie die Lachsfilets in die Pfanne und braten Sie sie auf jeder Seite etwa 4 Minuten, bis sie ganz durch sind. Nehmen Sie die Filets aus der Pfanne heraus und bedecken Sie sie mit Alufolie, damit sie warm bleiben.

Geben Sie das restliche Olivenöl in die Pfanne und fügen Sie die grünen Bohnen und die Mandeln hinzu. Sautieren Sie den Pfanneninhalt bei mittlerer Hitze etwa 5 Minuten, die grünen Bohnen sollen noch leicht knackig und die Mandeln leicht geröstet sein. Mit Salz und Pfeffer abschmecken.

Für die Soße mischen Sie den Orangensaft, die Miso-Paste, das Sesamöl, den geriebenen Ingwer und die Orangenschale. Servieren Sie den Lachs und die grünen Bohnen mit braunem Reis und der Soße.

BALLASTSTOFFREICHE FLADENPIZZA

4 Portionen (9 g Ballaststoffe/Portion)

Kinder auf der ganzen Welt mögen Pizza. Damit sind sie auch eine ideale Art, um Kindern Gemüse schmackhaft zu machen. Im Handel gibt es fertige Vollkornpizzafladen zu kaufen (wir nehmen meistens Naans aus Vollkornweizenmehl). Bestreichen Sie sie mit etwas Petersilien-Mandel-Pesto und belegen Sie sie dann nach Wunsch. Nachstehend finden Sie einige Vorschläge für einen ballaststoffreichenreichen Belag. Backen Sie die Pizza im Backofen oder auf einem Pizzastein, der eine besonders knusprige Kruste verspricht.

Zutaten für das Petersilien-Mandel-Pesto:

120 g frische Petersilie, gewaschen
2 Knoblauchzehen, geschält
60 g ungesalzene Mandeln
2–3 EL Olivenöl (extra vergine)
1 EL Zitronensaft
Meersalz (nach Geschmack)

Zubereitung:

Sämtliche Zutaten in eine Küchenmaschine geben und glatt rühren.

Zutaten für die Pizza:

4 Pizzafladen aus Vollkornweizen
Petersilien-Mandel-Pesto (siehe Rezept oben)
200 g getrocknete Tomaten, in kleine Scheiben geschnitten
120 g Artischockenherzen, gehackt
1 mittelgroße Zwiebel, geschält und in Scheiben geschnitten
130 g Kalamata-Oliven
2 EL Kapern
geriebener Parmesankäse (nach Geschmack)

Zubereitung:
Den Backofen auf 280 °C vorheizen. Eine dünne Schicht Pesto auf dem Pizzafladen verteilen und mit Tomaten, Artischockenherzen, der Zwiebel, Oliven, Kapern und dem geriebenen Parmesan belegen. Die Fladen auf ein Backblech oder einen Pizzastein legen und auf der untersten Schiene im Backofen backen, bis sie durchgewärmt sind (etwa 8 Minuten). Pizza aus dem Ofen nehmen, leicht abkühlen lassen und servieren.

MIKROBIOTAFREUNDLICHES RISOTTO

4 Portionen (19 g Ballaststoffe/Portion)

Risotto wird traditionellerweise mit dem stärkehaltigen Arborio-Reis zubereitet, der über eine hohe glykämische Last verfügt und pro Portion nur 1 Gramm Ballaststoffe enthält. Gerste dagegen überzeugt durch eine geringe glykämische Last, fast 5 Gramm Ballaststoffe pro Portion und darüber hinaus über cholesterinsenkende Eigenschaften. Dieses Risotto weist außerdem ballaststoffreiche Zutaten wie Artischockenherzen und Austernpilze auf.

Zutaten:

200 g Gerste
1 EL Olivenöl (extra vergine)
1 große Zwiebel, geschält und gehackt
1 Knoblauchzehe, geschält
80 g Austernpilze, geputzt und gehackt
120 g Artischockenherzen, gehackt
160 g Tomaten, gewaschen und gewürfelt
1/4 l Gemüsebrühe
30 g geriebener Parmesankäse
frischer Oregano
Meersalz und Pfeffer (nach Geschmack)

Zubereitung:

650 ml Wasser in einem mittelgroßen Topf zum Kochen bringen. Gerste hinzufügen und 10 Minuten köcheln lassen. In der Zwischenzeit in einer großen Sauteuse (hochwandige Pfanne) das Olivenöl bei mittlerer Hitze erwärmen und dann die gehackten Zwiebeln dazugeben und garen, bis sie braun werden, also etwa 5 Minuten lang. Knoblauch hinzufügen und nach etwa 1 Minute die Pilze, die Artischockenherzen und die Tomaten dazugeben und so lange kochen, bis die Pilze weich sind.
Zum Schluss die Gemüsebrühe zugießen und die Mischung noch 5 Minuten lang bei reduzierter Hitze auf dem Herd lassen. Die gekochte Gerste, den Käse und den Oregano einrühren. Mit Salz und Pfeffer abschmecken.

MANGO-KEFIR-LASSI

2 Portionen (3 g Ballaststoffe/Portion)

Zutaten:

600 ml ungesüßter Kefir
300 g gefrorene Mangostücke
1 TL gemahlener Kardamom
1 TL frische Pfefferminze, gewaschen und gehackt
1 TL Honig
Wasser und/oder Eis je nach gewünschter Konsistenz

Zubereitung:

Sämtliche Zutaten in einem Mixer mischen, bis eine sämige Konsistenz erreicht ist. Ist die Flüssigkeit zu dick, noch etwas Wasser und/oder Eis hinzufügen.

INDISCHES DAL

4 Portionen (10 g Ballaststoffe/Portion)

Dal ist ein in ganz Südasien verbreitetes Linsengericht. Linsen sind schneller zubereitet als getrocknete Bohnen und bieten so unkomplizierte Möglichkeiten für ein Abendessen mit Ballaststoffen. Servieren Sie sie auf einer Mischung aus wildem Reis und Mango-Kefir-Lassi (siehe das vorangegangene Rezept), und Ihre Mikrobiota ebenso wie Ihr Gaumen werden es Ihnen danken.

Zutaten:

3 EL Olivenöl (extra vergine)
1 TL Senfsamen
1 TL geriebener Ingwer
2 Knoblauchzehen, geschält
1 Zwiebel, geschält und gehackt
5 mittelgroße Möhren, gewaschen und gehackt
5 Selleriestängel, gewaschen und gehackt
2 TL gemahlener Koriander
1 TL Kurkuma
1 TL Kreuzkümmel, gemahlen
1 TL Cayennepfeffer, gemahlen
1/2 TL Zimt, gemahlen
1/2 TL Nelken, gemahlen
300 g rote Linsen, vorgequollen
1 l Gemüsebrühe oder Wasser
500 g gewürfelte Tomaten aus der Dose
1 TL Meersalz
Saft von 1 Limette
30 g frische Korianderblätter, gewaschen und gehackt

Zubereitung:

Erhitzen Sie das Olivenöl auf hoher Stufe in einer großen Sauteuse (hochwandige Pfanne) oder in einem Schmortopf. Fügen Sie die Senfkörner hinzu und braten Sie sie an, bis sie anfangen zu platzen (etwa 1 Minute).

Nun die Hitze auf mittlere Stärke reduzieren und Ingwer, Knoblauch, Zwiebel, Möhren und Sellerie dazugeben. Etwa 5 Minuten kochen, bis das Gemüse anfängt, weich zu werden. Koriander, Kurkuma, Kreuzkümmel, Cayennepfeffer, Zimt und Nelken hinzufügen und gut durchrühren.

Abschließend kommen noch die Linsen, die Gemüsebrühe beziehungsweise das Wasser, die gewürfelten Tomaten und das Salz dazu. Verrühren und kurz aufkochen lassen. Hitze reduzieren und unter gelegentlichem Rühren etwa 15 bis 20 Minuten köcheln lassen, bis die Linsen durch sind und die Suppe eingedickt ist. Vor dem Servieren noch den Limettensaft, die Korianderblätter und eventuell noch etwas Salz dazugeben.

DESSERTS

Bei uns gibt es fast jeden Abend einen Nachtisch. Er ist eine gute Motivation für unsere Kinder, die Hauptmahlzeit aufzuessen und überhaupt ein schöner Abschluss des Tages. Unsere Dessertspeisen sind sehr einfach – eine kleine Schüssel frische Beeren, Birnenschnitze oder einfach ein Stück dunkle Schokolade. Zu besonderen Anlässen gibt es auch ein besonderes Dessert.

MIKROBENFREUNDLICHE HAFERKEKSE

Ergibt 2 Dutzend Kekse (1 g Ballaststoffe\Keks)

Diese Kekse sind eine modifizierte Version der üblichen Haferflockenkekse mit Schokoladenstückchen. Sie bieten der Mikrobiota eine bessere Nahrung. Anstatt der Schokoladenstückchen werden sogenannte Kakaonibs eingearbeitet, das sind Bruchstücke von Kakaobohnen, die fermentiert und geröstet wurden (lebende aktive Bakterienkulturen sind aufgrund des Röstprozesses nicht mehr vorhanden). Die Kekse schmecken nussig und leicht nach Kaffeebohnen. Sie enthalten nur wenig Mehl, der Hauptbestandteil sind ballaststoffreiche Haferflocken.

Zutaten:

1 EL Vollkornweizenmehl
1 TL Backpulver
1/4 TL Meersalz
1 TL gemahlener Zimt
1 EL Kakaonibs, zerstoßen
60 g ungesalzene Sauerrahmbutter
140 g Haferflocken (keine Instantflocken)
60 ml Olivenöl (extra vergine)
60 g Zucker
1 großes Ei

Zubereitung:

Den Ofen auf 180 °C vorheizen. Ein Backblech mit Backpapier oder einer Backmatte auslegen. In einer kleinen Schüssel Mehl, Backpulver, Salz, Zimt und Kakaonibs vermengen. In einer anderen Schüssel die Butter in der Mikrowelle schmelzen und dann die Haferflocken und das Olivenöl in die geschmolzene Butter einrühren. Schließlich in einer weiteren (großen) Schüssel den Zucker mit den Eiern verquirlen, bis sich eine cremige Mischung ergibt. Danach die Mehlmischung und die Flockenmischung mit der Eiermischung in der großen Schüssel gut verrühren. Pro Keks einen Esslöffel der fertigen Masse auf das Backblech geben. Kekse 8 bis 10 Minuten backen, bis sie goldbraun sind.

BROWNIES FÜR IHRE BAKTERIEN

Ergibt 16 Brownies (2 g Ballaststoffe/Brownie)

Schokolade hat inzwischen einen eher schlechten Ruf, was für die Milchschokoladentafeln mit ihrem hohen Zuckeranteil auch durchaus berechtigt ist. Aber mehr und mehr Studien zeigen, dass dunkle Schokolade mit einem Kakaoanteil von mindestens 70 Prozent aufgrund der darin enthaltenen Flavonoide ein gesunder Leckerbissen sein kann. Außerdem hat Schokolade noch einen weiteren magischen Inhaltsstoff, nämlich Ballaststoffe. 40 Gramm dunkle Schokolade zeichnen sich durch 3 Gramm Ballaststoffe aus. In diesem Rezept sind Schokolade und ein weiterer aufsteigender Stern bei den gesunden Lebensmitteln, nämlich Mandeln und Nüsse, miteinander kombiniert und ergeben eine Brownie-Nascherei, an der Kinder, Erwachsene und Darmmikroben gleichermaßen Freude haben.

Zutaten:

5 Esslöffel ungesalzene Sauerrahmbutter
170 g dunkle Schokolade (70 Prozent Kakaoanteil)
80 g Mandelkleie
20 g Zucker
1 EL Kakaonibs, zerstoßen
2 große Eier
1 TL Vanilleextrakt
1 TL gemahlener Zimt
1 TL Meersalz
1 TL geriebene Orangenschale

Zubereitung:

Den Ofen auf 180 °C vorheizen. In einer Schüssel die Butter und die Schokolade im Wasserbad schmelzen und zwischenzeitlich immer wieder umrühren. Danach die restlichen Zutaten hinzufügen und mit einem Schneebesen gut durchrühren.

Die Mischung auf ein Backblech (etwa 20 x 20 Zentimeter groß) gießen und in den Ofen schieben. Die Brownies sind fertig, wenn ein Zahnstocher sauber bleibt, den man in die Mitte des Backblechs sticht (etwa nach 30 Minuten).

ORIENTALISCHER HAFERBREI

4 Portionen (9 g Ballaststoffe/Portion)

Hafergrütze besteht aus grob zerkleinerten Getreidekörnern. Sie ist weniger verarbeitet als die Haferflocken, die bei der Herstellung auch noch mit Dampf behandelt und gewalzt werden. Bei den Haferflocken gibt es kernige Flocken, zarte Flocken für schnelles Kochen und noch dünnere, sofort lösliche Schmelzflocken. Der Ballaststoffgehalt ist bei all diesen Formen des Hafers in etwa gleich, aber Hafergrütze verfügt über einen höheren Gehalt an Kohlenhydraten. Außerdem gibt sie einem mehr zu kauen und ist deshalb unserer Ansicht nach zum Essen interessanter als die Flocken. Dieser Haferbrei eignet sich auch hervorragend als Frühstücksspeise.

Zutaten:

1 l Wasser
120 g Hafergrütze
1 Prise Meersalz
200 g Rosinen
150 g Pistazien, gehackt
1 EL ungesalzene Sauerrahmbutter
1/2 EL gemahlener Kardamom
1 EL Honig
zum Servieren ungesüßter Naturjoghurt oder Kefir

Zubereitung:

1 Liter Wasser in einem mittelgroßen Topf zum Kochen bringen. Die Hafergrütze und eine Prise Salz hinzufügen und etwa 20 Minuten bei mittlerer Hitze kochen lassen, dabei gelegentlich umrühren. In den letzten 5 Minuten die restlichen Zutaten dazugeben. Nach Geschmack mit etwas Joghurt oder Kefir servieren.

BURKINA-FASO-PFANNKUCHEN

6 Portionen (4 g Ballaststoffe/Portion)

Dieses Rezept wurde von der Studie inspiriert, bei der die Mikrobiota von Kindern in Burkina Faso (Westafrika) mit der von italienischen Kindern verglichen wurde. Viele Einwohner von Burkina Faso pflegen eine Ernährungsweise, die weit ballaststoffreicher ist als die von im westlichen Kulturkreis lebenden Menschen. Auf dem Speiseplan stehen beispielsweise Sorghumhirse und andere Hirsearten, Hülsenfrüchte, Nüsse, Obst und Gemüse. In diesem Rezept ist Hirse die Basis für einen Pfannkuchen.

Zutaten:

40 g Hirse
1/4 l Wasser
2 EL ungesalzene Sauerrahmbutter
650 g Beeren, frisch oder gefroren
100 g Vollkornweizenmehl
1 TL Backpulver
1/4 TL Backnatron
1 Prise Meersalz
190 ml ungesüßter Kefir oder Buttermilch
1 großes Ei
60 g Melasse
6 EL Olivenöl (extra vergine)
1 TL Vanilleextrakt
120 g ungesalzene Erdnüsse, gehackt
zum Garnieren ungesüßter Naturjoghurt

Zubereitung:

Den Ofen auf 200 °C vorheizen. Die Hirse in einen kleinen Kochtopf geben und mit einem Viertelliter Wasser aufkochen lassen, danach die Hitze reduzieren und die Hirse im abgedeckten Topf 15 Minuten köcheln lassen. In einer ungefähr 25 Zentimeter großen Bratpfanne mit backofenfestem Griff die Butter bei mittlerer Hitze erwärmen. Wenn sie allmählich braun wird, die gewaschenen Beeren hinzufügen. Unter Rühren erhitzen, bis die Früchte weich sind (ungefähr 5 Minuten).

In einer mittelgroßen Schüssel das Vollkornweizenmehl, Backpulver, Backnatron und Meersalz vermengen. Zu dieser trockenen Mischung dann die gekochte Hirse, den Kefir oder die Buttermilch, das Ei sowie Melasse, Olivenöl und Vanilleextrakt dazugeben. Mit dem Schneebesen vermischen, bis eine homogene Masse entstanden ist.
Diese Masse dann über die gekochten Beeren in der Pfanne geben und im Ofen 25 bis 30 Minuten backen (oder bis ein Zahnstocher sauber bleibt, den man in den Pfannkuchen sticht). Pfanne 10 Minuten abkühlen lassen und dann den Pfannkuchen auf einen Teller stürzen. Mit Erdnüssen bestreuen und einem Klecks Joghurt servieren.

DANKE

Zunächst möchten wir uns bei unserer Redakteurin Virginia „Ginny“ Smith ebenso wie bei Ann Godoff und dem gesamten Team von Penguin Press für ihre wichtige Unterstützung bei der Verwirklichung dieses Buchprojekts bedanken. Ginny begleitete uns bei jedem Schritt, jedem Wort und war uns eine immense Hilfe bei der Strukturierung des Buchs. Dr. Andrew Weil war sozusagen der Auslöser für dieses Unterfangen. Er sah die Notwendigkeit, die neuen Forschungsergebnisse einer breiteren Öffentlichkeit zugänglich zu machen, und wir danken ihm für seine Ermutigung und seine Anleitung. Ohne Richard Pine, unseren Agenten, hätten wir uns kaum in der für uns noch unbekannten Welt des Verlagswesens zurechtgefunden. Wir sind ihm sehr dankbar für seine klugen Ratschläge während des ganzen Prozesses.

Wir danken auch unseren wundervollen Kollegen in Stanford und überall in der Welt für ihre aufschlussreichen Diskussionen und Ideen. Wir können die zahlreichen Mentoren und Lehrer, die uns ein Stück unseres Weges begleitet haben, nicht alle erwähnen, aber wir sind dankbar für alles, was jeder Einzelne von ihnen uns gegeben hat. Die in diesem Buch behandelten Forschungsergebnisse entspringen den gemeinsamen Anstrengungen zahlreicher Wissenschaftler, die die Rätsel der menschlichen Mikrobiota zu entschlüsseln versuchen. Ihre Kreativität, Intelligenz und Zähigkeit gaben nicht nur den Anstoß für das vorliegende Buch, sondern auch für unsere eigenen Arbeiten in diesem ständig wachsenden Gebiet der medizinischen Forschung. Ganz besonders sind wir den in diesem Buch namentlich erwähnten Wissenschaftlern dankbar, dass sie sich Zeit für uns nahmen, um uns ihre Forschungsergebnisse und das Forschungsgebiet im Allgemeinen zu erläutern. Zahllose Kollegen haben Teile dieses Buchs auf Faktentreue gegengelesen und wertvolle Kommentare gegeben. Zu ihnen zählen Kristen Earle, Jon Lynch, Angela Marcobal, Katharine Ng, Sam Smits, Liz Stanley und Weston Whitaker.

Es ist ein Glück für uns, dass wir in einem Forschungsgebiet tätig sind, in dem sich so viele brillante, großzügige und hilfsbereite Menschen tummeln. Eine besondere Erwähnung verdient unser Mentor Dr. Jeffrey Gordon. Er entzündete bei uns schon vor vielen Jahren die Leidenschaft für die Mikrobiota. Mit Staunen und Bewunderung verfolgen wir seine anhaltende Arbeit in diesem Gebiet. Wir möchten uns außerdem aufrichtig bei den vergangenen und gegenwärtigen Mitarbeitern unseres Labors in Stanford bedanken. Ihre Begeisterung ist immer wieder inspirierend und ihre Entdeckungen haben großen Einfluss auf unser Bild der Mikrobiota.

Dieses Buch wäre nicht möglich gewesen ohne die Unterstützung unzähliger Freunde und Familienmitglieder. Besonderen Dank schulden wir unseren Eltern, Dennis und Bonnie Sonnenburg und Aime und Lisa Dutil. Mit ihrer konstanten Ermutigung, ihrer Hilfe bei der Kinderbetreuung und vielem mehr waren sie uns ein stetiger Rückhalt. Und dann sei natürlich auch unseren zwei Töchtern Claire und Camille gedankt, die unsere ultimative Inspirationsquelle bilden. Ihre Bereitschaft, auch ungewöhnliche fermentierte Nahrungsmittel auszuprobieren und eine mikrobiotafreundliche Ernährungsweise mitzumachen, macht uns Hoffnung, dass diese heranwachsende Generation die qualitative Verarmung der Ernährung in der westlichen Welt vielleicht wieder rückgängig macht. Wir sind stolz auf ihre aufblühende Weisheit, die sich jedes Mal zeigt, wenn sie am Esstisch sagen, dass sie gerne noch etwas Grünkohl hätten, weil ihre Mikrobiota noch hungrig ist … und weil er so gut schmeckt!

ANHANG

Lebensmittel und Getränke, die probiotische Bakterien enthalten

- Milchprodukte (achten Sie darauf, dass auf dem Etikett „lebende und aktive Kulturen“ steht)
- Buttermilch
- Crème fraîche
- Sauerrahmbutter
- Sauerrahm-Frischkäse
- Sauerrahm
- Kefir
- Lassi
- Einige Käsesorten
- Joghurt

Auf Gemüse-Basis*:

- Kimchi
- Sauer eingelegtes Gemüse
- Sauerkraut

Auf Körner- oder Hülsenfrüchte-Basis*:

- Miso
- Natto
- Tempeh

Andere:

- Kombucha (fermentierter Tee)
- Probiotische Getränke ohne Milchprodukte

*Durch Erhitzen oder Kochen wird die Anzahl lebender Bakterien reduziert.

Empfehlungen zur täglichen Ballaststoffaufnahme	
Kinder	Empfohlene Menge an Ballaststoffen
1 bis 3 Jahre	19 Gramm
4 bis 8 Jahre	25 Gramm
Männer	Empfohlene Menge an Ballaststoffen
9 bis 13 Jahre	31 Gramm
14 bis 18 Jahre	38 Gramm
19 bis 30 Jahre	38 Gramm
31 bis 50 Jahre	38 Gramm
51 bis 70 Jahre	30 Gramm
> 70 Jahre	30 Gramm
Frauen	Empfohlene Menge an Ballaststoffen
9 bis 13 Jahre	26 Gramm
14 bis 18 Jahre	26 Gramm
19 bis 30 Jahre	25 Gramm
31 bis 50 Jahre	25 Gramm
51 bis 70 Jahre	21 Gramm
> 70 Jahre	21 Gramm
Während der Schwangerschaft	28 Gramm
In der Stillphase	29 Gramm

ANMERKUNGEN

EINFÜHRUNG

S. 14, **Bei einem durchschnittlichen Amerikaner:** Yatsunenko, T. et al. „Human Gut Microbiome Viewed across Age and Geography.“ Nature 486.7402 (2012): 222–7. Print.

S. 15, **Und schließlich geben wir Unmengen von Geld:** Verbraucherausgaben 2009 (Consumer Expenditures in 2009). Amerikanisches Arbeitsministerium (U.S. Department of Labor). U.S. Bureau of Labor Statistics. Mai 2011. Report 1028.

KAPITEL 1: WAS IST DIE MIKROBIOTIKA?

S. 23, **Ein gutes Beispiel hierfür ist Tschernobyl:** Robertson, K. L. et al. „Adaptation of the Black Yeast Wangiella Dermatitidis to Ionizing Radiation: Molecular and Cellular Mechanisms.“ *PLoS One* 7.11 (2012): e48674. Print.

S. 30, **In der Mikrobiota der Hadza findet sich:** Schnorr, S. L. et al. „Gut Microbiome of the Hadza Hunter-Gatherers.“ Nat Commun 5 (2014): 3654. Print.

S. 31, **Auch die Mikrobiota von Personen:** Yatsunenko, T. et al. „Human Gut Microbiome Viewed across Age and Geography.“ *Nature* 486.7402 (2012): 222–7. Print.

S. 31, **Die Mikrobiota von Kindern, die in einem ländlichen Dorf:** De Filippo, C. et al. „Impact of Diet in Shaping Gut Microbiota Revealed by a Comparative Study in Children from Europe and Rural Africa.“ *Proc Natl Acad Sci USA* 107.33 (2010): 14691–6. Print. Lin, A. et al. „Distinct Distal Gut Microbiome Diversity and Composition in Healthy Children from Bangladesh and the United States.“ *PLoS One* 8.1 (2013): e53838. Print.

S. 35, **Nun lebt aber im *Tremblaya princeps:*** Husnik, F. et al. „Horizontal Gene Transfer from Diverse Bacteria to an Insect Genome Enables a Tripartite Nested Mealybug Symbiosis.“ *Cell* 153.7 (2013): 1567–78. Print.

S. 38, **Die Krise verschärfte sich im ungewöhnlich heißen Sommer:** Thompson, J. D. „The Great Stench or the Fool's Argument." *Yale J Biol Med* 64.5 (1991): 529–41. Print.

S. 39, **In Bezug auf eine der am meisten unterschätzten:** Kendall, A. I. „The Bacteria of the Intestinal Tract of Man." *Science* 42.1076 (1915): 209–12. Print.

S. 41, **Zu den wichtigsten Entdeckungen von:** Salyers, A. A. et al. „Fermentation of Mucin and Plant Polysaccharides by Strains of Bacteroides from the Human Colon." *Appl Environ Microbiol* 33.2 (1977): 319–22. Print.

S. 44, **Werden Fäkalbakterienproben mit solchen:** Eckburg, P. B. et al. „Diversity of the Human Intestinal Microbial Flora." *Science* 308.5728 (2005): 1635–8. Print.

S. 47, **Bei der täglichen Beobachtung der Tiere:** Backhed, F. et al. „The Gut Microbiota as an Environmental Factor That Regulates Fat Storage." *Proc Natl Acad Sci U S A* 101.44 (2004): 15718–23. Print.

S. 47, **Weiter wurde festgestellt:** Ley, R. E. et al. „Obesity Alters Gut Microbial Ecology." *Proc Natl Acad Sci USA* 102.31 (2005): 11070–5. Print.

S. 47, **Die Leichtgewichte nahmen ebenfalls zu:** Turnbaugh, P. J. et al. „An Obesity-Associated Gut Microbiome with Increased Capacity for Energy Harvest." *Nature* 444.7122 (2006): 1027–31. Print.

KAPITEL 2: WIE WIR UNSERE MIKROBIOTIKA UNTERSTÜTZEN KÖNNEN

S. 52, **Versuchsmäuse ohne Mikrobiota:** Petersson, J. et al. „Importance and Regulation of the Colonic Mucus Barrier in a Mouse Model of Colitis." Am J Physiol Gastrointest Liver Physiol 300.2 (2011): G327–33. Print.

S. 54, **Tendenziell enthält die Mikrobiota von**: Dominguez-Bello,M. G. et al. „Delivery Mode Shapes the Acquisition and Structure of the Initial Microbiota across Multiple Body Habitats in Newborns." *Proc Natl Acad Sci USA* 107.26 (2010): 11971–5. Print.

S. 57, **Wenn eine solche Nekrose einmal:** Lin, P. W. und B. J. Stoll. „Necrotising Enterocolitis." *Lancet* 368.9543 (2006): 1271–83. Print.

S. 57, **20 bis 30 Prozent der Frühchen:** Claud, E. C. et al. „Bacterial Community Structure and Functional Contributions to Emergence of Health or Necrotizing Enterocolitis in Preterm Infants.“ *Microbiome* 1.1 (2013): 20. Print.

S. 57, **Bei an NEK leidenden Frühgeborenen:** Wang, Y. et al. „16S rRNA Gene-Based Analysis of Fecal Microbiota from Preterm Infants with and without Necrotizing Enterocolitis.“ *ISME J* 3.8 (2009): 944–54. Print.

S. 57, **Früh geborene Kinder, die Medikamente:** Alfaleh, K. und D. Bassler. „Probiotics for Prevention of Necrotizing Enterocolitis in Preterm Infants.“ *Cochrane Database Syst Rev.* 1 (2008): Cd005496. Print.

S. 58, **Wie schon erwähnt, geben diese Bakterienarten Signale:** Tarnow-Mordi, W. und R. F. Soll. „Probiotic Supplementation in Preterm Infants: It Is Time to Change Practice.“ *J Pediatr* 164.5 (2014): 959–60. Print.

S. 60, **Ruths Team untersuchte die Mikrobiota:** Koren, O. et al. „Host Remodeling of the Gut Microbiome and Metabolic Changes During Pregnancy.“ Cell 150.3 (2012): 470–80.

S. 62, **Eine Studie der Stanford University:** Palmer, C. et al. „Development of the Human Infant Intestinal Microbiota.“ PLoS Biol 5.7 (2007): e177. Print.

S. 64, **Es ist kein Zufall, dass die von den:** De Filippo, C. et al. „Impact of Diet in Shaping Gut Microbiota Revealed by a Comparative Study in Children from Europe and Rural Africa.“ *Proc Natl Acad Sci USA* 107.33 (2010): 14691–6. Print.

S. 64, **Aber die HMOs fördern nicht nur:** Marcobal, A. „Bacteroides in the Infant Gut Consume Milk Oligosaccharides via Mucus-Utilization Pathways.“ Cell Host Microbe 10.5 (2011): 507.14. Print.

S. 65, **Darüber hinaus werden lebende Bakterien:** Cabrera-Rubio, R. et al. „The Human Milk Microbiome Changes over Lactation and Is Shaped by Maternal Weight and Mode of Delivery.“ *Am J Clin Nutr* 96.3 (2012): 544–51. Print.

S. 67, **Ein niederländisches Forscherteam:** de Weerth, C. et al. „Intestinal Microbiota of Infants with Colic: Development and Specific Signatures.“ *Pediatrics* 131.2 (2013): e550–8. Print.

S. 69, **Eine Fallstudie am Beispiel:** Koenig, J. E. et al. „Succession of Microbial Consortia in the Developing Infant Gut Microbiome.“ *Proc Natl Acad Sci USA* 108 Suppl 1 (2011): 4578–85. Print.

S. 75, **Die Verabreichung von Antibiotika an Kinder:** Trasande, L. et al. „Infant Antibiotic Exposures and Early-Life Body Mass.“ *Int J Obes* (Lond) 37.1 (2013): 16–23. Print. Hoskin-Parr, L. et al. „Antibiotic Exposure in the First Two Years of Life and Development of Asthma and Other Allergic Diseases by 7.5 Yr: A Dose-Dependent Relationship.“ *Pediatr Allergy Immunol* 24.8 (2013): 762–71. Print.

S. 76, **Wenn Labormäuse schon:** Cho, I. et al. „Antibiotics in Early Life Alter the Murine Colonic Microbiome and Adiposity.“ *Nature* 488.7413 (2012): 621–6. Print.

S. 76, **Eine Vergleichsstudie von mehr als:** Trasande, L. et al. „Infant Antibiotic Exposures and Early-Life Body Mass.“ *Int J Obes (Lond)* 37.1 (2013): 16–23. Print.

KAPITEL 3: WIE DAS IMMUNSYSTEM REGULIERT WIRD

S. 84, **Das Mazmanian-Team wies anhand von Experimenten:** Lee, Y. K. et al. „Proinflammatory T-Cell Responses to Gut Microbiota Promote Experimental Autoimmune Encephalomyelitis.“ *Proc Natl Acad Sci USA* 108 Suppl 1 (2011): 4615–22. Print.

S. 87, **David Strachan, Professor für Epidemiologie:** Strachan, D. P. „Hay Fever, Hygiene, and Household Size.“ *Bmj* 299.6710 (1989): 1259–60. Print.

S. 88, **Inzwischen wurde die Hygiene-Hypothese:** Wlasiuk, G. und D. Vercelli. „The Farm Effect, or, When, What and How a Farming Environment Protects from Asthma and Allergic Disease.“ *Curr Opin Allergy Clin Immunol* 12.5 (2012): 461–6. Print.

S. 90, **Erst vor Kurzem wurde nachgewiesen, dass:** Savage, J. H. et al. „Urinary Levels of Triclosan and Parabens Are Associated with Aeroallergen and Food Sensitization.“ *J Allergy Clin Immunol* 130.2 (2012): 453–60. e7. Print.

S. 90, **Die Situation wird dadurch noch schlimmer:** Frieden, Thomas. „Antibiotic Resistance and the Threat to Public Health.“ *Energy and Commerce Subcommittee on Health 2010 of United States House of Representatives.* Print.

S. 91, **Ganz in Übereinstimmung mit der:** Kozyrskyj, A. L., P. Ernst und A. B. Becker. „Increased Risk of Childhood Asthma from Antibiotic Use in Early Life.“ *Chest* 131.6 (2007): 1753–9. Print.

S. 91, **Vergleichsmäuse mit einer vollständig:** Herbst, T. et al. „Dysregulation of Allergic Airway Inflammation in the Absence of Microbial Colonization.“ *Am J Respir Crit Care Med* 184.2 (2011): 198–205. Print.

S. 98, **Erfolgt die Konfrontation mit Mikroben:** Olszak, T. et al. „Microbial Exposure During Early Life Has Persistent Effects on Natural Killer T Cell Function.“ *Science* 336.6080 (2012): 489–93. Print.

S. 99, **Die Forschungsgruppe um Kenya Honda:** Atarashi, K. et al. „Treg Induction by a Rationally Selected Mixture of Clostridia Strains from the Human Microbiota.“ *Nature* 500.7461 (2013): 232–6. Print.

S. 100, **Diese Moleküle helfen dem Darm:** Smith, P. M. et al. „The Microbial Metabolites, short-chain fatty acids, regulate colonic Treg homeostasis.“ *Science* 341.6145 (2013): 569–73. Print.

S. 102, **Untersuchungen von Blaser und:** Atherton, J. C. und M. J. Blaser. „Coadaptation of Helicobacter Pylori and Humans: Ancient History, Modern Implications.“ *J Clin Invest* 119.9 (2009): 2475–87. Print.

S. 106, **Menschen, die einen Hund haben:** Song, S. J. et al. „Cohabiting Family Members Share Microbiota with One Another and with Their Dogs.“ *Elife* 2 (2013): e00458. Print.

KAPITEL 4: BAKTERIEN AUF DER DURCHREISE

S. 113, **Die ersten bekannten Hinweise auf:** McGovern, P. E. et al. „Fermented Beverages of Pre- and Proto-Historic China.“ *Proc Natl Acad Sci U S A* 101.51 (2004): 17593–8. Print.

S. 114, **1908 veröffentlichte er:** Metschnikoff, Ilja und P. Chalmers Mitchell. *The Prolongation of Life: Optimistic Studies.* London: Heinemann, 1908. Print.

S. 117, **Um diese Annahme zu überprüfen:** Merenstein, D. et al. „Use of a Fermented Dairy Probiotic Drink Containing Lactobacillus Casei (DN-114 001) to Decrease the Rate of Illness in Kids: The Drink Study. A Patient-Oriented, Double- Blind, Cluster- Randomized, Placebo-Controlled, Clinical Trial.“ *Eur J Clin Nutr* 64.7 (2010): 669–77. Print.

S. 118, **Es ist schon in mehreren Studien:** Allen, S. J. et al. „Probiotics for Treating Acute Infectious Diarrhoea.“ *Cochrane Database Syst Rev.* 11 (2010): Cd003048. Print.

S. 118, **Weitere Studien mit insgesamt:** Hao, Q. et al. „Probiotics for Preventing Acute Upper Respiratory Tract Infections.“ *Cochrane Database Syst Rev.* 9 (2011): Cd006895. Print.

S. 126, **In vielen Fällen stimmen Bezeichnung und:** Sanders, M. E. und J. T. Heimbach. „Functional Foods in the USA: Emphasis on Probiotic Foods.“ *Food Sci Technol Bull* 1.8 (2004): 1–10. Print.

S. 132, **Das *Faecalibacterium prausnizii*:** Cao, Y., J. Shen, and Z. H. Ran. „Association between Faecalibacterium Prausnitzii Reduction and Inflammatory Bowel Disease: A Meta-Analysis and Systematic Review of the Literature.“ *Gastroenterol Res Pract 2014* (2014): 872725. Print. Fujimoto, T. et al. „Decreased Abundance of Faecalibacterium Prausnitzii in the Gut Microbiota of Crohn's Disease.“ *J Gastroenterol Hepatol* 28.4 (2013): 613–9. Print. Machiels, K. et al. „A Decrease of the Butyrate- Producing Species Roseburia Hominis and Faecalibacterium Prausnitzii Defines Dysbiosis in Patients with Ulcerative Colitis.“ *Gut* 63.8 (2014): 1275–83. Print. Balamurugan, R. et al. „Real- Time Polymerase Chain Reaction Quantification of Specific Butyrate-Producing Bacteria, Desulfovibrio and Enterococcus Faecalis in the Feces of Patients with Colorectal Cancer.“ *J Gastroenterol Hepatol* 23.8 Pt 1 (2008): 1298–303. Print.

S. 132, **Bei Versuchsmäusen, denen solche:** Sokol, H. et al. „Faecalibacterium Prausnitzii Is an Anti-Inflammatory Commensal Bacterium Identified by Gut Microbiota Analysis of Crohn Disease Patients.“ *Proc Natl Acad Sci USA* 105.43 (2008): 16731–6. Print.

S. 133, **Geophagie ist auch tatsächlich:** Reid, R. M. „Cultural and Medical Perspectives on Geophagia." Med Anthropol 13.4 (1992): 337–51. Print.

S. 133, **Es gibt Hinweise darauf:** Bittner, A. C., R. M. Croffut und M. C. Stranahan. „Prescript-Assist Probiotic-Prebiotic Treatment for Irritable Bowel Syndrome: A Methodologically Oriented, 2-Week, Randomized, Placebo-Controlled, Double- Blind Clinical Study." *Clin Ther* 27.6 (2005): 755–61. Print.

KAPITEL 5: BILLIONEN VON HUNGRIGEN MÄULERN

S. 141, **Der Begriff „Ballaststoffe" für die:** Sonnenburg, E. D. und J. L. Sonnenburg. „Starving Our Microbial Self: The Deleterious Consequences of a Diet Deficient in Microbiota- Accessible Carbohydrates." *Cell Metab* (2014). Print.

S. 145, **Es gibt immer mehr Erkenntnisse darüber:** Russell, W. R. et al. „Colonic Bacterial Metabolites and Human Health." *Curr Opin Microbiol* 16.3 (2013): 246–54. Print.

S. 147, **Bereits vor rund 100 Jahren:** Torrey, J. C. „The Regulation of the Intestinal Flora of Dogs through Diet." *J Med Res* 39.3 (1919): 415–47. Print.

S. 147, **In seinem Buch *The Saccharine Disease*:** Cleave, T. L. „The Saccharine Disease: Conditions Caused by the Taking of Refined Carbohydrates, Such as Sugar and White Flour." Keats Publishing, 1975. Print.

S. 148, **Burkitt und andere Wissenschaftler:** Trowell, H. C. und D. P. Burkitt. „The Development of the Concept of Dietary Fibre." *Mol Aspects Med* 9.1 (1987): 7–15. Print.

S. 151, **In pflanzlicher Kost gibt es Tausende:** Martens, E. C. et al. „The Devil Lies in the Details: How Variations in Polysaccharide Fine-Structure Impact the Physiology and Evolution of Gut Microbes." *J Mol Biol* (2014). Print.

S. 154, **In einigen Definitionen spielt**: Raninen, K. et al. „Dietary Fiber Type Reflects Physiological Functionality: Comparison of Grain Fiber, Inulin, and Polydextrose." *Nutr Rev* 69.1 (2011): 9–21. Print.

S. 154, **Laut der FAO gibt es:** Dhingra, D. et al. „Dietary Fibre in Foods: A Review.“ *J Food Sci Technol* 49.3 (2012): 255–66. Print. Westenbrink, S., K. Brunt und J. W. van der Kamp. „Dietary Fibre: Challenges in Production and Use of Food Composition Data.“ *Food Chem* 140.3 (2013): 562–7. Print.

S. 155, **In Zeiten einer geringen Ballaststoffzufuhr:** Sonnenburg, J. L. et al. „Glycan Foraging in Vivo by an Intestine- Adapted Bacterial Symbiont.“ *Science* 307.5717 (2005): 1955–9. Print.

S. 155, **Die langfristigen Auswirkungen von:** Johansson, M. E. et al. „Bacteria Penetrate the Normally Impenetiable Inner Colon Mucus Layer in Both Murine Colitis Models and Patients with Ulcerative Colitis.“ Gut 63.2 (2014): 281–91. Print.

S. 156, **Im Jahr 2010 erforschte:** Hehemann, J. H. et al. „Bacteria of the Human Gut Microbiome Catabolize Red Seaweed Glycans with Carbohydrate-Active Enzyme Updates from Extrinsic Microbes.“ *Proc Natl Acad Sci USA* 109.48 (2012): 19786–91. Print.

S. 158, **In einer 2013 veröffentlichten Studie:** Le Chatelier, E. et al. „Richness of Human Gut Microbiome Correlates with Metabolic Markers.“ *Nature* 500.7464 (2013): 541–6. Print.

S. 158, **Bei einer ähnlichen Studie in Frankreich:** Cotillard, A. et al. „Dietary Intervention Impact on Gut Microbial Gene Richness.“ *Nature* 500.7464 (2013): 585–8. Print.

S. 159, **Im Jahr 2013 leitete der:** Ridaura, V. K. et al. „Gut Microbiota from Twins Discordant for Obesity Modulate Metabolism in Mice.“ *Science* 341.6150 (2013): 12412–14. Print.

S. 164, **Aber schon nach ein paar Tagen:** Kuoliok, K. E. „Food and Emergency Food in the Circumpolar Area.“ Almquist och Wiksell. 1969. Print.

S. 165, **Bei Personen, die im Rahmen:** Russell, W. R. et al. „High-Protein, Reduced-Carbohydrate Weight-Loss Diets Promote Metabolite Profiles Likely to Be Detrimental to Colonic Health.“ *Am J Clin Nutr* 93.5 (2011): 1062–72. Print.

S. 166, **Die Mikrobiota von Fleischfressern**: Koeth, R. A. et al. „Intestinal Microbiota Metabolism of L-Carnitine, a Nutrient in Red Meat, Promotes Atherosclerosis.“ *Nat Med* 19.5 (2013): 576–85. Print.

KAPITEL 6: EIN BAUCHGEFÜHL

S. 173, **Wissenschaftler beobachteten, dass:** Neufeld, K. M. et al. „Reduced Anxiety-Like Behavior and Central Neurochemical Change in Germ- Free Mice.“ *Neurogastroenterol Motil* 23.3 (2011): 255–64, e119. Print.

S. 173, **Weiter stellten die Forscher fest, dass:** Diaz Heijtz, R. et al. „Normal Gut Microbiota Modulates Brain Development and Behavior.“ *Proc Natl Acad Sci U S A* 108.7 (2011): 3047–52. Print.

S. 174, **Zwei Gruppen von Mäusen:** Gareau, M. G. et al. „Bacterial Infection Causes Stress- Induced Memory Dysfunction in Mice.“ *Gut* 60.3 (2011): 307–17. Print.

S. 176, **Eine Forschergruppe der McMaster University:** Bercik, P. et al. „The Intestinal Microbiota Affect Central Levels of Brain-Derived Neurotropic Factor and Behavior in Mice.“ *Gastroenterology* 141.2 (2011): 599–609, 09.e1-3. Print.

S. 180, **Sollte die Leber ihren Dienst nur unzureichend:** Riordan, S. M. und R. Williams. „Gut Flora and Hepatic Encephalopathy in Patients with Cirrhosis.“ *N Engl J Med* 362.12 (2010): 1140–2. Print.

S. 180, **Bevor Laktulose und Rifaximin:** Johnston, G. W. und H. W. Rodgers. „Treatment of Chronic Portal-Systemic Encephalopathy by Colectomy.“ *Br J Surg* 52 (1965): 424–6. Print.

S. 180, **Die Nieren, das zweite Entgiftungsorgan:** Aronov, P. A. et al. „Colonic Contribution to Uremic Solutes.“ *J Am Soc Nephrol* 22.9 (2011): 1769–76. Print.

S. 180, **Forscher der Cleveland Clinic in Ohio:** Wang, Z. et al. „Gut Flora Metabolism of Phosphatidylcholine Promotes Cardiovascular Disease.“ *Nature* 472.7341 (2011): 57–63. Print.

S. 181, **In Folgestudien fanden die Forscher:** Koeth, R. A. et al. „Intestinal Microbiota Metabolism of L-Carnitine, a Nutrient in Red Meat, Promotes Atherosclerosis.“ *Nat Med* 19.5 (2013): 576–85. Print.

S. 184, **Stress bei Labortieren aufgrund:** O'Mahony S. M. et al. „Early Life Stress Alters Behavior, Immunity, and Microbiota in Rats: Implications for Irritable Bowel Syndrome and Psychiatric Illnesses.“ *Biol Psychiatry* 65 (2009): 263–267. Print.

S. 184, **Junge Rhesusaffen:** Bailey, M. T. und C. L. Coe. „Maternal Separation Disrupts the Integrity of the Intestinal Microflora in Infant Rhesus Monkeys.“ *Dev Psychobiol* 35.2 (1999): 146–55. Print.

S. 185, **Mäuse, die Krankheitserreger im Darm haben:** Lyte, M. et al. „Induction of Anxiety-Like Behavior in Mice During the Initial Stages of Infection with the Agent of Murine Colonic Hyperplasia Citrobacter Rodentium.“ *Physiol Behav* 89.3 (2006): 350–7. Print. Goehler, L. E. et al. „Campylobacter Jejuni Infection Increases Anxiety-Like Behavior in the Holeboard: Possible Anatomical Substrates for Viscerosensory Modulation of Exploratory Behavior.“ *Brain Behav Immun* 22.3 (2008): 354–66. Print.

S. 186, **Auch Vorstudien bei Menschen:** Rao, A. V. et al. „A Randomized, Double-Blind, Placebo-Controlled Pilot Study of a Probiotic in Emotional Symptoms of Chronic Fatigue Syndrome.“ *Gut Pathog* 1.1 (2009): 6. Print. O'Mahony, L. et al. „Lactobacillus and Bifidobacterium in Irritable Bowel Syndrome: Symptom Responses and Relationship to Cytokine Profiles.“ *Gastroenterology* 128.3 (2005): 54–51. Print.

S. 186, **Selbst gesunde Studienteilnehmer:** Messaoudi, M. et al. „Assessment of Psychotropic-Like Properties of a Probiotic Formulation (Lactobacillus Helveticus R0052 and Bifidobacterium Longum R0175) in Rats and Human Subjects.“ *Br J Nutr* 105.5 (2011): 755–64. Print.

S. 187, **Zwar wurden tatsächlich deutliche Abweichungen:** Cao, X. et al. „Characteristics of the Gastrointestinal Microbiome in Children with Autism Spectrum Disorder: A Systematic Review.“ *Shanghai Arch Psychiatry* 25.6 (2013): 342–53. Print.

S. 188, **Eine Forschergruppe des California Institute of Technology:** Hsiao, E. Y. et al. „Microbiota Modulate Behavioral and Physiological Abnormalities Associated with Neurodevelopmental Disorders." *Cell* 155.7 (2013): 1451–63. Print.

S. 192, **Im Jahr 2013 wollte ein Forscherteam**: Tillisch, K. et al. „Consumption of Fermented Milk Product with Probiotic Modulates Brain Activity." *Gastroenterology* 144.7 (2013): 1394–401, e1-4. Print.

S. 197, **„Herauszufinden, wie diese Unterschiede":** Insel, Thomas. „The Top Ten Research Advances of 2012." National Institute of Mental Health Director's Blog 2012. Web.

KAPITEL 7: NEUER STUHL, NEUES GLÜCK

S. 201, **Man kann davon ausgehen, dass:** DuPont, Herbert L. „Acute Infectious Diarrhea in Immunocompetent Adults." *New Engl J Med* 370.16 (2014): 1532.

S. 202, **CDAD verursacht in den USA jedes Jahr:** McDonald, L. C. et al. „Vital Signs: Preventing Clostridium difficile Infections." MMWR Morb Mortal Wkly Rep 61.9 (2012): 157–62. Print.

S. 203, **In einem Krankenhaus sind es 20 Prozent:** Goudarzi, M. et al. „Clostridium difficile Infection: Epidemiology, Pathogenesis, Risk Factors, and therapeutic options." *Scientifica* 2014 (2014): 916826. Print.

S. 204, **Eine Gruppe von Medizinern:** van Nood, E. et al. „Duodenal Infusion of Donor Feces for Recurrent Clostridium Difficile." *N Engl J Med* 368.5 (2013): 407–15. Print.

S. 205f., **Ein erster klinischer Fallbericht**: Eiseman, B. et al. „Fecal Enema as an Adjunct in the Treatment of Pseudomembranous Enterocolitis." *Surgery* 44.5 (1958): 854–9. Print.

S. 206, **Und in der chinesischen Medizin:** Zhang, F. et al. „Should We Standardize the 1,700- Year- Old Fecal Microbiota Transplantation?" *Am J Gastroenterol* 107.11 (2012): 1755; Antwort des Autors: 55–6. Print.

S. 208, **David Relman und Les Dethlefsen:** Dethlefsen, L. und D. A. Relman.

„Incomplete Recovery and Individualized Responses of the Human Distal Gut Microbiota to Repeated Antibiotic Perturbation.“ *Proc Natl Acad Sci USA* 108 Suppl 1 (2011): 4554-61. Print.

S. 212, **In einer gesunden, kolonisationsresistenten:** Ng, K. M. et al. „Microbiota-Liberated Host Sugars Facilitate Post-Antibiotic Expansion of Enteric Pathogens.“ *Nature* 502.7469 (2013): 96–9. Print.

S. 216, **Er fand heraus, dass sowohl Durchfall:** Kashyap, P. C. et al. „Complex Interactions among Diet, Gastrointestinal Transit, and Gut Microbiota in Humanized Mice.“ *Gastroenterology* 144.5 (2013): 967–77. Print.

S. 217, **Die meisten Ärzte überprüfen natürlich**: Smith, M. B., C. Kelly und E. J. Alm. „Policy: How to Regulate Faecal Transplants.“ *Nature* 506.7488 (2014): 290–1. Print.

S. 218, **Eine kleinere klinische Studie:** Vrieze, A. et al. „Transfer of Intestinal Microbiota from Lean Donors Increases Insulin Sensitivity in Individuals with Metabolic Syndrome.“ *Gastroenterology* 143.4 (2012): 913-6.e7. Print.

S. 218, **Bei der Behandlung von chronisch-entzündlichen:** van Nood, E. et al. „Fecal Microbiota Transplantation: Facts and Controversies.“ *Curr Opin Gastroenterol* 30.1 (2014): 34–9. Print.

S. 221, **Eine Gruppe von Wissenschaftlern hat:** Petrof, E. O. et al. „Stool Substitute Transplant Therapy for the Eradication of Clostridium Difficile Infection: ‚Repoopulating‘ the Gut.“ *Microbiome* 1.1 (2013): 3. Print.

S. 224, **Aus ersten Berichten geht hervor:** Vrieze, A. et al. „Transfer of Intestinal Microbiota from Lean Donors Increases Insulin Sensitivity in Individuals with Metabolic Syndrome.“ *Gastroenterology* 143.4 (2012): 913–6. e7. Print. Nieuwdorp, M., A. Vrieze und W. M. de Vos. „Reply to Konstantinov and Peppelenbosch.“ *Gastroenterology* 144.4 (2013): e20-1. Print.

S. 224, **In der Regel wird sie mit Antibiotika bekämpft:** Rabbani, G. H. et al. „Green Banana Reduces Clinical Severity of Childhood Shigellosis: A Double-Blind, Randomized, Controlled Clinical Trial.“ *Pediatr Infect Dis J* 28.5 (2009): 420–5. Print.

KAPITEL 8: DIE ALTERNDE MIKROBIOTA

S. 228, **Aber unabhängig von solchen kleineren:** Faith, J. J. et al. „The Long-Term Stability of the Human Gut Microbiota." *Science* 341.6141 (2013): 1237439. Print.

S. 229, **Es scheint, dass einige Bakterienarten:** Lee, S. M. et al. „Bacterial Colonization Factors Control Specificity and Stability of the Gut Microbiota." *Nature* 501.7467 (2013): 426–9. Print.

S. 231, **Forscher des University College Cork in Irland:** Claesson, M. J. et al. „Gut Microbiota Composition Correlates with Diet and Health in the Elderly." *Nature* 488.7410 (2012): 178–84. Print.

S. 234, **Bei Studien in Italien, Frankreich, Deutschland:** Mueller, S. et al. „Differences in Fecal Microbiota in Different European Study Populations in Relation to Age, Gender, and Country: A Cross-Sectional Study." *Appl Environ Microbiol* 72.2 (2006): 1027–33. Print.

S. 236, **Bei Labormäusen, die mit einem hohen Anteil:** Devkota, S. et al. „Dietary-Fat-Induced Taurocholic Acid Promotes Pathobiont Expansion and Colitis in Il10-/- Mice." *Nature* 487.7405 (2012): 104–8. Print.

S. 237, **Studien an Labormäusen:** Evans, C. C. et al. „Exercise Prevents Weight Gain and Alters the Gut Microbiota in a Mouse Model of High Fat Diet-Induced Obesity." *PLoS One* 9.3 (2014): e92193. Print.

S. 239, **Wurden den Mäusen vor dem Cyclophosphamid:** Viaud, S. et al. „The Intestinal Microbiota Modulates the Anticancer Immune Effects of Cyclophosphamide." *Science* 342.6161 (2013): 971–6. Print.

S. 240, **Eine Gruppe von Forschern untersuchte:** Iida, N. et al. „Commensal Bacteria Control Cancer Response to Therapy by Modulating the Tumor Microenvironment." *Science* 342.6161 (2013): 967–70. Print.

S. 243, **Die Überdosierung von Paracetamol ist in den USA:** Fontana, R. J. „Acute Liver Failure including Acetaminophen Overdose." *Med Clin North Am.* 92.2 (2008): 761–94. Print.

S. 244, **Bei der Untersuchung, wie schnell Paracetamol:** Clayton, T. A. et al. „Pharmacometabonomic Identification of a Significant Host- Microbiome

Metabolic Interaction Affecting Human Drug Metabolism." *Proc Natl Acad Sci USA* 106.34 (2009): 14728–33. Print.

S. 245, **Von Vincent van Gogh wird angenommen:** Wolf, P. „Creativity and Chronic Disease: Vincent Van Gogh (1853–1890)." *West J Med* 175.5 (2001): 348. Print.

S. 246, **Bei Mäusen mit *Eggerthella lenta* im Darm:** Haiser, H. J., et al. „Predicting and Manipulating Cardiac Drug Inactivation by the Human Gut Bacterium Eggerthella Lenta." *Science* 341.6143 (2013): 295–8. Print.

S. 247, **100-jährige Menschen weisen ein anderes:** Biagi, E. et al. „Through Ageing, and Beyond: Gut Microbiota and Inflammatory Status in Seniors and Centenarians." *PLoS One* 5.5 (2010): e10667. Print.

S. 248, **Eine hohe Ballaststoffzufuhr in der Altersgruppe:** Cuervo, A. et al. „Fiber from a Regular Diet Is Directly Associated with Fecal Short- Chain Fatty Acid Concentrations in the Elderly." *Nutr Res* 33.10 (2013): 811–6. Print.

KAPITEL 9: DIE INNERE FERMENTIERUNG

S. 254, **Dies ist aber erwiesenermaßen nicht der Fall:** Turnbaugh, P. J. et al. „A Core Gut Microbiome in Obese and Lean Twins." *Nature* (2009): 480–84.

S. 256, **Stillen erfordert durchaus etwas Übung und Geschick:** Ip, S. et al. „Breastfeeding and Maternal and Infant Health Outcomes in Developed Countries." *Evid Rep Technol Assess* (Full Rep). 153 (2007): 1–186. Print.

S. 259, **Kinder, die auf dem Land aufwachsen:** Wlasiuk, G. und D. Vercelli. „The Farm Effect, or, When, What and How a Farming Environment Protects from Asthma and Allergic Disease." *Curr Opin Allergy Clin Immunol* 12.5 (2012): 461–6. Print.

S. 260, **Laut einer kürzlich erschienenen Studie leiden Kleinkinder:** Hesselmar, B. et al. „Pacifier Cleaning Practices and Risk of Allergy Development." *Pediatrics* 131.6 (2013): e1829–37. Print.

S. 263, **Übergewichtige Personen, die auf eine Diät mit wenigen:** Cotillard, A. et al. „Dietary Intervention Impact on Gut Microbial Gene Richness." *Nature* 500.7464 (2013): 585–8. Print.

QUELLENANGABEN

Alfaleh, K. und D. Bassler. „Probiotics for Prevention of Necrotizing Enterocolitis in Preterm Infants.“ *Cochrane Database Syst Rev.* 1 (2008): Cd005496. Print.

Allen, S. J. et al. „Probiotics for Treating Acute Infectious Diarrhoea.“ *Cochrane Database Syst Rev.* 11 (2010): Cd003048. Print.

Alvarez-Acosta, T. et al. „Beneficial Role of Green Plantain [Musa paradisiaca] in the Management of Persistent Diarrhea: A Prospective Randomized Trial.“ *J Am Coll Nutr* 28.2 (2009): 169–76. Print.

Aronov, P. A. et al. „Colonic Contribution to Uremic Solutes.“ *J Am Soc Nephrol* 22.9 (2011): 1769–76. Print.

Atarashi, K. et al. „Treg Induction by a Rationally Selected Mixture of Clostridia Strains from the Human Microbiota.“ *Nature* 500.7461 (2013): 232–6. Print.

Atherton, J. C. und M. J. Blaser. „Coadaptation of Helicobacter Pylori and Humans: Ancient History, Modern Implications.“ *J Clin Invest* 119.9 (2009): 2475–87. Print.

Backhed, F. et al. „The Gut Microbiota as an Environmental Factor That Regulates Fat Storage.“ *Proc Natl Acad Sci U S A* 101.44 (2004): 15718–23. Print.

Bailey, M. T. und C. L. Coe. „Maternal Separation Disrupts the Integrity of the Intestinal Microflora in Infant Rhesus Monkeys.“ *Dev Psychobiol* 35.2 (1999): 146–55. Print.

Balamurugan, R. et al. „Real-Time Polymerase Chain Reaction Quantification of Specific Butyrate-Producing Bacteria, Desulfovibrio and Enterococcus Faecalis in the Feces of Patients with Colorectal Cancer.“ *J Gastroenterol Hepatol* 23.8 Pt 1 (2008): 1298–303. Print.

Bercik, P. et al. „The Intestinal Microbiota Affect Central Levels of Brain-Derived Neurotropic Factor and Behavior in Mice.“ *Gastroenterology* 141.2 (2011): 599–609, 09.e1-3. Print.

Biagi, E. et al. „Through Ageing und Beyond: Gut Microbiota and Inflammatory Status in Seniors and Centenarians.“ *PLoS One* 5.5 (2010): e10667. Print.

Bittner, A. C., R. M. Croffut und M. C. Stranahan. „Prescript-Assist Probiotic-Prebiotic Treatment for Irritable Bowel Syndrome: A Methodologically Oriented, 2-Week, Randomized, Placebo-Controlled, Double-Blind Clinical Study.“ *Clin Ther* 27.6 (2005): 755–61. Print.

Cabrera-Rubio, R. et al. „The Human Milk Microbiome Changes over Lactation and Is Shaped by Maternal Weight and Mode of Delivery." *Am J Clin Nutr* 96.3 (2012): 544–51. Print.

Cao, X. et al. „Characteristics of the Gastrointestinal Microbiome in Children with Autism Spectrum Disorder: A Systematic Review." *Shanghai Arch Psychiatry* 25.6 (2013): 342–53. Print.

Cao, Y., J. Shen und Z. H. Ran. „Association between Faecalibacterium Prausnitzii Reduction and Inflammatory Bowel Disease: A Meta-Analysis and Systematic Review of the Literature." *Gastroenterol Res Pract* 2014 (2014): 872725. Print.

Cho, I. et al. „Antibiotics in Early Life Alter the Murine Colonic Microbiome and Adiposity." *Nature* 488.7413 (2012): 621–6. Print.

Claesson, M. J. et al. „Gut Microbiota Composition Correlates with Diet and Health in the Elderly." *Nature* 488.7410 (2012): 178–84. Print.

Claud, E. C. et al. „Bacterial Community Structure and Functional Contributions to Emergence of Health or Necrotizing Enterocolitis in Preterm Infants." *Microbiome* 1.1 (2013): 20. Print.

Clayton, T. A. et al. „Pharmacometabonomic Identification of a Significant Host-Microbiome Metabolic Interaction Affecting Human Drug Metabolism." *Proc Natl Acad Sci U S A* 106.34 (2009): 14728–33. Print.

Cleave, T. L. „The Saccharine Disease: Conditions Caused by the Taking of Refined Carbohydrates, Such as Sugar and White Flour." Keats Publishing, 1975. Print.

Cotillard, A. et al. „Dietary Intervention Impact on Gut Microbial Gene Richness." *Nature* 500.7464 (2013): 585–8. Print.

Cuervo, A. et al. „Fiber from a Regular Diet Is Directly Associated with Fecal Short-Chain Fatty Acid Concentrations in the Elderly." *Nutr Res* 33.10 (2013): 811–6. Print.

De Filippo, C. et al. „Impact of Diet in Shaping Gut Microbiota Revealed by a Comparative Study in Children from Europe and Rural Africa." *Proc Natl Acad Sci USA* 107.33 (2010): 14691–6. Print.

de Weerth, C. et al. „Intestinal Microbiota of Infants with Colic: Development and Specific Signatures." *Pediatrics* 131.2 (2013): e550–8. Print.

Dethlefsen, L. et al. „The Pervasive Effects of an Antibiotic on the Human Gut Microbiota, as Revealed by Deep 16S rRNA Sequencing." *PLoS Biol* 6.11 (2008): e280. Print.

Dethlefsen, L. und D. A. Relman. „Incomplete Recovery and Individualized Responses of the Human Distal Gut Microbiota to Repeated Antibiotic

Perturbation.“ *Proc Natl Acad Sci USA* 108 Suppl 1 (2011): 4554–61. Print.

Devkota, S. et al. „Dietary-Fat-Induced Taurocholic Acid Promotes Pathobiont Expansion and Colitis in Il10-/-Mice.“ *Nature* 487.7405 (2012): 104–8. Print.

Dhingra, D. et al. „Dietary Fibre in Foods: A Review.“ *J Food Sci Technol* 49.3 (2012): 255–66. Print.

Diaz Heijtz, R. et al. „Normal Gut Microbiota Modulates Brain Development and Behavior.“ *Proc Natl Acad Sci USA* 108.7 (2011): 3047–52. Print.

Dominguez-Bello, M. G. et al. „Delivery Mode Shapes the Acquisition and Structure of the Initial Microbiota across Multiple Body Habitats in Newborns.“ *Proc Natl Acad Sci USA* 107.26 (2010): 11971–5. Print.

Eckburg, P. B. et al. „Diversity of the Human Intestinal Microbial Flora.“ *Science* 308.5728 (2005): 1635–8. Print.

Eiseman, B. et al. „Fecal Enema as an Adjunct in the Treatment of Pseudomembranous Enterocolitis.“ *Surgery* 44.5 (1958): 854–9. Print.

Evans, C. C. et al. „Exercise Prevents Weight Gain and Alters the Gut Microbiota in a Mouse Model of High Fat Diet-Induced Obesity.“ *PLoS One* 9.3 (2014): e92193. Print.

Faith, J. J. et al. „The Long-Term Stability of the Human Gut Microbiota.“ *Science* 341.6141 (2013): 1237439. Print.

Fontana, R. J. „Acute Liver Failure Including Acetaminophen Overdose.“ *Med Clin North Am.* 92.2 (2008): 761–94. Print.

Frieden, Thomas. „Antibiotic Resistance and the Threat to Public Health.“ *Energy and Commerce Subcommittee on Health 2010 of United States House of Representatives*. Print.

Fujimoto, T. et al. „Decreased Abundance of Faecalibacterium Prausnitzii in the Gut Microbiota of Crohn’s Disease.“ *J Gastroenterol Hepatol* 28.4 (2013): 613–9. Print.

Gareau, M. G. et al. „Bacterial Infection Causes Stress-Induced Memory Dysfunction in Mice.“ *Gut* 60.3 (2011): 307–17. Print.

Goehler, L. E. et al. „Campylobacter Jejuni Infection Increases Anxiety-Like Behavior in the Holeboard: Possible Anatomical Substrates for Viscerosensory Modulation of Exploratory Behavior.“ *Brain Behav Immun* 22.3 (2008): 354–66. Print.

Goudarzi, M. et al. „Clostridium difficile Infection: Epidemiology, Pathogenesis, Risk Factors und Therapeutic Options.“ *Scientifica* 2014 (2014): 916826. Print.

Haiser, H. J. et al. „Predicting and Manipulating Cardiac Drug Inactivation by the Human Gut Bacterium Eggerthella Lenta.“ *Science* 341.6143 (2013): 295–8. Print.

Hao, Q. et al. „Probiotics for Preventing Acute Upper Respiratory Tract Infections.“ *Cochrane Database Syst Rev.* 9 (2011): Cd006895. Print.

Hehemann, J. H. et al. „Bacteria of the Human Gut Microbiome Catabolize Red Seaweed Glycans with Carbohydrate-Active Enzyme Updates from Extrinsic Microbes.“ *Proc Natl Acad Sci USA* 109.48 (2012): 19786–91. Print.

Herbst, T. et al. „Dysregulation of Allergic Airway Inflammation in the Absence of Microbial Colonization.“ *Am J Respir Crit Care Med* 184.2 (2011): 198–205. Print.

Hesselmar, B. et al. „Pacifier Cleaning Practices and Risk of Allergy Development.“ *Pediatrics* 131.6 (2013): e1829–37. Print.

Hoskin-Parr, L. et al. „Antibiotic Exposure in the First Two Years of Life and Development of Asthma and Other Allergic Diseases by 7.5 Yr: A Dose-Dependent Relationship.“ *Pediatr Allergy Immunol* 24.8 (2013): 762–71. Print.

Hsiao, E. Y. et al. „Microbiota Modulate Behavioral and Physiological Abnormalities Associated with Neurodevelopmental Disorders.“ *Cell* 155.7 (2013): 1451–63. Print.

Husnik, F. et al. „Horizontal Gene Transfer from Diverse Bacteria to an Insect Genome Enables a Tripartite Nested Mealybug Symbiosis.“ *Cell* 153.7 (2013): 1567–78. Print.

Iida, N. et al. „Commensal Bacteria Control Cancer Response to Therapy by Modulating the Tumor Microenvironment.“ *Science* 342.6161 (2013): 967–70. Print.

Insel, Thomas. „The Top Ten Research Advances of 2012.“ National Institute of Mental Health Director’s Blog 2012. Web. Ip, S. et al. „Breastfeeding and Maternal and Infant Health Outcomes in Developed Countries.“ *Evid Rep Technol Assess (Full Rep)* 153 (2007): 1–186. Print.

Johansson, M. E. et al. „Bacteria Penetrate the Normally Impenetrable Inner Colon Mucus Layer in Both Murine Colitis Models and Patients with Ulcerative Colitis.“ *Gut* 63.2 (2014): 281–91. Print.

Johnston, G. W. und H. W. Rodgers. „Treatment of Chronic Portal-Systemic Encephalopathy by Colectomy.“ *Br J Surg* 52 (1965): 424–6. Print.

Kashyap, P. C. et al. „Complex Interactions among Diet, Gastrointestinal Transit und Gut Microbiota in Humanized Mice.“ *Gastroenterology* 144.5 (2013): 967–77. Print.

Kendall, A. I. „The Bacteria of the Intestinal Tract of Man.“ *Science* 42.1076 (1915): 209–12. Print.

Koenig, J. E. et al. „Succession of Microbial Consortia in the Developing Infant Gut Microbiome.“ *Proc Natl Acad Sci USA* 108 Suppl 1 (2011): 4578–85. Print.

Koeth, R. A. et al. „Intestinal Microbiota Metabolism of L-Carnitine, a Nutrient in Red Meat, Promotes Atherosclerosis.“ *Nat Med* 19.5 (2013): 576–85. Print.

Koren, O. et al. „Host Remodeling of the Gut Microbiome and Metabolic Changes During Pregnancy.“ *Cell* 150.3 (2012): 470–80. Print.

Kozyrskyj, A. L., P. Ernst und A. B. Becker. „Increased Risk of Childhood Asthma from Antibiotic Use in Early Life.“ *Chest* 131.6 (2007): 1753–9. Print.

Kuoliok, K. E. „Food and Emergency Food in the Circumpolar Area.“ Almquist och Wiksell, 1969. Print.

Le Chatelier, E. et al. „Richness of Human Gut Microbiome Correlates with Metabolic Markers.“ *Nature* 500.7464 (2013): 541–6. Print.

Lee, S. M. et al. „Bacterial Colonization Factors Control Specificity and Stability of the Gut Microbiota.“ *Nature* 501.7467 (2013): 426–9. Print.

Lee, Y. K. et al. „Proinflammatory T-Cell Responses to Gut Microbiota Promote Experimental Autoimmune Encephalomyelitis.“ *Proc Natl Acad Sci USA* 108 Suppl 1 (2011): 4615–22. Print.

Lewis, S. J. und K. W. Heaton. „Stool Form Scale as a Useful Guide to Intestinal Transit Time.“ *Scand J Gastroenterol* 32.9 (1997): 920–4. Print.

Ley, R. E. et al. „Obesity Alters Gut Microbial Ecology.“ *Proc Natl Acad Sci USA* 102.31 (2005): 11070–5. Print.

Lin, A. et al. „Distinct Distal Gut Microbiome Diversity and Composition in Healthy Children from Bangladesh and the United States.“ *PLoS One* 8.1 (2013): e53838. Print.

Lin, P. W. und B. J. Stoll. „Necrotising Enterocolitis.“ *Lancet* 368.9543 (2006): 1271–83. Print.

Lyte, M. et al. „Induction of Anxiety-Like Behavior in Mice During the Initial Stages of Infection with the Agent of Murine Colonic Hyperplasia Citrobacter Rodentium.“ *Physiol Behav* 89.3 (2006): 350–7. Print.

Machiels, K. et al. „A Decrease of the Butyrate-Producing Species Roseburia Hominis and Faecalibacterium Prausnitzii Defines Dysbiosis in Patients with Ulcerative Colitis.“ *Gut* 63.8 (2014): 1275–83. Print.

Marcobal, A., „Bacteroides in the infant Gut Consume Milk Oligosaccharides via Mucus-Utilization Pathways." *Cell Host Microbe* 10.5 (2011): 507–14. Print.

Martens, E. C. et al. „The Devil Lies in the Details: How Variations in Polysaccharide Fine-Structure Impact the Physiology and Evolution of Gut Microbes." *J Mol Biol* (2014). Print.

McDonald, L. C. et al. „Vital Signs: Preventing Clostridium difficile Infections." *MMWR Morb Mortal Wkly Rep* 61.9 (2012): 1157–67. Print.

McGovern, P. E. et al. „Fermented Beverages of Pre-and Proto-Historic China." *Proc Natl Acad Sci USA* 101.51 (2004): 17593–8. Print.

Merenstein, D. et al. „Use of a Fermented Dairy Probiotic Drink Containing Lactobacillus Casei (DN-114 001) to Decrease the Rate of Illness in Kids: The Drink Study. A Patient-Oriented, Double-Blind, Cluster-Randomized, Placebo-Controlled, Clinical Trial." *Eur J Clin Nutr* 64.7 (2010): 669–77. Print.

Messaoudi, M. et al. „Assessment of Psychotropic-Like Properties of a Probiotic Formulation (Lactobacillus Helveticus R0052 and Bifidobacterium Longum R0175) in Rats and Human Subjects." *Br J Nutr* 105.5 (2011): 755–64. Print.

Metschnikoff, Ilja und P. Chalmers Mitchell. „The Prolongation of Life: Optimistic Studies." London: Heinemann, 1908. Print.

Mueller, S. et al. „Differences in Fecal Microbiota in Different European Study Populations in Relation to Age, Gender und Country: A Cross-Sectional Study." *Appl Environ Microbiol* 72.2 (2006): 1027–33. Print.

Neufeld, K. M. et al. „Reduced Anxiety-Like Behavior and Central Neurochemical Change in Germ-Free Mice." *Neurogastroenterol Motil* 23.3 (2011): 255–64, e119. Print.

Ng, K. M. et al. „Microbiota-Liberated Host Sugars Facilitate Post-Antibiotic Expansion of Enteric Pathogens." *Nature* 502.7469 (2013): 96–9. Print.

Nieuwdorp, M., A. Vrieze und W. M. de Vos. „Reply to Konstantinov and Peppelenbosch." *Gastroenterology* 144.4 (2013): e20–21. Print.

Olszak, T. et al. „Microbial Exposure During Early Life Has Persistent Effects on Natural Killer T Cell Function." *Science* 336.6080 (2012): 489–93. Print.

O'Mahony, L. et al. „Lactobacillus and Bifidobacterium in Irritable Bowel Syndrome: Symptom Responses and Relationship to Cytokine Profiles." *Gastroenterology* 128.3 (2005): 541–51. Print.

O'Mahony, S. M. et al. „Maternal Separation as a Model of Brain-Gut Axis Dysfunction." *Psychopharmacology (Berl)* 214.1 (2011): 71–88. Print.

Palmer, C. et al. „Development of the Human Infant Intestinal Microbiota.“ *PLoS Biol* 5.7 (2007): e177. Print.

Petersson, J. et al. „Importance and Regulation of the Colonic Mucus Barrier in a Mouse Model of Colitis.“ *Am J Physiol Gastrointest Liver Physiol* 300.2 (2011): G327–33. Print.

Petrof, E. O. et al. „Stool Substitute Transplant Therapy for the Eradication of Clostridium Difficile Infection: ‚Repoopulating‘ the Gut.“ *Microbiome* 1.1 (2013): 3. Print.

Rabbani, G. H. et al. „Green Banana Reduces Clinical Severity of Childhood Shigellosis: A Double-Blind, Randomized, Controlled Clinical Trial.“ *Pediatr Infect Dis J* 28.5 (2009): 420–5. Print.

Raninen, K. et al. „Dietary Fiber Type Reflects Physiological Functionality: Comparison of Grain Fiber, Inulin und Polydextrose.“ *Nutr Rev* 69.1 (2011): 9–21. Print.

Rao, A. V. et al. „A Randomized, Double-Blind, Placebo-Controlled Pilot Study of a Probiotic in Emotional Symptoms of Chronic Fatigue Syndrome.“ *Gut Pathog* 1.1 (2009): 6. Print.

Reid, R. M. „Cultural and Medical Perspectives on Geophagia.“ *Med Anthropol* 13.4 (1992): 337–51. Print.

Ridaura, V. K. et al. „Gut Microbiota from Twins Discordant for Obesity Modulate Metabolism in Mice.“ *Science* 341.6150 (2013): 1241214. Print.

Riordan, S. M. und R. Williams. „Gut Flora and Hepatic Encephalopathy in Patients with Cirrhosis.“ *N Engl J Med* 362.12 (2010): 1140–2. Print.

Robertson, K. L. et al. „Adaptation of the Black Yeast Wangiella Dermatitidis to Ionizing Radiation: Molecular and Cellular Mechanisms.“ *PLoS One* 7.11 (2012): e48674. Print.

Russell, W. R. et al. „High-Protein, Reduced-Carbohydrate Weight-Loss Diets Promote Metabolite Profiles Likely to Be Detrimental to Colonic Health.“ *Am J Clin Nutr* 93.5 (2011): 1062–72. Print.

Russell, W. R. et al. „Colonic Bacterial Metabolites and Human Health.“ *Curr Opin Microbiol* 16.3 (2013): 246–54. Print.

Salyers, A. A. et al. „Fermentation of Mucin and Plant Polysaccharides by Strains of Bacteroides from the Human Colon.“ *Appl Environ Microbiol* 33.2 (1977): 319–22. Print.

Sanders, M. E. und J. T. Heimbach. „Functional Foods in the USA: Emphasis on Probiotic Foods.“ *Food Sci Technol Bull* 1.8 (2004): 1–10. Print.

Savage, J. H. et al. „Urinary Levels of Triclosan and Parabens Are Associated with Aeroallergen and Food Sensitization.“ *J Allergy Clin Immunol* 130.2

(2012): 453–60. e7. Print.

Schnorr, S. L. et al. „Gut Microbiome of the Hadza Hunter-Gatherers.“ *Nat Commun* 5 (2014): 3654. Print.

Smith, M. B., C. Kelly und E. J. Alm. „Policy: How to Regulate Faecal Transplants.“ *Nature* 506.7488 (2014): 290–1. Print.

Smith, P. M. et al. „The Microbial Metabolites, Short-Chain Fatty Acids, Regulate Colonic Treg Homeostasis.“ *Science* 341.6145 (2013): 569–73. Print.

Sokol, H. et al. „Faecalibacterium Prausnitzii Is an Anti-Inflammatory Commensal Bacterium Identified by Gut Microbiota Analysis of Crohn Disease Patients.“ *Proc Natl Acad Sci USA* 105.43 (2008): 16731–6. Print.

Song, S. J. et al. „Cohabiting Family Members Share Microbiota with One Another and with Their Dogs.“ *Elife* 2 (2013): e00458. Print.

Sonnenburg, E. D. und J. L. Sonnenburg. „Starving Our Microbial Self: The Deleterious Consequences of a Diet Deficient in Microbiota-Accessible Carbohydrates.“ *Cell Metab* (2014). Print.

Sonnenburg, J. L. et al. „Glycan Foraging in Vivo by an Intestine-Adapted Bacterial Symbiont.“ *Science* 307.5717 (2005): 1955–9. Print.

Strachan, D. P. „Hay Fever, Hygiene und Household Size.“ *Bmj* 299.6710 (1989): 1259–60. Print.

Sudo, N. et al. „Postnatal Microbial Colonization Programs the Hypothalamic-Pituitary-Adrenal System for Stress Response in Mice.“ *J Physiol* 558.Pt 1 (2004): 263–75. Print.

Tarnow-Mordi, W. und R. F. Soll. „Probiotic Supplementation in Preterm Infants: It Is Time to Change Practice.“ *J Pediatr* 164.5 (2014): 959–60. Print.

Thompson, J. D. „The Great Stench or the Fool’s Argument.“ *Yale J Biol Med* 64.5 (1991): 529–41. Print.

Tillisch, K. et al. „Consumption of Fermented Milk Product with Probiotic Modulates Brain Activity.“ *Gastroenterology* 144.7 (2013): 1394–401, e1–4. Print.

Torrey, J. C. „The Regulation of the Intestinal Flora of Dogs through Diet.“ *J Med Res* 39.3 (1919): 415–47. Print.

Trasande, L. et al. „Infant Antibiotic Exposures and Early-Life Body Mass.“ *Int J Obes (Lond)* 37.1 (2013): 16–23. Print.

Trowell, H. C. und D. P. Burkitt. „The Development of the Concept of Dietary Fibre.“ *Mol Aspects Med* 9.1 (1987): 7–15. Print.

Turnbaugh, P. J. et al. „An Obesity-Associated Gut Microbiome with Increased Capacity for Energy Harvest.“ *Nature* 444.7122 (2006): 1027–31. Print.

van Nood, E. et al. „Duodenal Infusion of Donor Feces for Recurrent Clostridium Difficile.“ *N Engl J Med* 368.5 (2013): 407–15. Print.

van Nood, E. et al. „Fecal Microbiota Transplantation: Facts and Controversies.“ *Curr Opin Gastroenterol* 30.1 (2014): 34–9. Print.

Viaud, S. et al. „The Intestinal Microbiota Modulates the Anticancer Immune Effects of Cyclophosphamide.“ *Science* 342.6161 (2013): 971–6. Print.

Vrieze, A. et al. „Transfer of Intestinal Microbiota from Lean Donors Increases Insulin Sensitivity in Individuals with Metabolic Syndrome.“ *Gastroenterology* 143.4 (2012): 913–6. e7. Print.

Wang, Y. et al. „16S rRNA Gene-Based Analysis of Fecal Microbiota from Preterm Infants with and without Necrotizing Enterocolitis.“ *ISME J* 3.8 (2009): 944–54. Print.

Wang, Z. et al. „Gut Flora Metabolism of Phosphatidylcholine Promotes Cardiovascular Disease.“ *Nature* 472.7341 (2011): 57–63. Print.

Westenbrink, S., K. Brunt und J. W. van der Kamp. „Dietary Fibre: Challenges in Production and Use of Food Composition Data.“ *Food Chem* 140.3 (2013): 562–7. Print.

Wlasiuk, G. und D. Vercelli. „The Farm Effect, or, When, What and How a Farming Environment Protects from Asthma and Allergic Disease.“ *Curr Opin Allergy Clin Immunol* 12.5 (2012): 461–6. Print.

Wolf, P. „Creativity and Chronic Disease. Vincent van Gogh (1853–1890).“ *West J Med* 175.5 (2001): 348. Print.

Yatsunenko, T. et al. „Human Gut Microbiome Viewed across Age and Geography.“ *Nature* 486.7402 (2012): 222–7. Print.

Zhang, F. et al. „Should We Standardize the 1,700-Year-Old Fecal Microbiota Transplantation?“ *Am J Gastroenterol* 107.11 (2012): 1755; Antwort des Autors: 55–6. Print.

SACHREGISTER

REZEPTREGISTER

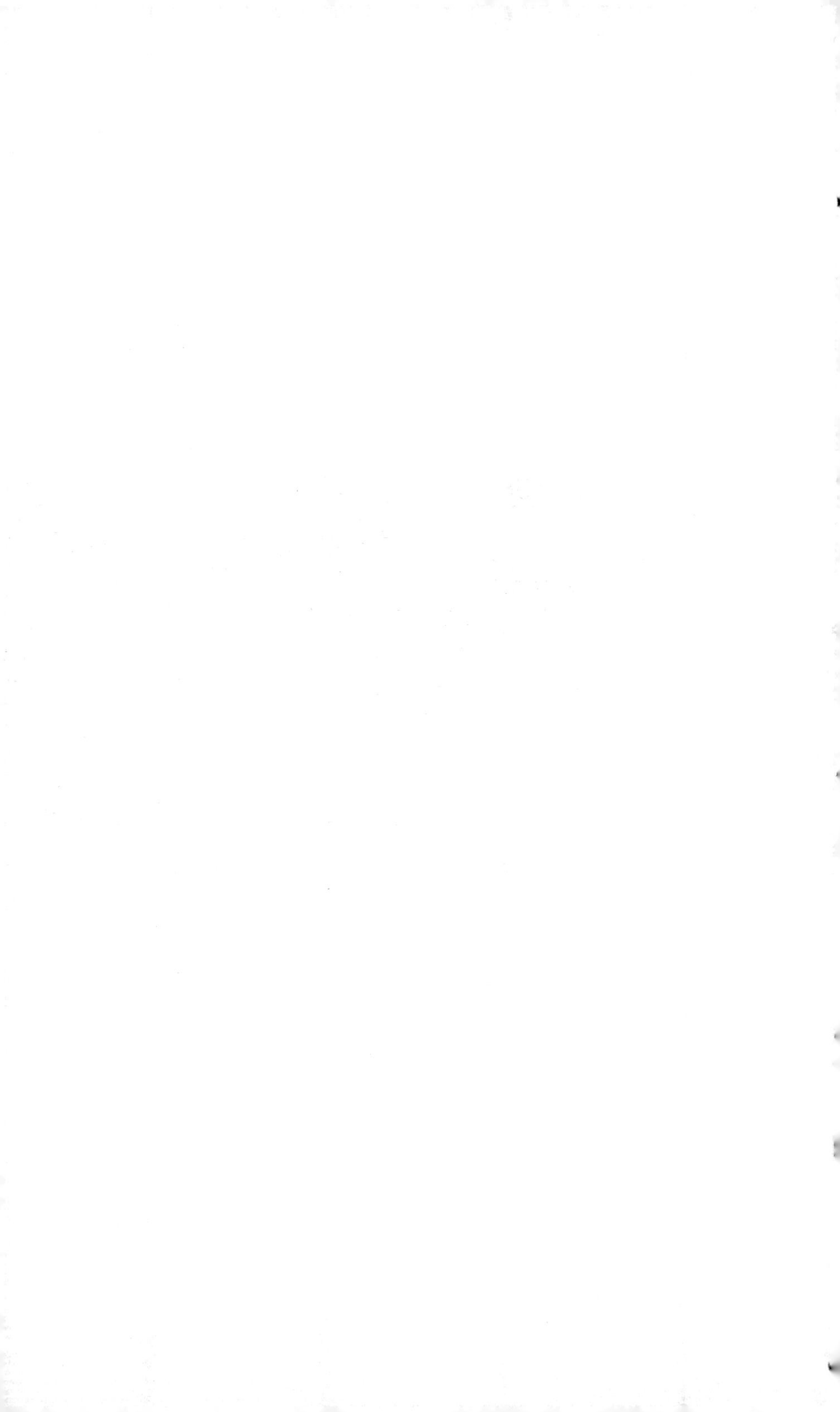